神经疾病定位和诊断

Neurologic Localization and Diagnosis

Differential Diagnosis by Complaint-Based Approach

原著 Eli E. Zimmerman
Martin A. Samuels
Howard S. Kirshner
Karl E. Misulis

主审 赵性泉

主译 廖晓凌 王文娟

北京大学医学出版社

SHENJING JIBING DINGWEI HE ZHENDUAN

图书在版编目（CIP）数据

神经疾病定位和诊断 /（美）伊莱·齐默尔曼（Eli E. Zimmerman）等原著；廖晓凌，王文娟主译. 北京：北京大学医学出版社，2025. 6. －－ ISBN 978-7-5659-3405-6

Ⅰ. R741.04

中国国家版本馆 CIP 数据核字第 2025RL1573 号

北京市版权局著作权合同登记号：图字：01-2025-0746

Elsevier (Singapore) Pte Ltd.
3 Killiney Road, #08-01 Winsland House I, Singapore 239519
Tel: (65) 6349-0200; Fax: (65) 6733-1817

神经疾病定位和诊断

主　　译：廖晓凌　王文娟
出版发行：北京大学医学出版社
地　　址：（100191）北京市海淀区学院路 38 号　北京大学医学部院内
电　　话：发行部 010-82802230；图书邮购 010-82802495
网　　址：http://www.pumpress.com.cn
E-mail：booksale@bjmu.edu.cn
印　　刷：北京信彩瑞禾印刷厂
经　　销：新华书店
责任编辑：畅晓燕　　责任校对：靳新强　　责任印制：李　啸
开　　本：710 mm×1000 mm　1/16　　印张：17　　字数：354 千字
版　　次：2025 年 6 月第 1 版　2025 年 6 月第 1 次印刷
书　　号：ISBN 978-7-5659-3405-6
定　　价：98.00 元

译校者名单

主　审　赵性泉

主　译　廖晓凌　王文娟

译校者（按姓名汉语拼音排序）

蔡慧慧　常曹文静　车锋丽　陈翰林　陈思琪　迟博闻　崔凌云
崔　颖　邓　博　董建宇　董　勤　董文玉　杜润宜　段春苗
冯晋茹　高　聪　郭双辉　韩　颖　黄远翔　纪孜硕　姜鸣钰
李佳树　李兰欣　李思奇　李雯婷　李艳芳　李梓铭　廖晓凌
刘　琪　刘诗蒙　刘欣如　刘　洋　路正钊　罗冬梅　罗　铃
毛佳文　毛语可　宋欣同　孙怡婷　孙溢阳　涂克涛　王　安
王皓缘　王文娟　王逸聪　瓮佳旭　向春晨　徐义文　杨营营
袁紫瑜　张　佳　张俊姣　张　亢　赵璟妍　赵　媛　赵子霖
郑紫静

秘　书　李佳树　董文玉　毛语可

（译校者单位均为首都医科大学附属北京天坛医院）

译者前言

神经系统分布广泛，涉及疾病复杂，临床表现多样，故神经疾病诊断相对较难，也具有鲜明的特色。每次神经疾病诊断过程犹如一次破案，需要思维缜密，有理有据，先定位，后定性，层层推进。故要想当好神经科医生，良好的定位定性诊断知识储备和逻辑思路非常重要。

《神经疾病定位和诊断》（*Neurologic Localization and Diagnosis*：*Differential Diagnosis by Complaint-Based Approach*）是美国从事神经病学和神经外科工作的医生学习神经疾病定位及诊断的经典书籍。新版原著中，与时俱进地扩展了大量新内容，从神经疾病诊断相关的解剖学和生理学知识、神经系统疾病的病史采集和查体、解剖学定位、功能障碍定位等多维度系统讲解了如何进行神经疾病定位及诊断。同传统教科书相比，本书内容更为详细充实，既注意讲解基础知识，又注意结合临床实践，是神经科医生非常实用的工具书。

故我们特意组织翻译此书，以分享给国内读者。相信本书无论是对刚刚入门神经病学和神经外科的医学生、青年医生，还是力求更好掌握神经疾病诊断思路和技巧的高年资医生，都有很大帮助。当然，虽然在翻译过程中，我们严格进行了多轮翻译、校正及审核，力求做到“信、达、雅”，但仍可能存在种种不足，还望读者们若发现问题，不吝指教。

最后，也对参与本次翻译工作的北京天坛医院神经病学中心青年医师团队表示衷心感谢。他们既有良好的英文功底及神经病学基础，又对本书内容有强烈的学习需求，故对本书翻译工作投入了最大的热情和专注。感谢大家的认真工作和辛勤付出，相信本译著也会成为大家今后神经病学成长道路上的良师益友。

廖晓凌　王文娟

首都医科大学附属北京天坛医院神经病学中心

原著前言

我们很高兴为您带来《神经疾病定位和诊断》。自原版同名书籍出版以来，已经过去了 25 年。在新版中，我们扩展了本书内容，涵盖了大量新的领域。我们还邀请了来自范德比尔特（Vanderbilt）大学医学中心和哈佛医学院的经验丰富的教育家和临床医生参与编写。

第一篇以神经系统疾病诊断概述开始，然后详细讲解神经系统疾病的病史采集和神经系统检查。

第二篇探讨临床神经科学，讲解与神经疾病诊断相关的解剖学和生理学。

第三篇是解剖学定位，介绍影响中枢和周围神经系统的综合征和疾病。

第四篇侧重于功能障碍的定位，有助于指导特定临床表现的鉴别诊断。

第五篇讨论疑似疾病的诊断，其中，神经系统定位对这些疾病的诊断非常重要。

很高兴将这本书带给新一代正在接受培训的临床医师。我们希望这本书不仅对计划从事神经病学和神经外科工作的医生有帮助，而且对其他专业的医生也有帮助，因为神经系统疾病在医学实践中非常常见。

原著者名单

ELI E. ZIMMERMAN, MD
Associate Professor
Neurology
Vanderbilt University Medical Center
Nashville, Tennessee, United States

MARTIN A. SAMUELS, MD
Miriam Sydney Joseph Distinguished Professor of Neurology
Harvard Medical School
Founding Chair
Department of Neurology
Brigham and Women's Hospital
Boston, Massachusetts, United States

HOWARD S. KIRSHNER, MD
Professor and Vice Chairman
Neurology
Vanderbilt University Medical Center
Nashville, Tennessee, United States

KARL E. MISULIS, MD, PhD
Professor and Director of Neurohospitalist Service
Neurology
Professor
Biomedical Informatics
Vanderbilt University School of Medicine
Nashville, Tennessee, United States

目 录

第 4 篇　功能障碍的定位

第 5 篇　疑似疾病的诊断

第 1 篇

神经系统疾病诊断方法

篇目录

第 1.1 章

神经系统疾病诊断概述

Howard S. Kirshner，Martin A. Samuels，Eli E. Zimmerman，Karl E. Misulis
（李梓铭 译 杨营营 审校）

首先定位

这本书的重点是通过病史采集和体格检查来定位神经系统病变部位，并指导多种疾病的诊断。我们假定读者在医学教育早期阶段具备了神经解剖学和神经生理学的基础知识，但书中仍会对关键细节进行回顾。以此为基础，神经科医生的首要任务是将患者的主诉定位到神经系统的特定区域。在采集病史时，神经科医生需要敏锐捕捉能提示病变部位的特异性症状，这些部位包括脑、脊髓、脑神经和周围神经、神经肌肉接头或肌肉组织。然后，通过体格检查进一步发现指向特定神经结构的特征性异常体征。因此，病史结合体格检查不仅能明确病变部位，更能为确立诊断（或至少形成鉴别诊断）提供核心依据。

病史采集始于主诉。通常这是患者就诊的直接原因，但有时患者与转诊医生的关注点可能不同。许多神经系统疾病是全身系统性疾病的表现，因此神经科不仅要关注神经系统症状，还要评估可能相关的全身性疾病。

病史内容不仅包括症状出现的时间，还包括患者的既往史、家族史和个人史，以及识别当前问题的危险因素。症状的出现和时间进程为疾病的定位和病因提供了关键线索。例如，突发右侧肢体无力伴失语症的患者，结合突发起病与神经功能缺损，可迅速进行卒中的诊断。反之，若是已有数月的进行性右侧肢体无力和失语，则更可能是患有颅内肿瘤。

根据病史的细节可以进一步细化诊断。例如，患者可能曾有短暂性言语障碍合并右侧肢体无力的短暂性脑缺血发作（transient ischemic attack，TIA）史，则提示左侧颈内动脉粥样硬化性病变可能；若同时存在高血压、糖尿病、血脂异常和吸烟等卒中危险因素，该诊断的可能性更高。卒中家族史也会增加这种诊断的可能性。相反，患者有静脉注射药物滥用史且新发发热，需警惕感染性心内膜炎继发栓塞。若无明显血管危险因素但近期有颈部外伤史，则考虑颈动脉夹层的可能性大。

神经系统检查发现的客观体征有助于精准定位病变。例如，考虑脑卒中的患者，右侧偏瘫是否伴有失语，对病变的定位有很大不同：失语提示皮质受累，但如果患者有严重的右侧偏瘫而没有失语，则皮质下病变的可能性更大。

在神经病学中，症状发生、发展的时间进程往往提示某种特定的病因诊断，这比其他任何医学专业都重要。就像上述举例，卒中是突然发生的，但占位性病变如脑肿瘤，会以一种潜伏的、渐进的方式出现症状。脑肿瘤患者和卒中患者的体格检查可能几乎相同，但他们的病史将为诊断提供线索。因此，症状出现的时间和演变有助于临床医生作出明确的诊断。

然后诊断

神经科医生在完成定位诊断并对病史进行分析后，会从实验室和影像学检查中进一步确定诊断。例如在卒中示例中，磁共振成像（magnetic resonance imaging，MRI）可显示急性脑梗死，并且特定的序列可以确定卒中的时期。计算机断层血管成像（computed tomography angiography，CTA）可显示颈动脉闭塞。

如果卒中与颈动脉病变无关，心源性栓塞可能是卒中的病因，此时应该进行超声心动图和心脏监测等检查。神经科医生还会关注实验室检查，如空腹血脂和糖化血红蛋白检测。

对于考虑脑肿瘤的患者，MRI 检查有助于确诊。神经科医生可能对胸部、腹部和骨盆进行 CT 扫描，寻找可能转移到大脑的原发性肿瘤。在感染的情况下，如脑膜炎、脑炎或脑脓肿，头 MRI 可能会定位病变，但可能需要腰椎穿刺或脑活检来确定感染病原体。神经系统疾病诊断的过程在很大程度上取决于准确的病史、体格检查和神经系统查体。

定位和诊断中易犯的错误

病史、查体和随后的定位是诊断的关键，但是我们对这些基本技能的使用并不完美。临床医生通过对症状和体征进行判断和综合分析，可作出初步诊断，但也可能影响诊断的正确性。

最佳的诊断流程按照如下顺序依次进行：

- 识别患者；
- 确认来诊原因；
- 采集病史；
- 进行体格检查；
- 进行鉴别诊断；
- 通过从患者那里获得的病史和检查资料，从家庭或医疗记录中收集额外信息，来缩小鉴别诊断范围；
- 通过简短的鉴别诊断列出最有可能的诊断；

- 采取进一步措施，可以继续完善检查获取更多信息，也可以开始对初步诊断的疾病进行治疗。

在随后的某个时刻，通常是在随访期间，我们可以获得对治疗的反馈和其他额外的资料，初步诊断得以确诊、否定或重新分类。

诊断中易犯的错误包括：

- 思维定式；
- 偏倚；
- 错误的基础知识。

思维定式是指尽管有相反的证据，但仍坚持某个想法或诊断的倾向。临床医生有时很难承认他们的结论是错误的。

举例说明：一位医生看到一名年轻患者出现了似乎较为典型的痫性发作。患者的脑电图正常，并且在脑电图期间没有捕捉到任何发作。医生根据临床表现诊断癫痫并对其进行治疗。一段时间后，患者再次出现发作到急诊就诊，发作时脑电图未见异常。在急诊诊断为非痫性发作，但第一位医生拒绝更改诊断，并继续按癫痫治疗。这位临床医生就是陷入了思维定式中。

偏倚是指优先考虑与该患者无关的临床资料。一位研究自身免疫性脑炎的神经免疫学家在急诊科工作时，每次看到患有不明原因脑病的患者都会优先考虑自身免疫性脑炎。但这些患者可能不是自身免疫性脑炎，因此这位临床医生需要更努力地明确诊断（或者是多种诊断）。

所有临床医生都可能出现错误的知识储备。我们不可能了解所有的医学文献。在我们的职业生涯中，治疗推荐方法的改变很常见，且有时是很明显的变动。不及时了解最前沿的信息可能会给患者带来风险。

那么我们该如何避免这些误区？第一，认识到这些误区，并尽量避免在患者就诊中出现思维定式和偏倚。例如未经治疗的 HIV 患者头痛可能是偏头痛，而不是弓形虫病。第二，尽可能地了解文献，并在需要时查阅文献和其他来源的信息。第三，直接与同事（包括治疗团队和专家团队中的医生）讨论复杂患者的病情。

第 1.2 章

采集病史

Howard S. Kirshner，Martin A. Samuels
（李梓铭　译　杨营营　审校）

主诉

主诉是患者此次就诊的原因。患者就诊总是有明确的目的，即使患者没有临床症状而仅仅是来进行医疗筛查。这一点应在就诊记录里重点记录，以便明确患者的就诊目的。

现病史

在采集病史时，神经科医生要求患者阐明症状，症状是如何开始的，以及症状随着时间推移的演变过程。这是现病史（history of present illness，HPI）。神经科医生应该总是明确病史的来源：这些信息是直接来自患者本人还是来自其他人转述？病史采集通常需要神经科医生重新引导患者。例如，一些患者描述他们的症状时通常比较模糊，医生必须确保能理解患者的意思。比如患者可能会用"虚弱"这个词来描述感觉障碍。一系列症状都会被描述为"头晕"一词；比如，一些患者指的是空间或本体的旋转感，称为眩晕，而另一些患者则指头重脚轻或即将晕厥的感觉。症状发展的确切顺序和时间会为诊断提供关键线索。另一个误导病史的例子是患者讲述其他临床医生的诊断，而不是他们经历的症状。

既往史

与其他医学领域一样，神经病学中完整的病史也包括既往史（past medical history，PMH）、家族史、个人史和系统回顾。既往史包含基于先前医疗问题或危险因素的线索。例如，对于突然出现右侧无力的患者，心房颤动或人工心脏瓣膜病史可能是栓塞性卒中的线索。严重高血压病史会引起对脑出血或血栓性卒中的关注。头部外伤史会提示硬膜下血肿或颈动脉夹层。系统性癌症病史会考虑转移性肿瘤的可能性，化疗或 HIV 感染引起的免疫抑制史可能高度怀疑脓肿或脑膜炎。既往史还包括手术史、药物史和过敏史。

家族史

家族史也可以为疾病诊断提供线索，尤其是遗传性疾病。有许多遗传性神经系统疾病，包括遗传性周围神经病变或肌病或神经退行性疾病，如阿尔茨海默病、帕金森病或亨廷顿舞蹈症。即使是像卒中这类散发的疾病，也有遗传性危险因素，包括糖尿病、心脏病和凝血障碍。

个人史

个人史包含吸烟、饮酒或滥用药物等危险因素的线索。毒物暴露也可能有关。患者的教育水平和高水平职业素养对于理解获得性神经系统疾病功能缺损也十分重要。

系统回顾

系统回顾（review of system，ROS）可以揭示疾病进程对其他器官及系统的影响。在病史和体格检查（history and physical examination，H&P）中，常见“除现病史所述，系统回顾未见异常”的表述，但是这种陈述几乎不能确切成立。即使是健康的患者也会偶尔出现头痛、鼻塞、咳嗽、需要矫正镜片的屈光不正、听力损失、关节疼痛或疲劳。几乎每个人都会经历情绪低落、沮丧和失望。压力引起的失眠在社会中也是普遍存在的。系统回顾应提供个人健康和情绪状态的总体情况。

梳理数据

病史通常按主诉、现病史、既往史、家族史、个人史和系统回顾的顺序排列。神经科医生应该系统地采集病史，这样不容易出现遗漏。这不仅对病历的准确性很重要，而且对确保病历符合临床实践和计费标准也很重要。即使省略一小部分，也可能使就诊的收费较预期低很多。

一旦神经科医生掌握了所有的病史，他们就可以针对性地进行检查，以便对疾病进行彻底评估。医生们不可能对每个患者都进行全面检查，即使是全面的神经系统检查。但基本的要求必须要满足，因此检查的重点必须结合病史。

第 1.3 章

神经系统检查

Karl E. Misulis，Martin A. Samuels
（涂克涛　杜润宜　译　赵璟妍　审校）

精神状态

精神状态检查包括意识水平、认知功能和语言的评估。神经科医生从患者的病史中获得大量关于精神状态的信息，询问患者的问题可能得到清楚或不清楚的回答，这些病史细节可能按照时间顺序被记住或不被记住，患者可能会注意力分散，或忘记他们应该记住的细节，比如孩子的名字。在检查过程中，患者有时会提供相互矛盾的信息。神经科医生的部分任务是确定这是认知障碍还是故意欺骗。在获得患者的病史信息后，神经科医生对患者的精神状态有一个较好的评估，尽管评估并不全面。

意识水平

意识水平的评估始于对患者的观察。方法因环境而异。一进入检查室，检查者立即观察患者的外表、注意力、举止和社交礼仪。当然，患者和其他人也同样会对检查者进行类似的评估。

在急诊科或重症监护室（ICU），评估可能从通过玻璃门对患者进行简短观察开始，观察患者的自发运动以及与已经在房间里的家人或医务人员的互动。这一调查必须简短，否则会显得不恰当。

我们首先讨论认知和语言功能评估的方法，然后讨论一些用于谵妄和痴呆的正式评估工具。

认知功能

认知功能通过偶遇、非正式检查和在其余神经系统检查中观察来评估。当检查者问候患者时，他们会评估患者的情绪和注意力。

认知在一定程度上是通过观察任务完成情况来评估的。有认知障碍的患者可能难以遵循口头命令（例如，“用右手拇指触摸你的左耳”），或者他们可能难以执行某些任务指令（例如，向他们展示如何用右臂完成任务，然后要求他们用另一只手臂完成同样的任务）。

在日益全球化的社会中，语言理解可能成为认知评估的一个挑战，因此在理想情况下对认知缺陷的评估应该由一位能流利使用患者语言的检查者来执行。一些认知评估筛选工具可用于多种语言，尽管需要一定程度的语言流利性来解释反应。

在病史询问中仔细观察和在对话中评估认知功能也可以为检查的其他部分提供线索。例如，患者在日常交谈中可能轻松自如地运用肢体表达情感、辅助言语交流，但在正式检查时可能表现某一肢体的功能障碍。临床表现与检查结果之间的差异，往往提示心因性（功能性）病变而非器质性疾病。

定向力

正式检查通常以定向评估开始。许多临床医生更喜欢先进行运动检查，因此患者在随后的病史和体格检查（H&P）过程中更为放松，更有可能在精神状态测试中给出一致（通常更好）的表现。

一个常见的脚本是“警觉和定向（alert and oriented，A&O）×3”。这通常指人（陈述全名）、地点（具体的医院或办公室）和时间（年、月、日）。“A&O×4”还包括另外一个元素，通常是就诊目的。这可以在正式检查前通过在就诊开始时询问患者的就诊目的来获得。例如，“你怎么理解 X 医生让你来见我的原因？”一个不准确的回答可能并不表明定向缺陷，而是表明转诊医师和患者之间的沟通欠佳，所以不能孤立地分析患者的回答。

短期记忆

检查者通常让患者记住三个物体。需要足够清楚和缓慢地陈述，以便于患者记忆和复述。例如，“我将要说三个单词需要您记住，然后我会要求您在几分钟内背诵出来。”常见的元素有“球、旗、树”。许多检查者至少会用到一个患者无法想象的词，比如“理论”。

患者会复述这些词；如果患者需要第二次机会，可再说一遍。患者成功记住三个词后，检查者继续进行其他任务。5 min 后，患者会被要求背诵单词。如果患者遗漏了一些，检查者会给患者提示，以判断患者是否能与被记忆的单词建立联系。

长期记忆

检查者通常通过让患者回忆很久以前的事情来评估长期记忆；通常，检查者会问患者一些关于他们年轻时的细节。然而，这些回答通常无法被检查者证实。如果有家庭成员在场，并且指出事实与患者的回忆不符，则通常会使患者感到不安，从而对随后的表现产生不利影响。许多检查者使用众所周知的历史信息。例如，“你上高中时谁是总统？”知道患者的年龄可以让检查者提出一个患者很有可能正确回答的问题。

注意力

注意力测试通常包括连续减 7 或反向拼写。在连续减 7 测试中，检查者会告诉患者从 100 开始，向后连续减 7。如果患者似乎不明白，那么检查者可以提供进一步的细节，比如，“从 100 开始减去 7，然后再从剩下的数中减去 7。”在反向拼写中，检查者可以指导患者拼写单词“world”。在患者这样做之后，检查者指示他们反向拼写。如果患者听不懂，检查者可以把这个要求重新表述为“把字母按倒序拼写给我”。这不是一个拼写本身的测试，而是一个专注于任务的测试。

空间

空间检查通常是通过让患者复制一个图形来测试的，比如一个三维的盒子。关键的元素是角度和连接，重点是捕捉三维特征，而不仅仅是复制二维图形。

语言

语言功能主要在病史采集和精神状态检查中进行测试。对于以言语或理解困难为主诉的患者，或在精神状态检查中发现语言异常的患者，需要进行更详细的语言测试。语言评估的组成部分包括在病史采集时的自发言语、命名、阅读、书写和复述。

在患者回答问题或提供病史细节时，甚至在随意的谈话中，检查者都要对语言进行评估。患者是否很难找到合适的词语？他们会替换词语吗？是否有言语错乱？言语错乱可以是音位替换（例如，错误的音位，如“hat”代替了“pat”），也可以是同一类别的词语替换（例如，错误的女儿名字），或者一些少见情况下使用新词替换。无法表达自己是表达性失语或前部失语。不能理解口语是感觉性失语或后部失语。两者的缺陷都是完全性失语。

命名测试通常是通过让患者说出房间里的物体和眼前看不到的物体来测试的。检查者可以指着手表问：“这是什么东西？”然后他们可能会问：“桃子中间坚硬的部分叫什么？”如果检测到异常，检查者会进行额外的测试，对患者视线内和视线外的物体进行命名，并对独立于视觉意象的单词进行命名。不能说出物体的名字是命名障碍。

测试阅读能力的方法是让患者大声朗读一段短文。应该选择符合受试者教育程度的文章。一些早期痴呆患者仍可有阅读能力，但对文章含义的理解受损；然而，这通常只能通过细致的交谈和语言评估来进行测试。不能阅读则是失读症。

书写能力的测试方法是让患者写一个简短的句子；这通常应该是患者自发的，而不是检查者口述的，这样可以更好地看到单词的使用和语法错误。通常不考虑拼写。不会书写就是失写症。

复述能力是让患者重复一个简短的短语。一个常见的例子是“No ifs，ands or buts”。与理解困难不成比例的复述能力缺陷是传导性失语症的典型表现。

这些和其他形式语言缺陷的细节将在第 5.2 章中讨论。

精神状态工具

痴呆

在患者可能存在痴呆的情况下，有多种评估精神状态的工具。这些包括：

- 简易精神状态检查（Mini-Mental State Examination，MMSE）量表；
- 蒙特利尔认知评估（Montreal Cognitive Assessment，MoCA）量表；
- 简易智力状态评估（Mini-Cog）量表；
- ACE-Ⅲ（Addenbrooke 认知评估）量表和 Mini-ACE（简易 Addenbrooke 认知评估）量表。

在这些受版权保护的工具的网站中讨论了执行和解释的细节。其中一些也在第 4.1 章中进行了更详细的讨论。下面是一个简短的总结。

简易精神状态检查量表　MMSE 量表常用于门诊患者的认知障碍筛查。它的总分是 30 分，量表可以评估记忆、定向力、阅读、写作、结构、注意力和语言功能。完成测试大约需要 10 min，为了使量表的使用更得力，需要对测试者进行一些培训。

蒙特利尔认知评估量表　MoCA 量表是对痴呆的敏感筛查工具。它不是一项智力测试，也不能识别有智力天赋的个体。应用这项测试需要检查者受到培训并获得资质。它在医疗保健中是免费的。MoCA 量表不能区分痴呆和精神错乱（注意力不集中）状态，所以这个和大多数其他量表类似，应该主要用于门诊环境。MoCA 量表包含对定向力、记忆、结构、抽象、执行功能和阅读功能的检测。

简易智力状态评估量表　这是一个针对认知功能缺陷患者的非常简短的筛查量表。它只有三个要素，它们测试的是记忆和结构功能。虽然一些有认知缺陷的患者可以得到很好的分数，但总的来说，这个量表是经过充分验证的，而且相当敏感。

ACE-Ⅲ和 Mini-ACE 量表　这些都是相当复杂和有效的评估方法。Mini-ACE 量表是一个更简短的版本，可以在几分钟内完成。这些测试的是记忆力、注意力、流畅性和结构功能。

谵妄和脑病

有多种工具用于评估谵妄和脑病，主要用于急诊和住院区。最重要的是格拉斯哥昏迷量表（Glasgow coma scale，GCS），我们将详细讨论。其他量表将仅作简单介绍。

格拉斯哥昏迷量表　GCS 是一种对患者意识水平的常规评估，特别是在急症护理环境中。通过对睁眼、言语反应和运动反应的评估得出总分。3 分表示没有功能，15 分表示功能完整。GCS 的要素如下：

- 通过初步观察患者是否自发睁眼来测试睁眼。如果没有，然后给患者一个口头命令，让他们睁开眼睛。如果对该命令没有反应，则向身体（如肩膀、四肢）传递有害刺激。根据患者的反应程度进行分级：
  - 自发睁眼＝ 4 分；
  - 口头命令或呼叫时睁眼＝ 3 分；
  - 疼痛刺激（但不是脸上）睁眼＝ 2 分；
  - 没有反应＝ 1 分。
- 言语反应是通过观察自发言语来测试的。如果没有，那么检查者对患者说话，问问题，并发出命令，以确定是否可以引出任何一种语言。根据语言输出对回答进行评分：
  - 可对话和定向＝ 5 分；
  - 对问题和命令有应答，但言语错乱＝ 4 分；
  - 只以不恰当的词语回应＝ 3 分；
  - 言语难以被理解＝ 2 分；
  - 没有言语回应＝ 1 分。
- 运动反应主要观察自发运动、命令性运动、反射性运动。反应分为以下几个等级：
  - 能根据命令执行动作＝ 6 分；
  - 对有害刺激做出有目的的移动＝ 5 分；
  - 对疼痛刺激有退缩反应＝ 4 分；
  - 对有害刺激屈曲肢体（去皮质强直）＝ 3 分；
  - 对有害刺激伸展肢体（去大脑强直）＝ 2 分；
  - 对指令或有害刺激无反应＝ 1 分。
- 对反应的解释一般如下：
  - 轻度损伤＝ GCS 评分 13 分或以上；
  - 中度损伤＝ GCS 评分 9～12 分；
  - 严重损伤＝ GCS 评分 8 分或以下。

镇静-躁动评估　有多种镇静-躁动评估量表。最常用的量表是 Richmond 躁动-镇静量表（Richmond Agitation-Sedation Scale，RASS），它通常是许多电子健康记录（HER）程序的一个条目。其他量表有 ICU 意识模糊评估量表（CAM-ICU）、Riker 镇静-躁动量表（SAS）和 Ramsay 镇静评分。

RASS 常用于 ICU 中机械通气患者。它是 CAM-ICU 的一个组成部分。RASS

在危重患者需要通气和镇静时特别有用。

评分基于对重症监护室患者的观察。

＋4＝有攻击性。明显激动或有攻击性，潜在暴力，对医务人员构成威胁。

＋3＝非常躁动。经常拔出管路，有攻击倾向，与医务人员相处困难。

＋2＝激动。通常是显著的四肢或躯干运动。常有不规则呼吸。

＋1＝焦虑但无攻击性动作。

0＝警觉和冷静。

－1＝昏昏欲睡，但被声音唤醒后与检查者有眼神交流。

－2＝轻度镇静。简短地被声音唤醒后进行眼神交流。

－3＝适度镇静。声音刺激后有活动，但没有眼神交流。

－4＝深度镇静。物理刺激后有活动，对声音无反应。

－5＝不可唤醒。对声音或物理刺激无反应。

评估开始于对患者的观察。测试反应从口头命令和提问开始，然后在需要时进行身体上的物理刺激。

对精神状态测试的解释

这些测试的缺陷可能由于多种原因而产生，从痴呆到中毒，从谵妄到精神疾病都会影响测试结果。对于弥漫性疾病，如痴呆，大多数检测方式都会受到影响。然而，也有一些局灶性结构性病变可以产生孤立的临床表现。

短期记忆缺陷通常是一种弥漫性疾病，但额叶或内侧颞叶病变也会导致短期记忆缺陷。命名和找词缺陷最能提示左侧颞叶和后额叶病变。计算错误以及阅读和写作问题最能提示左顶叶病变。结构功能缺陷见于右侧中央顶叶病变患者和退行性痴呆患者。在阿尔茨海默病患者中，可以在很早期就出现结构功能域受损。

脑神经

脑神经（cranial nerve，CN）节段性地自脑干发出，这样的解剖特点有利于评估病变位置。脑神经主要负责的部分包括：嗅觉、眼睛、面部、听觉/前庭功能、吞咽和言语、头部转动/耸肩。每条脑神经的详细情况见下文和第 3.4 章。

在临床检查中，除了嗅觉外，所有脑神经的快速检查可以在几分钟内完成。再根据临床表现和所考虑的临床问题进行重点的额外详细检查。

第 I 对脑神经（嗅神经）

当怀疑筛状板区域或额下区出现病理改变时（如大脑前动脉分布区卒中、脑膜瘤或脑积水），以及怀疑神经退行性疾病（如阿尔茨海默病和帕金森病）时，应评估嗅觉。

嗅觉是通过患者识别一些常见的气味来进行的。经常使用的咖啡和巧克力可以粉末形式保存在小容器中用于检测嗅觉。而薄荷和氨不使用，因为它们可以兴奋三叉神经。

嗅觉异常也可能是传导缺陷，而不是感觉神经缺陷。换句话说，化学物质可能因为鼻窦疾病而无法到达受体。因此，鉴别诊断应包括鼻窦缺损。

第Ⅱ对脑神经（视神经）

视神经功能检查包括眼功能评估。眼睛或视神经的一些疾病可能难以鉴别。

检查从评估视野和视力开始。用 Snellen 视力表或类似设备测试每只眼睛的视力。然后通过要求患者在四个象限（右、左、上、下）的视野中数手指来测试视野。异常分类为单眼与双眼、上象限和（或）下象限。

所有患者均应进行眼底检查。但是，使用便携检眼镜的神经科医生可能会遗漏细微的视盘水肿和其他明显的异常。因此，如果有任何疑问，建议咨询眼科医生。

瞳孔反应被单独和同时测试。将环境照明调暗，用聚焦光照亮一只眼睛，观察同侧和对侧瞳孔收缩。正常的检查是瞳孔直径相等，并且对每只眼睛的光刺激都有反应。如果有第Ⅲ对脑神经麻痹，受累侧瞳孔的反应会减弱。如果存在第Ⅱ对脑神经功能障碍，则两个瞳孔对患侧眼的光照射反应不佳。这是一种传入性瞳孔障碍（afferent pupillary defect，APD）。

- 单眼视力丧失提示眼睛或视交叉前视神经发生病变。
- 双眼同向性偏盲提示视交叉后对侧视辐射或视觉皮质发生病变。
- 双眼同向性上象限盲提示视交叉后对侧视辐射延伸至颞区或枕部视觉皮质下侧发生病变。
- 双眼同向性下象限盲提示对侧视辐射或枕叶皮质上侧发生病变。对侧顶叶病变可产生象限缺损，但枕叶病变更有可能是病因。

视神经病变通常会造成单眼视力丧失，亚急性视力缺损最初可能不会被患者注意到。仔细的测试可能会发现视力下降，而让患者通过针孔（针孔有助于光线聚焦在视网膜上）来矫正屈光不正并不能改善视力。此类患者的色觉通常会受损。如果视神经的局部因受到压迫或以其他方式受损，则可能出现单眼视野异常。图 1.3.1 显示视神经、视交叉和视束病变时的视野变化。

眼球运动：第Ⅲ、Ⅳ、Ⅵ对脑神经

眼球运动测试第Ⅲ、Ⅳ、Ⅵ对脑神经。病变可定位于一个或多个脑神经或引起一系列症状的脑部病变。图 1.3.2 显示神经对眼球运动的控制。

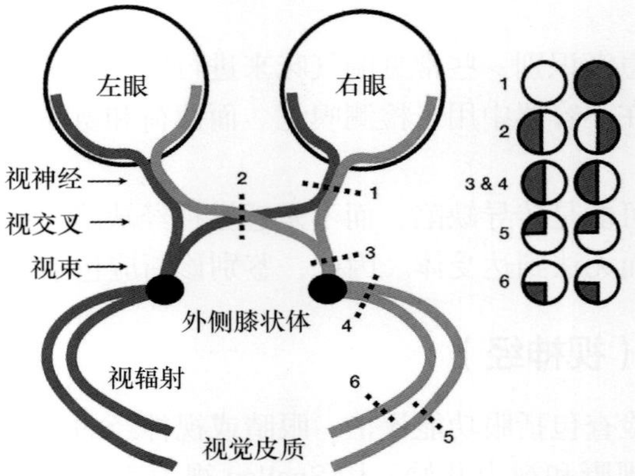

图 1.3.1 视觉通路及其异常。视觉通路中常见的神经病变区域。右侧显示了由所示病变引起的视野缺损。请注意，这些病变及其相关的视野缺损通常并不精确或完全

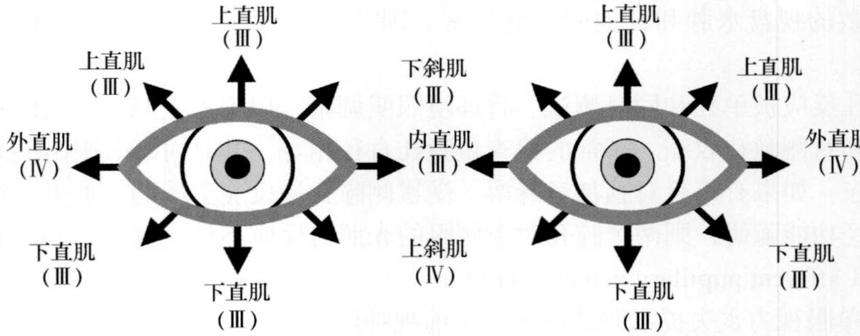

图 1.3.2 眼球运动。眼球运动及其对应的肌肉和脑神经在括号中注明

第Ⅲ对脑神经（动眼神经）

上直肌、下直肌、内直肌、下斜肌与上睑提肌一起被第Ⅲ对脑神经（动眼神经）支配。这些肌肉有许多作用，因此在考虑神经病变时，最容易注意到它们的功能。

第Ⅲ对脑神经麻痹的严重程度各不相同，但其典型表现是复视、外斜视伴上睑下垂，如果伴随副交感神经纤维受损，有时会出现瞳孔散大。由于外直肌和上斜肌失去与之对抗的受动眼神经支配的肌肉，因此眼球会产生相应方向旋转，表现出"向下外方转动"（down-and-out）。

多种病变可影响第Ⅲ对脑神经的功能，包括动脉瘤压迫、微血管疾病、几乎任何原因引起的颅内压升高、创伤以及影响眼眶、海绵窦、脑膜和脑脊液（cerebrospinal fluid，CSF）的炎症和感染性疾病。

第Ⅳ对脑神经（滑车神经）

第Ⅳ对脑神经（滑车神经）支配上斜肌，主要功能包括：眼球内收位时的下转运动及外展位时的内旋运动。

滑车神经损伤会导致上斜肌功能丧失，引发特征性复视（下视困难伴眼球内旋障碍）及代偿性对侧头部倾斜。

需特别指出的是，虽然眼球内旋通常被认为是上斜肌和滑车神经的特定功能，但实际上所有眼外肌都可能对眼睛产生旋转作用，且其旋转作用强度会随注视方向不同而动态变化。

第Ⅵ对脑神经（展神经）

外直肌受展神经支配，在侧视时负责眼外展。展神经病变由于缺乏对内收肌肉的对抗而产生水平复视。

展神经病变很常见，通常是微血管病变，尤其见于糖尿病患者。当海绵窦或斜坡损伤时也可使展神经受累，因为神经从脑桥-延髓交界处上升，与动眼神经和滑车神经一起进入海绵窦，然后进入眶部。

第Ⅴ对脑神经（三叉神经）

三叉神经的运动纤维支配咀嚼肌，但临床关注的主要是其对面部感觉的神经支配。它的三个分支是眼支（V1）、上颌支（V2）和下颌支（V3）（图 1.3.3）。

三叉神经的检测因临床问题而异。轻触每个分支的测试需要几秒钟，就可以筛查相应分支的感觉缺陷。如果在临床上涉及三叉神经的潜在病变，那么建议在这三个分支分布区进行针刺觉和钝感的检测。

三叉神经的运动功能不做常规检查。如果有特别的顾虑，可以要求患者强行闭合下颚，感觉两侧咬肌的紧绷度。在阻力的作用下强行打开下颌，会导致下颌偏移向较弱的翼状肌一侧。

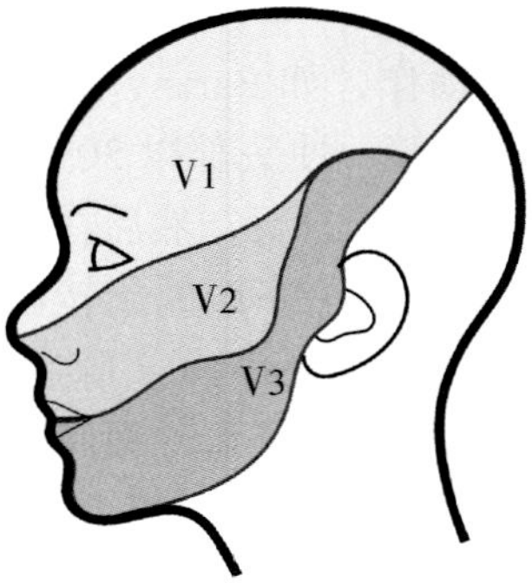

图 1.3.3　三叉神经分布。图中显示了三叉神经的三个分支支配区域。V1，眼支；V2，上颌支；V3，下颌支

三叉神经分支病变可发生在从脑干到面部的任何地方。常见病变在海绵窦，常伴眼支分布区感觉缺失，有时伴上颌支分布区感觉缺失。三叉神经分布区的疼痛不同于感觉缺失，一旦出现应记录三叉神经分支受累的具体情况。

第Ⅶ对脑神经（面神经）

第Ⅶ对脑神经为面部提供运动神经支配，并为软腭和舌前 2/3 提供特殊的感觉功能（味觉）。

对面神经的检查，通常最好通过病史采集时观察面部表情来进行。在正式测试中，自发的动作往往比强迫的动作更能说明问题。在检查时，需评估上、下面部肌肉的功能。肌力受损可能是轻微的，包括鼻唇沟轻度变浅。

面部运动的细微不对称可能是预先存在的，而家人可能没有注意到。看患者的照片可能会有所帮助，大多数人的驾照上都有以前拍的照片；此外，很多人的手机里都有不同年龄段的照片。

与主要影响下面部的上运动神经元病变相反，面神经病变会导致同侧面部的上、下节段受累。提示面神经下运动神经元病变的显著特征包括闭眼受损和抬头时前额皱纹消失。

面神经功能障碍的常见原因包括贝尔麻痹、其他炎症性疾病（如莱姆病、结节病）和小脑脑桥角（cerebellopontine angle，CPA）病变。

第Ⅷ对脑神经（前庭蜗神经）

前庭蜗神经主司听觉和前庭功能，包括空间位置、线性和角加速度。通过评估双耳听力来测试功能，通常通过双耳无法检测到的柔和声音来测试。

Weber 测试是通过将音叉放在患者额头上，评估是否存在声音感知偏侧化来进行。Rinne 测试是通过在乳突上放置音叉来进行；当声音衰减到无法察觉时，移动音叉，使振动端与外耳相邻，来检测空气传导是否优于骨传导，正常的反应是气导大于骨导。

根据主诉，还可进行前庭动作，如 Barany 检测。这是在患者坐直、头部伸直的情况下进行；然后将患者平躺，使头部以 30°左右的角度悬吊在床上。该动作首先在患者头部转向右侧的情况下进行，然后在头部转向左侧的情况下重复该动作。阳性反应是眼震的产生，并伴有下眼的旋转运动和上眼的垂直运动。

另一个有用的前庭功能测试是 Halmagy 头脉冲试验，这是对前庭眼反射的测试。检查者要求患者将目光固定在检查者的眼睛上，检查者将患者的头部被动移向一侧，然后移向另一侧。正常情况下，患者的眼睛会一直盯着检查者的眼睛。如果一侧的前庭系统有缺陷，眼睛会随着头部移动，然后迅速跳回，以保持对检查者眼睛的注视。头脉冲试验阳性是单耳外周前庭功能障碍（如前庭神经炎）的敏感和特异性征象。检查者可采用交替遮盖试验，遮盖患者单眼的同时要求其注视检查者。若观察到眼球出现垂直方向的矫正运动，则提示中枢神经系统病变。当眼球处于特定注视位时出现双向性眼球震颤（即同一眼位存在相反方向的快相）也高度提示中枢神经系统受累。

纽曼-托克（Newman-Toker）设计了一个首字母缩略词“HINTS”，意思是头脉冲［HI（head impulse）］、眼球震颤［N（nystagmus）］和垂直眼偏斜试验［TS（test of skew）］，作为这个三部分简单测试的助记符。该测试对于区分中枢性眩晕和周围性眩晕具有高度敏感性；在急诊科评估急性眩晕患者时，这是一项非常有用的技术。HINTS 试验不适用于除眩晕以外的头晕患者，如步态不稳、近昏厥或焦虑。

前庭蜗神经的病变包括 CPA 病变、前庭神经鞘瘤和中毒（包括一些抗生素和一些化疗药物）。在进行评估时，请注意大多数听力损失不是由于前庭蜗神经病变，而是由于耳部病理，其中感染是最常见的。

口咽检查：第Ⅸ、Ⅹ和Ⅻ对脑神经

第Ⅸ、Ⅹ和Ⅻ对脑神经通常一起作为口咽检查的一部分。第Ⅸ对脑神经（舌咽神经）的感觉功能是采用压舌检测的，并且由第Ⅹ对脑神经（迷走神经）传出。第Ⅻ对脑神经（舌下神经）的功能是通过伸舌检测。

这些脑神经的病变可以是口咽部肿块性病变，但是其中的疾病谱非常广泛。通常情况下，多组低位脑神经受累。

第Ⅺ对脑神经（副神经）

第Ⅺ对脑神经为胸锁乳突肌、斜方肌和部分咽喉肌提供运动神经支配。

第Ⅺ对脑神经的检查包括通过胸锁乳突肌支配的头部转动和斜方肌支配的耸肩对它们的运动功能和力量进行检测。而其他受神经支配的肌肉实际上是无法被测试的。

第Ⅺ对脑神经的病变常见于颈部手术之后，尤其是癌症手术的颈部清扫。

运动

张力是通过四肢被动运动来测试的，通常每侧肢体都至少检测一次。张力升高提示非急性皮质脊髓束功能障碍；张力减退可发生于急性皮质脊髓束功能障碍和小脑共济失调，但最常见于下运动神经元受损、周围神经和一些肌肉疾病。

肌力是通过测试每个肢体代表性的肌肉来完成的，并根据患者的主诉进行重点检查。对以手臂无力为主诉的患者的右上肢检查要比主诉头痛的患者细致得多。当发现肢体无力后，我们会选择受累肢体及其他肢体的个别肌肉进行检查，并利用神经解剖学知识来定位病变。

作为一种筛查性检查，我们常检查每个肢体的近端及远端肌肉。上肢检查的组合包括肩部外展、肘关节的屈曲与伸展、手腕的屈曲与伸展、手指外展。下肢检查的组合包括髋关节的屈曲与伸展、膝关节的屈曲与伸展、踝关节背屈与跖屈，以及足部内翻与外翻动作。

感觉

感觉检查通常根据患者的主诉来进行。由于感觉检查通常是主观的，因此感觉检查的结果存在变异性，甚至是明显的不一致。随着不同的检查方式和持续时间的延长，患者可能会感到疲劳，并出现其他情况下可能不会出现的反应，尤其是感觉检查会产生一系列单调的反应时。

关于感觉减退的检查通常包括轻触面部两侧，之后轻触上、下肢的远端，如手背和脚背。如果有运动或其他感觉的减退，或出现某种症状，则需要进行更详细的感觉检查。

轻触通常是通过检查者的手指来进行的，也可以使用毛刷等工具，但这通常不是必需的。

通常不需要进行针刺觉的感觉检查。因为有感染和皮肤破损的风险，一般不建议使用可重复使用的安全别针或是医疗器械的尖锐部分，尤其是在老年患者群体中。

如果怀疑有神经病变或脊髓后索的病变，则检查振动觉。

测试温度觉最常见的方法是应用音叉或叩诊锤的金属部分触摸患者的皮肤，并询问患者是否能感受到凉意。当多次进行触碰后，这种感觉反应通常会变得迟钝。

本体感觉通常是通过抓住手指（脚趾）侧面，向上或向下移动患者的手指或脚趾来进行测试的。在本体感觉没有受损的情况下，可以感受到微小的运动。Romberg 试验（闭目难立征）是评估本体感觉的有效方法（之后详述）。

协调能力

协调能力由几个方式来测试。虽然这些测试通常被认为是关于小脑功能的测试，但它的表现依赖于整个运动系统。

在指鼻试验（finger-nose-finger，FNF）中，检查者要求患者交替触摸检查者的手指和患者自己的鼻子，或者触摸患者自己的下巴。其中精确性比速度更重要。

在跟膝胫试验（heel-knee-shin，HKS）中，检查者要求患者的脚后跟沿胫骨下滑。其中精确性也比速度更重要。

快速轮替试验是检查者要求患者用手掌和手背交替轻拍大腿来进行。

手指敲击运动是患者被要求以尽可能快的速度准确地轻敲示指和拇指。或者，患者被要求用拇指从示指到小指依次触摸每一个手指。

前臂环绕运动试验是将患者的手臂放在前面，并要求患者的前臂绕着另一个手臂运动。有轻度皮质脊髓束功能障碍的患者倾向于保持患臂相对静止，而未受影响的手臂可进行更多的运动。当没有明显的无力或者其他体征时，这可以揭示皮质脊髓束功能障碍。

步态

步态的评估包括站立姿势、正常步态和串联步态。通过观察患者走出检查室，可以很好地观察他们的姿势和步态。

姿势测试要求患者取站立态。如果患者最初的站姿为宽步基，那么检查者会要求患者步基变窄，并观察患者是否摇晃。检查者通常要求患者闭上眼睛，以观察患者站姿摇晃是否加重。这通常是闭目难立征的前期表现。

观察随意步态。虽然这可以在检查室进行，但最好是到大厅里进行，那里有足够的空间可以让患者加速到正常的自然步速。可以观察到多种异常，包括跨阈步态（例如足下垂）、划圈步态（通常是皮质脊髓功能障碍）、小碎步或步态拖曳（例如帕金森综合征）以及僵直步态（通常是机械性的）。这一观察是识别偏瘫、小脑性共济失调和帕金森综合征步态异常的关键。

串联步态是通过观察患者一个脚在另一个脚前走路来进行的，就像是走钢索测试。在正常情况下，这随着年龄的增长变得更加困难。如果在没有其他肢体功能缺陷的情况下有明显的步态异常，那么则提示肢体的共济失调，也常提示小脑功能障碍，但这通常不是特异的。

闭目难立征不用于检测小脑的功能，而是用于检测周围（如神经病变）或中枢（后索）神经系统的本体感觉障碍。

反射

腱反射

腱反射（tendon reflex）是让患者的肢体取一个适当的位置，检查者轻扣肌肉的远端肌腱，以短暂地使肌肉延伸。

通常测试本体感觉的神经反射及其相关的神经支配如下所示：

- 肱二头肌反射：C6 神经根、肌皮神经。

- 肱三头肌反射：C7 神经根、桡神经。
- 肱桡肌反射：C6 神经根、桡神经。
- 膝腱反射：L2～4 神经根、股神经。
- 跟腱反射：S1 神经根、坐骨神经。

神经反射的减弱通常提示周围神经病变，如神经病（neuropathy）。

神经反射增强通常提示皮质脊髓病变，但病变的水平不能通过单一的反射来确定。

跖反射

跖反射（plantar reflex）是指从足底外侧向上划至脚趾的神经反射。

正常的表现是蹲趾向下弯曲。异常的表现是蹲趾向上伸展。异常反射提示皮质脊髓束病变。

疼痛刺激可导致患者的足部闪躲，产生假阳性反应。

这里有一个易混淆术语。Babinski 反射有时用于表示此项检查，Babinski 反应或 Babinski 征常用来提示异常结果。但当我们判断蹲趾向上伸展和其他反应特征为皮质脊髓束功能障碍时，应考虑年龄，新生儿存在 Babinski 征。我们建议使用术语“跖反射”，以它的向上伸展、向下弯曲或是中性表现来代表结果。“Babinski 征”这个称呼对于那些喜欢以人名命名的人来说更有帮助。

释放征

释放征（release sign）是一种病理反射，这里我们介绍最常见的几种。当考虑到诸如痴呆、额叶损伤、脑积水或双侧大脑半球缺血等额叶或全脑功能障碍的疾病时，可见到此类体征。

检查者要确保自己的手不在患者的视线范围内，之后轻拍患者的眉间，来诱发患者的眉间反应。正常的反应是不眨眼，或者是一两次轻微的眨眼。异常反应是尽管患者努力睁开眼睛，也无法抑制地眨眼。这种异常反射常见于额叶功能障碍和帕金森病。

检查者轻拍患者唇中线以上的皮肤，正常的反应为没有反应。不正常的反应是噘嘴，动作可能非常轻微。这一异常反射通常表现在各种原因导致的痴呆和额叶功能障碍的患者中。

掌颏反射是检查者轻划患者的掌心并观察患者同侧嘴角是否出现凹陷的一种检查。正常的反应是嘴角没有凹陷。异常的反应是出现短暂的嘴角凹陷。

抓握反射是检查者用手指从患者的手掌下划到手指底部而引起的反射。正常的反应是没有任何表现。异常的反应是弯曲手指，如轻轻握紧检查者手指。抓握反射常见于部分痴呆和额叶病变的患者。

总结

这里所介绍的检查都是全面而又详细的。但是，检查的部分内容也可以根据情况因地制宜。例如，在初检中，检查者可能会检查患者的神经和神经所支配的一块代表性肌肉，但如在检查中发现肌无力，他们必须检查更多的神经及肌肉来证明该无力是由于哪一神经、神经丛或神经根功能障碍所导致的。因此，检查一个部位的神经或肌肉不应该是孤立进行的。

在检查结束后，神经科医生需要综合考虑检查结果来确定病变的位置，之后根据病史和临床检查结果进行鉴别诊断。当进行综合的定位及定性诊断时，他们需要问更多的问题以及进行一些额外的检查。

第 1.4 章

神经系统病变患者的体格检查

Karl E. Misulis，Martin A. Samuels，Howard S. Kirshner
（杜润宜　译　赵璟妍　审校）

许多专科医生，包括神经科医生，最初接受的是全科医学的培训，所以他们从整体来解释他们的发现。因此，他们在进行和解释一般体格检查时必须保持熟练。然而，他们并不是对每个患者都进行全面体格检查，而是选择适合他们病情的特定部位进行重点检查。例如，神经科医生遇到一个急诊的卒中患者，他的体格检查通常会更偏向心血管系统。然而，如果他们在门诊为重症肌无力症状加重的患者检查，他们可能会更注重肺部的检查，并且考虑呼吸肌无力和误吸的可能。

因此，本章将阐述对大多数患者可能进行的基本体格检查和有针对性的重点体格检查。

基本体格检查

基本体格检查通常包括心脏、肺、肌肉骨骼和血管检查。这些对于相关神经系统情况评估是非常重要的，特别是在急诊环境中。

心脏的检查是最重要的。这是检查时间投资回报最大的地方。体格检查可能会发现心脏的杂音或不规律的异常结果，特别是对于心血管或脑血管疾病的患者。

血管检查与心脏检查密切相关。颈动脉杂音可以反映出以前未发现的疾病。此外，外周的脉搏也很重要，因为它的缺失或者其他表现可以提示非血管病理征的可能性。

骨骼肌的检查主要是在采集病史时进行观察。然而，当把步态测试作为神经病学检查的一部分时，检查者应观察患者行走并评估肢体运动的情况。异常表现可能提示脊髓病变、周围神经病变或者肌肉疾病。

皮肤检查主要可以发现皮疹或者水肿。皮疹是一种罕见的神经系统伴随疾病，如皮肌炎。但是出现水肿的表现则相当重要，因为它可以提示周围血管疾病、肾病或心脏疾病。这些都可能是神经系统表现的重要因素。

重点体格检查

在某些情况下，会针对所怀疑疾病进行有针对性的检查。我们将涉及一些普遍策略和一些特殊情况。

重点体格检查的一般原则

某些神经系统疾病可以偶尔看到直接的异常征象。最明显的就是卒中伴有痉挛性偏瘫姿势。在一些偶然的检查中，检查者会发现一些其他疾病的征象，这是相当罕见的，但其中一些包括：

- 双侧上睑下垂提示肌无力。
- 双侧面肌无力提示强直性肌营养不良。
- 提示唐氏综合征的特征性畸形。
- 助行装置的使用提示显著的皮质脊髓束或其他方面的运动障碍。

心血管系统

心血管系统检查的结果可以为患者卒中的风险是否增加提供线索。提示周围血管疾病的周围水肿、周围缺血，或者心脏或血管手术遗留下的瘢痕可能提示卒中的风险增高。如果患者可以接受检测，那么检查者可能会发现心律失常、明显的心动过速或心动过缓。临床医生会听诊每个患者的颈动脉和心音，但对于患有脑血管疾病的患者，他们会听得更仔细。

呼吸系统

呼吸系统的检查对于有血管疾病的患者尤为重要，因为他们通常会出现心肺和脑血管表现。危重患者除了神经系统损伤，还可合并呼吸系统的损害。此外，在有明显的神经肌肉无力［如肌萎缩侧索硬化（amyotrophic lateral sclerosis，ALS）或肌无力］的患者中，肺部听诊是很重要的，以确保患者没有早期吸入性肺炎或实变的征象。

皮肤

皮肤的检查在急诊医学中尤为重要，皮肤检查可以发现心源性外周栓子的征象，或提示血小板减少或其他凝血功能障碍的皮肤变化。例如，一个急诊患者被发现意识丧失，我们没有他的病史或没有其他照料者提供额外的信息。从他的皮肤检查可以明显发现他曾接受过抗凝治疗或患有其他凝血功能障碍或血小板减少症，这是因为他的皮肤表面有明显的出血征象。最终我们发现他的神经症状病因是颅内出血。

眼

临床医生会观察每个患者的眼睛。这是神经病学检查的组成部分之一，因为眼睛通常被认为是大脑的延伸，这就视神经而言的确如此。在广泛的患者表现中，需要注意眼睛的检查是很必要的。其中头痛、视力丧失、复视和亚急性认知障碍可能会提示颅内压增高。

耳

详细的外耳检查是很必要的，特别是对于那些报告有听力损失的患者。这对于那些有 Ramsay Hunt 综合征危险及疑似贝尔麻痹的患者来说是十分重要的。

推荐体格检查部分

我们的推荐是进行一次完整的神经系统检查，除非在重症患者中我们才进行有重点的神经系统评估。对于一般体格检查，我们推荐检查眼、皮肤、心脏、血管和肺。

重点检查适用于确认症状及初步的鉴别诊断。

具体情况包括：

- 全身无力——肺和心脏检查；
- 卒中——心脏和血管检查；
- 痫性发作——口腔（舌咬伤）、肺（误吸）和肌肉骨骼检查（损伤）；
- 无病史的昏迷或外伤——皮肤检查（以评估瘢痕情况及其他医疗问题或损伤）。

第 1.5 章

评估和诊疗计划

Karl E. Misulis，Martin A. Samuels，Eli E. Zimmerman

（孙怡婷　译　刘诗蒙　审校）

评估和诊疗计划包括确定需传达信息的方法，以及呈现这些信息的方法。我们将分别进行论述。

评估和诊疗计划制订

评估　评估是通过患者就诊原因及通过病史采集和体格检查获得的信息来进行的。全科医生进行年度检查的评估不同于神经科医生的评估。本章将重点介绍神经科医生的评估和诊疗计划制订。

为了制订评估方案，神经科医生需结合标准化诊断路径和症状群分析来形成诊断意见。

标准化诊断路径，即神经科医生整合所获得的信息，然后通过神经解剖学和神经病理学知识进行定位诊断。临床表现可以用单一部位的单一病变来解释吗？如果可以，那么病变在哪里？什么类型的病变会导致局灶性缺陷？如果不是单个病变，是否是多个离散病变？这种表现是否可以解释为影响多种神经元类型和部位的弥漫性过程呢？除了神经系统之外，还有什么系统受到影响，这与神经系统诊断是直接相关的，还是同时发生的不相关疾病？

当神经科医生进行定位诊断后，会考虑产生这种症状的原因。他们将通过辅助检查或进一步病史与查体来缩小鉴别诊断的范围。

症状群分析法即通过标准的病史采集、体格检查获得的信息，确定临床表现是否符合一个或多个综合征。这提供鉴别诊断的基础。然后神经科医生利用进一步的病史采集、体格检查或研究数据来缩小鉴别诊断的范围。例如，帕金森综合征的诊断是通过症候群诊断的，而非单一体征。

标准化诊断路径和症状群分析法有各自的优点。初学者在刚刚开始建立评估、诊断思维和诊断分析的能力时，应重点应用标准化诊断路径。标准化诊断路径可能更耗时，但不易发生诊断偏倚。

许多神经科医生在实践中使用症状群分析法。在紧急情况下，神经科医生首先使用该方法。当时间紧迫时，完全按照标准化诊断路径通常来不及。如果症状群分析法得不出诊断，神经科医生会安抚患者，开始调整诊疗思路，然后花更多的时间用标准化诊断路径的完整过程来思考病例。最初诊断不正确时通常采取这种方法。

当提出诊断时，必须进行鉴别诊断。鉴别诊断是非常有必要的，因为即使是再有把握的诊断，最终证明错误的情况并不少见。在这种情况下，神经科医生会重复部分检查内容，并探索新的诊疗思路来获得额外病史信息。

诊疗计划制订　神经科医生在门急诊接诊时可以直接采取干预措施。神经科医生提供会诊意见时不需要立即采取措施，而是写会诊建议。对于主管医生来说，这仅是个建议，而不是一个确定的诊疗计划，因为主管医生可能对病例有自己的见解，从而觉得神经科医生的建议并不合适，或者患者和其他人可能会反对这些建议。神经科医生不直接执行诊疗计划，他们同时不想让主管医生为未确定的诊疗计划承担责任。

有多种记录评估和诊疗计划的方法。以问题为导向的方法在初级保健、内科、普通儿科和住院服务中很常见，每个诊断都有一个简短的评估和诊疗计划。这也适于在住院或门诊提供诊疗的神经科大夫。然而，神经科医生常常是协助主管医生进行会诊，因此他们的评估和建议仅限于神经科问题。

我们通常在总结病例的基本特点以及诊断的过程后提供一个简短的记录。从最符合我们专业的诊断开始，列出一个带有编号的诊断列表非常有用。我们不必列出该患者的所有诊断，但要列出与神经系统表现或诊断相关的非神经病学诊断。

诊疗计划或建议应该是一个带有编号的并且细化的列表。如果推荐药物治疗，神经科医生应该写出特定的剂量，因为不是每个医生都会针对器官功能不全或同时使用的药物进行药物剂量调整。建议的检查方法也应该具体，这样主管医生不必疑惑神经科医生需要的是增强还是平扫检查。

教科书上的长篇幅讨论往往起不到太大的作用，大多数医生没有时间通读。例如，对于患有短暂性脑缺血发作（TIA）的患者，申请会诊的医生不需要知道 $ABCD^2$ 评分是怎么计算的。但是神经科医生应该计算 $ABCD^2$ 评分，并根据结果和其他数据提出具体建议。

偶尔会出现申请会诊的医生没有识别的非神经系统问题，神经科医生应该提出并恰当地处理这个问题，避免其他医生因此被批评。如果存在上述问题，神经科医生应该直接与主管医生沟通。

下面是在两个假设的临床场景下进行评估和诊疗计划制订的样本。

示例 1

评估

57 岁男性患者因平衡失调而就诊于 Alpha 医生。患者进行性步态迟缓和肢体僵硬 2 年。相关症状为静止性震颤，左侧重于右侧。体格检查提示前倾步态、肌张力增高和静止性震颤，认知功能正常。最有可能的诊断是帕金森病，鉴别诊断包括血管性帕金森综合征、药源性帕金森综合征，但可能性不大。

诊断

帕金森综合征，帕金森病可能性大

鉴别诊断包括血管性帕金森综合征和其他退行性帕金森类疾病

未发现诱发因素

建议

完善头部平扫 MRI

速释型卡比多巴-左旋多巴（25/100 mg）每日 3 次试验性治疗

先进行物理治疗，随后开展长期规律性锻炼计划

示例 2

评估

42 岁女性患者因急性右侧偏瘫和失语在急诊科就诊，最符合急性缺血性卒中诊断。NIH 卒中量表（NIHSS）评分为 10 分（右侧肢体无力和失语），符合组织型纤溶酶原激活剂（tissue plasminogen activator，tPA）治疗的标准。头颈部 CT 血管成像（CTA）示左侧大脑中动脉 M1 段血栓形成，考虑进行血管内治疗。

诊断

突发右侧偏瘫和失语

左大脑中动脉 M1 段闭塞（血栓形成所致）

急性缺血性卒中

适合 tPA 静脉溶栓，并正在用药

危险因素包括 2 型糖尿病、高血压、吸烟

建议

完成静脉注射 tPA

评估血管内治疗

tPA 溶栓后重点关注血压

tPA 给药并稳定度过观察期后完善头 MRI 检查

完成卒中相关检查，包括血脂、糖化血红蛋白、TTE 发泡试验和心脏监测

入住神经 ICU

第 1.6 章

记录和展示结果

Karl E. Misulis，Eli E. Zimmerman
（孙怡婷　徐义文　译　刘诗蒙　审校）

目的

记录病史和检查结果的主要目的在于实现信息互通，不论与其他医护人员、患者沟通，还是为未来再次接诊时提供参考依据。不同的沟通形式通常有不同的沟通内容——转诊记录、门诊记录、提供给患者的非专业性记录。现在，通常只需要一个文件就可以满足沟通和报销需求；患者和所有相关人员都具有阅读权限。即便如此，这种文件通常也不能很好地满足所有沟通需求。因此，这些文件必须认真措辞以起到告知的目的。

文件必须满足患者的需要。因此，最重要的部分是评估和建议。这些必须是简洁而完整的，建议必须详尽，需要预判可能发生的应急事件。详见第 1.5 章。

文本记录

自行输入文本与模板文本

在记录中输入数据的两种方法是自行输入文本（用户输入或使用语音识别输入文本）和模板文本（通过点选生成文本）。后者通常用于急症医护环境，如急诊科和紧急医护设施，以及有许多标准程序需要记录时。

模板文本是高效的，但与自行输入的文本相比，丢失了一些信息和上下文。然而，使用模板可以减少遗漏关键信息的概率，特别是必需文档部分。例如，手术或溶栓给药前的检查项目表需要标准化和完整，以优化对患者安全的评估。

对于现病史，建议自行输入文本。对于神经病史和检查等其他元素，则可以使用模板输入。

输入方法

常用的数据输入方法有打字、语音识别和抄写录入。输入是记录必不可少的部分，可以在患者和家属在场时完成。语音识别很常用，但在患者和家人面前，可能会很尴尬，尤其是输入负面的词语时，比如医生在输入并发症时用到的术语“病态肥胖”。

医生在操作电脑屏幕时录入信息会对医患面诊产生弊端。长时间盯着屏幕会导致非语言交流减少。由于缺乏持续的眼神交流，医生可能会错过部分检查，包括对面部表情、自发运动和手势的观察。即使医患双方都在看屏幕，电脑仍然会成为医生和患者之间的沟通屏障，虽然这种方式优于其他替代方案，但是仍然远非理想状态。直接输入电子健康记录（electronic health record，EHR）还会导致医生对患者判断失误，因为医生不得不边交流边浏览用户界面、进行修正和查看相关选项。

除了很多学术性医学中心，医师助理很常见。他们可以帮助医生撰写病历，让医生更好地观察患者。一些有限的数据表明，增加一名助理可能会提高患者就诊的质量。在一项多中心研究中，安排助理减少了急诊科的就诊时间，医生每小时诊治的患者数量提高了 25.6%。芝加哥大学的一项对初级医疗保健机构的研究表明，医生节约了一半以上记录门诊病历的时间，患者满意度反而有所提高。

记录元素

人口统计和就诊细节

姓名、出生日期和病案号这些信息要醒目；如果文档是 PDF 格式或者需要打印，这些信息应该出现在每一页上。就诊细节包括就诊日期、医院、地点、科室和医生。

主诉

即使患者不能表达主诉，医生也要写主诉或就诊的主要原因。如果患者具备沟通能力，除了接诊时记录由家属、患者或其他医生提出的就诊原因，还需记录由患者自身对就诊目的的理解。不应该使用诸如“神经科挂号”之类的措辞。“由 X 医生因 Y 问题转诊，但患者和其女儿说他们因 Z 问题就诊”是更合适的记录。

现病史

现病史（HPI）包括此次发病和检查的经过。这包括与主诉相关的项目和其他重要的事件。

对于住院患者的评估，现病史还应包括就诊时与住院过程相关的信息。针对多数病例，需明确记录患者住院期间的后续诊疗计划。例如，“建议根据中枢神经系统出血风险评估结果，考虑转诊患者进行心房颤动抗凝治疗。”此类信息是制订评估与治疗方案的依据。

既往史和手术史

既往史和手术史可从电子健康记录（EHR）或直接从患者、家庭或其他护理人员处获得。有必要审查电子健康记录文件，但是建议医生再次询问患者病史，验证先前记录的准确性，并确保没有遗漏任何内容。

个人史

个人史包括患者的生活状况、婚姻状况和药物使用情况（包括烟草制品、乙醇和其他药物）。这通常在电子健康记录中已填好，但应该进行验证。

系统回顾

标准的系统回顾（ROS）涵盖了大多数器官系统，并且有各种格式。这是一个标准的系统回顾陈述，医生有时会使用：“对以下系统进行了回顾检查，并在现病史中记录了相关的阳性和阴性结果：体质、眼睛、耳鼻喉、心血管、呼吸、胃肠道、生殖-泌尿道、皮肤、神经、精神、肌肉骨骼和睡眠。”

对于系统回顾的记录，另一种更经典的方法是在文档中记录每一项检查的阳性和阴性结果。然而，对于繁忙的临床医生，是没有价值的；最好把阳性和相关阴性结果写在现病史中。

家族史

家族史包括家族成员相关或可能相关的病史。如果患者因癌症就诊，有必要记录类似诊断的家族史。如果患者因卒中就诊，卒中或心血管疾病的家族史则很重要。对于遗传性疾病（如亨廷顿病），家族史尤其重要。

药物

在考虑评估和诊疗计划时，应对处方药物、依从性和管理有准确了解。医生不能依赖电子健康记录生成的列表来保证其完整性、准确性或者依从性。查询数据库可以确定在多数药房中买到的药物，但是可能未涵盖所有药房的数据。

用药记录需要包括维生素和营养补充剂。

过敏、敏感和不良反应

过敏、敏感和不良反应的记录不仅包括药物，还包括造影剂、生物暴露和其他因素。如果患者对药物有不良反应，这些细节很重要。在决定使用何种药物时需要考虑患者既往有无过敏史。

检查

要记录所有的检查。建议突出显示异常结果或关键的正常结果。在长篇的全身系统检查结果中，一些重要体征可能被遗漏。许多临床医生将关键结果标粗或标亮。有时，关键结果被放在检查记录的最开头以进行强调。

检查的具体项目由患者的临床表现和特定服务等级的就诊记录共同确定。

尽管指南是不断更新的，但在撰写本文时，医疗保险和医疗补助服务中心（Centers for Medicare & Medicaid Services，CMS）规定了需要检查的器官和内容，并规定了特定的计费标准。

评估

评估是在患者就医的情况下，医生对患者临床表现整体印象的描述。因此，不必复述现病史和既往史。为了便于让其他医生阅读，评估必须简洁且有针对性。评估可以叙述或列表的形式展现。

以下是以错误顺序呈现的评估的例子："77 岁男性合并冠心病，接受冠状动脉旁路移植术（CABG），以华法林治疗心房颤动，慢性阻塞性肺疾病（COPD）、小细胞肺癌（SCLC），50 包 / 天的吸烟史，目前慢性心力衰竭加重伴右侧肢体无力。"但是读者在了解所有背景信息之前想先知道就诊的主要原因，因此更好的措辞应是："77 岁男性，在慢性心力衰竭加重的情况下出现右侧肢体无力。"

评估应列出鉴别诊断，从最有可能的诊断开始。前面的例子可以描述成，"右侧肢体无力最可能是由于缺血性卒中，鉴别诊断包括脑出血或脑转移瘤。"不必列出所有可能的鉴别诊断。由于该患者可能患细菌性心内膜炎，因此在鉴别诊断中可提及脑脓肿。

明确就诊原因是非常重要的。如果会诊要求是"排除肢体无力的神经肌肉性疾病的原因"，那么评估记录中应包括："无原发性神经肌肉疾病的证据；确定的肢体无力符合脑血管供血区分布，因此病因最有可能是脑血管病。"

一定要有鉴别诊断。除非医生来到创伤室，看到一根杆子从患者头上穿出来，否则总是应该有不止一种可能性来解释患者的临床表现，尽管一种诊断可能比其他诊断更加明显。

评估需简明扼要。研究表明，评估篇幅越长，医生阅读的可能性越小，因此不要把现病史放到评估中。评估可以是段落或者要点，例如简短的评估段落，其后紧接着诊断列表，再接着是诊疗计划或建议列表。

诊疗计划或建议

诊疗“计划”或“建议”的标注方式取决于此次诊疗是否为会诊。若为会诊，患者诊疗计划将以建议的形式提供给申请会诊的医疗团队。尽管存在会诊医生需执行计划方案的情况，但此类职责划分应事先由医患双方明确共识。

诊疗建议应该是详细的。不能只给出“推荐进行 TIA 相关的检查”的建议，除非后面会列出临床医生推荐的具体检查项目。

会诊建议通常应聚焦于会诊医生的专业范畴及本次会诊的核心诉求。例如，神经科医生若非传染病科明确要求，不应越权指导抗生素使用方案。若发现超出自身专业领域的重要问题，应以非正式沟通形式向申请科室反馈。

口头汇报

神经科医生和所有其他医生在其职业生涯中都要进行口头汇报。汇报的内容和形式因医生的背景和职业阶段而不同。一个二年级的医学生需要做一个全面的报告，一个神经科住院医师需要做一个简洁的报告，住院医师和主治医师需要相互做交接报告。另外，还有在床边需要对患者和家属解释病情。

全面汇报

全面汇报并不是完全重复就诊时的病历，因为这样很浪费时间和精力。全面的汇报应是一个重新组织逻辑的汇报，从就诊原因开始，接着是杂乱无章的现病史信息采集，然后整理成一个连贯的患者故事。既往史是现存问题和与汇报相关的既往疾病。同样，家族史和个人史需要和汇报内容相关。口头汇报通常不包括系统回顾，需要在现病史中描述与病情相关的重要信息。整理信息是汇报医生工作的一部分。

辅助检查这部分可通过多种方式汇报。对于一个全面的口头汇报，可列举每个系统的异常或正常检查结果，同时汇报无法完成的检查，例如“由于角膜瘢痕而无法完成眼底照相”。

评估和诊疗计划应简明扼要并重点突出，即使在全面汇报中也是如此。现病史不必重复，因为大多数人都能回忆起来。

在所有汇报和医疗文书中，临床医生必须谨记，听众注意力有限，并且在一次汇报中只能吸收有限的信息。

简洁汇报

简洁汇报应当包括全面汇报的所有元素，但仅需汇报阳性结果和相关的阴性结果。既往史可融合到现病史里，一些关键信息可融合到相关病史里，其他信息可放在现病史结尾进行汇报。除非在病例讨论中有人提出与家族史相关的鉴别诊断，否则不必提及家族史。

评估和诊疗计划可一起汇报。鉴别诊断需要具有可能性。例如，“右侧肢体瘫痪和失语的急性发作最可能是由于卒中导致，可能是缺血性卒中。鉴别诊断包括脑出血，但没有头痛和意识改变使该诊断可能性很小。痫性发作是有可能的，但可能性不大。”

床旁汇报

床旁汇报需精简，所以信息量不可过多，汇报中应适当讨论关键信息。

应让患者及家属一同参与讨论，可以说“我的总结是否正确？”或者“还有什么需要我们知道的吗？”

同事交班

交班，即共同照顾同一位患者的同事之间在交接时的讨论。可只用几句话来总结临床情况，给出简单明了的评估和诊疗计划，同时强调任何可能出现的问题。例如，一个可能痫性发作的患者交班可以是：“这是一位 24 岁女性，有临床痫性发作症状，考虑心因性非癫痫事件。她正做 24 h 视频脑电图捕捉是否有癫痫波。如果她有痫性发作，护士会告知你，注意跟踪脑电图结果。如果是癫痫波，给予左乙拉西坦负荷量及维持量。如果不是，跟他们说我早上回来再次确认。有什么问题吗？”

例如，一个重症肌无力患者应当这样交班：“74 岁老年男性，患有血清学阳性的重症肌无力，现肌无力症状加重并出现吞咽困难。我目前给予静脉注射类固醇及溴吡斯的明，并且定期肺部评估。如果他病情恶化，尽快完成气管插管，并且增加甲泼尼龙剂量，我将在明天早上进行血浆置换。”

同事间的交班及所有的建议和诊疗计划必须有详细的条目和应对突发情况的建议。

第 2 篇

临床神经科学

篇目录

基于系统的方法概述

Eli E. Zimmerman，Karl E. Misulis
（徐义文　译　刘诗蒙　审校）

神经解剖学是一个庞大领域，许多教科书都专门介绍这一学科。在本书中，我们假定读者在基本神经解剖学和神经生理学方面有一定基础。在本篇章，我们将采取从临床角度学习神经解剖学的方法，按神经解剖部位和功能系统编排章节顺序。接下来的章节将涵盖神经系统的各个部分。

总体原则

对称性

除少数个例外，神经系统在人体沿正中矢状面呈结构对称，而非功能对称。例如，每个大脑半球支配对侧身体运动功能。许多大脑结构主要负责对侧躯体。

偏侧性

与对称性不同。小脑对身体的运动控制是同侧性的。还有功能特定的偏侧性，例如左侧大脑半球负责语言功能、右侧大脑半球负责注意力和一些视觉空间功能。

在神经解剖术语中，在对称和不对称功能中存在普遍的偏侧性，偏侧性十分复杂且尚未完全了解。

通路和中转站

中枢核团间的连接需通过长距离神经通路实现，这些通路必须发生交叉（即穿过正中矢状面）才能抵达目标区域。值得注意的是，不同神经通路在神经轴（从脑到脊髓）上的交叉位置存在显著差异。在信号传递过程中，神经元间通过中转站进行信号中转，但这种中转绝非简单的信号传递——即便不是绝对，绝大多数情况下，中转站都会对信号进行加工处理。

中枢和周围神经系统

所有神经科医生都熟悉中枢神经系统（central nervous system，CNS）和周围神经系统（peripheral nervous system，PNS）的区别。然而，这种分类中的一些要素很复杂。例如，运动神经元细胞体如果在脊髓中则支配四肢肌肉和躯干肌，如果在脑中则支配脑神经控制的随意肌。那它们属于中枢神经系统还是周围神经系统呢？神经元细胞体被认为属于中枢神经系统，但轴突属于周围神经系统。因此，运动神经元属于中枢还是周围神经取决于损伤的病因。

灰质与白质

灰质，因其颜色得名，主要包含神经元细胞体；灰质由皮质、神经节和神经核团形成。白质来源于富含脂质的髓磷脂，由连接大脑和脊髓的纤维束形成。

系统

神经系统的细节将在后面章节中讨论，但其中一些关键的神经系统是：

- 运动系统
- 感觉系统
- 视觉系统
- 语言系统（言语表达和听理解）

所有的系统活动相互交织、相互依赖。虽然将系统分类很有帮助，但这些系统都是相互联系的。例如，感觉系统的活动对于动作的完成反馈是必要的，但是小脑依赖感觉传入来决定怎样调节运动功能。

在接下来的章节中，这些系统将被单独讲述或者联系起来讲述。

第 2.2 章

大脑半球

Eli E. Zimmerman，Howard S. Kirshner
（赵子霖　译　杨营营　审校）

引言

大脑半球承载着人类存在的精髓。大脑使我们获得语言功能、形成复杂的思维、与世界互动、建立人际关系、理解幽默等。大脑半球通过复杂的组织方式和特定的区域来完成这些功能。神经系统的组织结构始终贯穿着一个核心特征：所有组成部分均以高度有序且可预测的方式排列。神经系统中的任何结构或功能皆非偶然存在。

解剖结构

大脑半球的主要标志如图 2.2.1 所示。在中枢神经系统的快速发育过程中，皮质发育形成脑回（脑组织的褶皱）和脑沟（脑回之间的空间）以增加表面积。部分较深的脑沟称为脑裂。半球间裂将大脑左右两半球分隔开。每一侧的中央沟将额叶和顶叶分隔开，较深的大脑外侧裂将颞叶与额叶和顶叶分隔开。顶枕沟位于皮质内侧，将枕叶与顶叶分隔开。中央沟前方的脑回是中央前回，中央沟后方的脑回是中央后回。皮质结构排列的一个关键是大脑通常是相对对称的，但这是结构对称而不是功能对称。在大多数人中，左半球由于其在语言中的作用而被定为优势半球。

生理功能

额叶

额叶的最后方是中央前回。中央前回的前方是中央前沟，后方是中央沟。中央前回是初级运动皮质——负责发动随意运动。初级运动皮质的排列呈“倒人状”（见图 2.2.1），下肢在内侧，面部在外侧，躯干和上肢在上方。初级运动皮质的前方是运动前区和辅助运动区，协助运动规划。额叶眼区（frontal eye field）

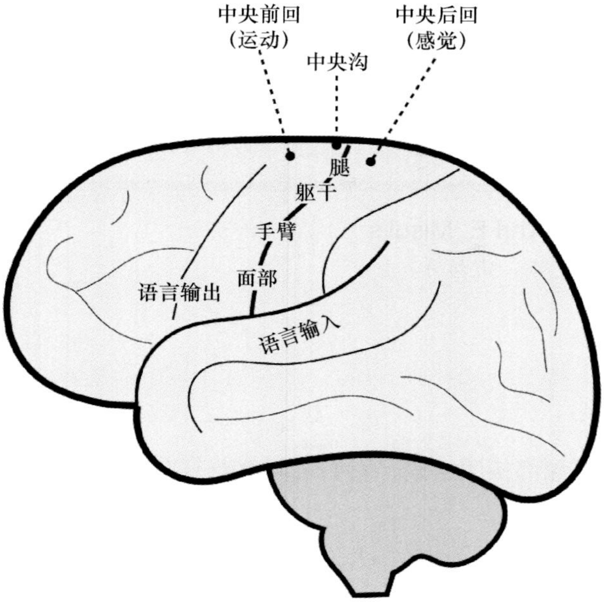

图 2.2.1　大脑半球解剖结构。图示左侧大脑半球，并标出了重要的功能区域

位于这些区域的前方，负责双眼向对侧凝视。最前方是前额叶皮质，负责执行功能，包括人格和行为抑制。Broca 区（优势半球）位于额下回，负责语言运动。该区域毗邻负责面部和口部运动的皮质运动区。

顶叶

顶叶的最前方是中央后回。中央后回的前方是中央沟，后方是中央后沟。正如额叶存在特征性的初级运动皮质，顶叶存在初级躯体感觉皮质，负责接收肢体的感觉信息。各部位代表区的排列与初级运动皮质相似。顶叶更靠后部的是缘上回和角回，负责书写和阅读。

颞叶

Wernicke 区位于优势半球颞上回后部，是负责语言理解的皮质区。因此毫不意外，它位于首先感知声音的初级听觉皮质附近。

枕叶

枕叶的主要功能是视觉。初级视觉皮质位于枕叶的最后方，每个半球负责对侧视野的视觉，然后将信息向前发送进行处理（颜色、图像、面部等的解读）。

第 2.3 章

基底节和丘脑

Eli E. Zimmerman，Karl E. Misulis
（赵子霖　译　杨营营　审校）

基底节

基底节由以下深部核团组成，它们之间有着复杂的相互联系：

- 苍白球
- 壳核
- 尾状核
- 丘脑底核
- 屏状核
- 黑质

新纹状体由壳核和尾状核组成。豆状核由苍白球和壳核组成，因其几何形状与光学透镜相似，故称为“豆状核”。

基底节主要参与运动的控制，尤其是运动和姿势的自动调节。精细运动由皮质启动，而基底节参与运动的反馈控制。

基底节的主要传入纤维来自大脑皮质、丘脑和脑干。来自脑干的主要传出纤维是从苍白球到丘脑腹前（ventroanterior，VA）核和腹外侧（ventrolateral，VL）核。丘脑也投射回大脑皮质。

基底节核团之间的相互联系是丰富的，以下是一些最重要的神经环路：

- 从黑质到纹状体投射；
- 黑质和苍白球之间双向投射；
- 从纹状体到苍白球投射；
- 丘脑底核与苍白球之间双向投射。

这些传入、传出和联络纤维，构成了复杂交织的环路，其细节超出了本章的讨论范围。病变常影响这些环路中的多个结构。一些重要环路包括以下内容：

- 大脑皮质→纹状体→丘脑→大脑皮质
- 新纹状体→苍白球＋黑质→新纹状体
- 苍白球→丘脑底核间的交互投射

基底节的环路可能参与模式运动的执行和错误核查。运动系统可以被认为是一个分层的控制网络。顶部是皮质，决定了运动的焦点和意图。运动可能是具体动作的概念，而不是单个肌肉和肌肉群的收缩。皮质发出的纤维投射到基底节、脑干和脊髓。脑干和脊髓的作用是解码使单个肌肉收缩的意图，激活特定的运动神经元，并接收预期运动成功的反馈。

小脑接收运动传入，并提供用于纠正运动的信息。基底节也接收关于运动成功的传入；然而，与脑干、小脑、脊髓小脑和脊髓中枢不同，基底节的传出最终主要投射回皮质，进而根据接收到的信息调整其传出。

基底节具有多种功能，包括控制运动速度和自动运动程序。基底节的病变可由多种病因引起，包括神经退行性（帕金森病）、遗传性（亨廷顿病）、代谢性（肝豆状核变性）、中毒性（一氧化碳中毒）和血管性（卒中）原因。

这些结构的病变通常会影响运动速度，或者引起运动过快或运动过多（运动过度），或者引起运动过慢或运动减少（运动迟缓）。皮质脊髓束病变和基底节疾病之间的一个关键区别在于是否存在肌强直。与痉挛状态（指肌张力的速度依赖性增加，是上运动神经元病变的特征）相比，基底节疾病则引起肌强直（指肌张力的速度非依赖性增加）。

丘脑

丘脑具有许多功能，尽管其基本任务是处理传入的信息。腹后（ventroposterior，VP）核复合体是主要的躯体感觉接收区，由腹后外侧（ventroposterolateral，VPL）核和腹后内侧（ventroposteromedial，VPM）核组成。来自头部和面部的信息向上投射到 VPM 核，而从躯体其余部分的传入纤维投射到 VPL 核。VP 核复合体主要投射到中央后回初级躯体感觉皮质区（3、1 和 2 区）。

味觉较为特殊，传导纤维向上传导到 VPM 核，投射到中央前回的腹侧，邻近岛叶。

后核群接收来自脊髓丘脑束的痛觉传入，并投射到邻近岛叶的中央后皮质内侧的次级躯体感觉区。

腹前（VA）核接收来自黑质和苍白球以及其他丘脑核团、脑干网状结构和大脑皮质的传入，投射到额叶运动前区（6 区）和额上回辅助运动区（也在 6 区）。VA 核可能参与处理引起警觉的信息；该区域的损伤导致警觉性下降和注意力不集中，这可能类似于额叶功能受损。

腹外侧（VL）核接收来自小脑、黑质和苍白球的传入。此外，它接收较少的来自大脑皮质、网状结构和其他丘脑核团的传入。VL 核在中央前回的初级运动皮质（4 区）有往来投射联系；它参与控制运动，是两个控制环路的组成部分，如下文所述。

联系和血液供应

调控回路、小脑环路与基底节环路：

- 小脑环路：大脑皮质→脑桥→小脑→红核→丘脑→大脑皮质。
- 基底节环路：大脑皮质→基底节→丘脑→大脑皮质。

小脑环路的损害主要导致小脑性共济失调。基底节环路的损害导致锥体外系障碍，包括帕金森综合征、肌张力障碍和运动障碍。

内侧膝状体接收来自脑干的听觉传入纤维，尤其是下丘，投射到颞上回的听觉皮质（41 区）。

外侧膝状体通过视束接收视觉传入纤维。由于外侧膝状体是视交叉的中心，外侧膝状体传递来自对侧视觉视野的信息。外侧膝状体共有六层，每层只传递来自一只眼睛的信息；同侧眼部纤维投射到第 2、3、5 层，对侧眼部纤维投射到第 1、4、6 层；通过视辐射投射到枕叶内侧的初级视觉皮质（17 区）。

动脉供血

丘脑主要由大脑后动脉分支供血，部分由后交通动脉供血。血管以类似于豆纹动脉的方式进入丘脑实质。

第 2.4 章

脑干、小脑和脑神经

Eli E. Zimmerman，Karl E. Misulis
（韩颖　张俊娇　译　张佳　审校）

脑干

脑干的解剖包括与小脑、脊髓和大脑半球的连接纤维。此外，脑神经的解剖和功能对脑干的解剖至关重要。对脑干功能障碍的临床诊断需要了解通过脑干的运动和感觉传导束，以及脑干不同平面的分段解剖知识。表 2.4.1 呈现了一些重要的脑干综合征的定位和临床特征。

概述

如果能够充分了解脑神经（CN）的穿出位点，就更容易记住脑干的分段解剖。图 2.4.1 为脑干的腹侧视图，显示了每个脑神经的穿出位点，图 2.4.2 显示了脑干的血管供应。

动眼神经从中脑腹侧面的大脑脚之间穿出。滑车神经在中脑靠近下丘处穿出，并绕过大脑脚。视神经只投射了一小部分纤维到中脑，但视束位于动眼神经和滑车神经向眼眶走行的正上方。

脑桥位于中脑正下方，在腹侧视图上像是环绕脑干，并连接到两侧的小脑半球。三叉神经从脑桥的侧面穿出。

展神经、面神经和前庭蜗神经在脑桥延髓交界处穿出。最内侧是展神经，它穿过脑桥并经过很长的路径投射到眼眶。面神经从展神经的侧面穿出，紧邻前庭蜗神经。舌咽神经、迷走神经和舌下神经从延髓穿出，副神经的纤维在延髓水平和上颈髓水平穿出。

如果采用系统性的方法，就更容易定位影响脑干的病变。在面临诊断困难的问题时，神经学家应该尽量依赖这种方法，而不是试图将症状归入众多综合征描述中的某一个。需要回答的重要问题包括：

- 病变是中枢内还是中枢外的？
- 病变的起止位置是什么？
- 中枢内病变是单侧还是双侧的？
- 有哪些临床情况可能导致这个定位的损伤？

表 2.4.1　脑干综合征

综合征	相关结构	特征
中脑		
帕里诺综合征（Parinaud）	中脑背侧，顶盖前区，后连合	垂直凝视麻痹，通常为核上性；瞳孔光-近反射分离；会聚-回缩性眼球震颤；眼睑迟滞
韦伯综合征（Weber）	第Ⅲ对脑神经，中脑腹侧，皮质脊髓束	第Ⅲ对脑神经麻痹，对侧偏瘫
贝内迪克特综合征（Benedikt）	第Ⅲ对脑神经，中脑腹侧，皮质脊髓束，红核	第Ⅲ对脑神经麻痹，对侧偏瘫，意向性震颤，小脑性共济失调
基底动脉尖综合征（Top of the basilar）	枕叶，中脑动眼神经核，大脑脚，颞叶内侧，丘脑	皮质盲，眼球运动障碍，锥体束征，记忆缺陷，感觉障碍
脑桥		
脑桥腹外侧综合征（Millard-Gubler）	第Ⅵ、Ⅶ对脑神经，脑桥腹侧	第Ⅵ、Ⅶ对脑神经麻痹，对侧偏瘫
构音障碍手笨拙综合征（Clumsy-hand dysarthria）	皮质脊髓束，面神经	偏瘫，构音障碍，常伴面部无力
闭锁综合征（Locked-in）	皮质脊髓束，第Ⅵ、Ⅶ对脑神经	四肢瘫痪，面部无力，侧向凝视麻痹
纯运动性轻偏瘫（Pure motor hemiparesis）	脑桥腹侧的皮质脊髓束	伴有锥体束征的偏瘫
共济失调性偏瘫（Ataxic hemiparesis）	脑桥基底部（或内囊）的皮质脊髓束	伴有协调障碍的偏瘫
脑桥腹内侧综合征（Foville）	第Ⅶ对脑神经，脑桥腹侧，脑桥旁正中网状结构	第Ⅶ对脑神经麻痹，对侧偏瘫，向患侧凝视麻痹
延髓		
延髓背外侧综合征（Lateral medullary）	小脑下脚，下行交感神经束，脊髓丘脑束，三叉神经核	同侧共济失调，Horner 综合征，眩晕，对侧痛温觉丧失，同侧面部感觉丧失
延髓内侧综合征（Medial medullary）	皮质脊髓束，内侧丘系，舌下神经	对侧偏瘫，位置觉和振动觉丧失，同侧舌肌麻痹

单一脑神经麻痹通常是中枢外的，即不在脑干实质内。多发脑神经麻痹也可能是由中枢外疾病引起的。脑神经麻痹联合上行和下行传导束损伤的征象提示中枢内病变。例如，单独的第Ⅵ对脑神经（展神经）麻痹引起同侧眼球外展障碍相对较常见，可能是由微血管疾病、外伤和颅内压增高引起的，通常是特发性的。

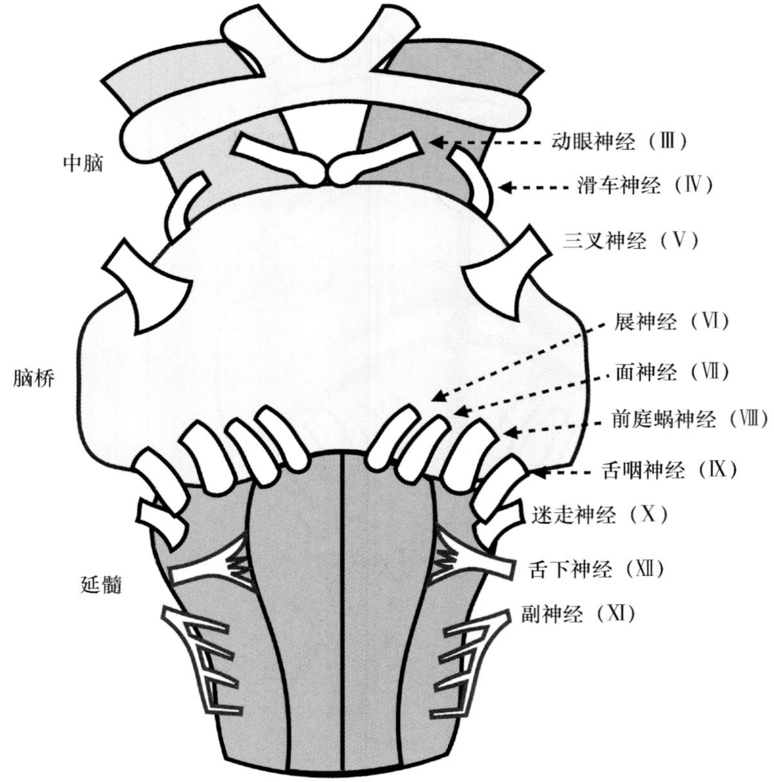

图 2.4.1　包括脑神经在内的脑干解剖。可以看到脑神经的出颅位置。了解关键的解剖关系有助于定位结构性病变

相反，第Ⅵ对脑神经麻痹与内侧纵束（medial longitudinal fasciculus，MLF）损伤相结合引起核间性眼肌麻痹（internuclear ophthalmoplegia，INO），是由于脑桥的病变引起。

通过仔细确定哪些脑神经受到影响最容易确定病变的起止位置。例如，具有中枢内损伤征象的动眼神经病变提示中脑病变，而舌咽神经和迷走神经的损伤则提示延髓病变。

确定病变是单侧还是双侧需要了解哪些传导束是交叉的，以及在哪个水平交叉。下行皮质脊髓束在延髓交叉。后索轴突传导触觉、振动觉和位置觉，在脊髓上行时不交叉，在升至延髓的薄束核和楔束核时交换神经元并交叉，形成内侧丘系。脊髓丘脑束轴突传导痛觉和温度觉，在脊髓节段交叉，并在脊髓内上行。脊髓丘脑束保持在脑干侧面向上走行至中脑，与内侧丘系汇合进入丘脑。

当确定病变为中枢内，且起止位置和单侧或双侧已经确定时，可以考虑个别脑干综合征。相关症状提示了具体的病因；例如，突发急性神经功能缺损症状提

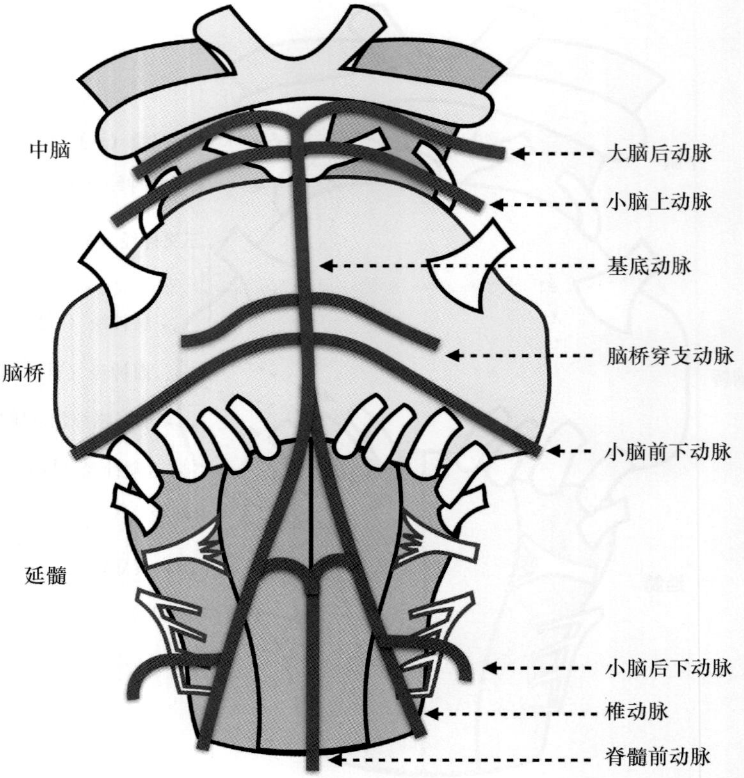

图 2.4.2　脑干的血液供应。显示主要的血管，这些血管可能导致血管性缺血综合征

示卒中，突发头痛和呕吐提示脑出血，而缓慢进展的神经功能缺损症状提示扩张性的肿物病变。

中脑

图 2.4.3 展示了位于上丘和下丘之间的中脑的横截面。重要的标志物包括大脑脚、红核、黑质、导水管和导水管周围灰质、内侧丘系、MLF 和中脑顶盖。

大脑脚承接来自大脑半球到脑干和脊髓的下行信息。红核接收来自对侧小脑的传出信号，并向丘脑发送传出纤维。内侧丘系承接从延髓的薄束核和楔束核到丘脑的上行纤维。黑质与其他核团有广泛的相互连接，其中与纹状体的相互连接最为重要。

动眼神经核复合体位于中线旁边、导水管腹侧。滑车神经核处于类似的位置，它在动眼神经核的尾部，但仍在中脑内。MLF 传递来自对侧的脑桥旁正中网状结构（负责侧视的中枢）的传出信号，投射到动眼神经核复合体。

中脑的血供主要来自位于腹侧表面的基底动脉。基底动脉在分叉成大脑后动

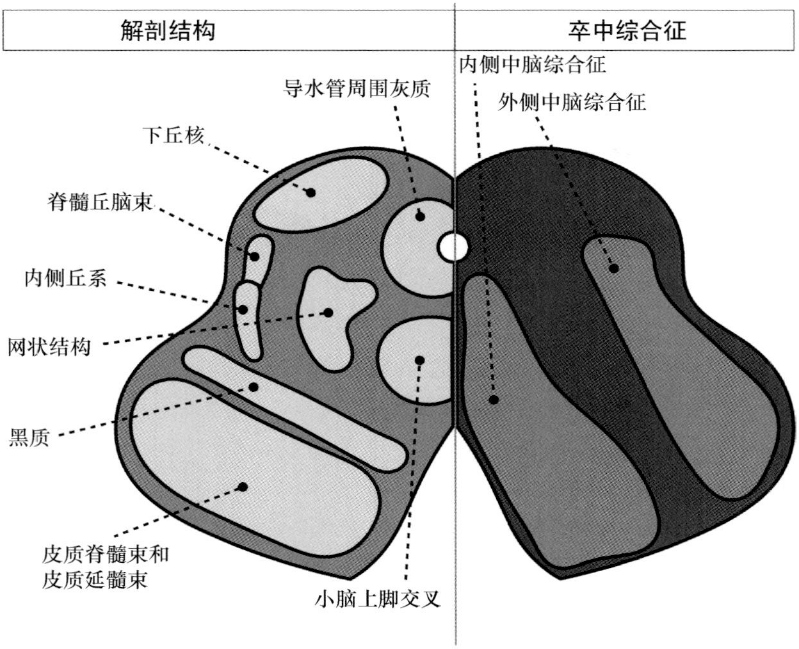

图 2.4.3　中脑横截面。该图有些模式化，因为核团和通路的位置在头尾方向上有显著变化。示意图的左侧突出显示了关键结构，右侧显示了缺血综合征大致影响的区域

脉（posterior cerebral artery，PCA）之前发出数条穿支进入中脑。大脑后动脉绕行于中脑的侧面，也发出穿支动脉。

脑桥

图 2.4.4 展示了脑桥的横截面。由于在组织中存在头尾差异，因此这张图略带模式化以显示重要结构。重要的标志物包括皮质脊髓束、脑桥核、内侧丘系、脊髓丘脑束、外侧丘系、展神经和三叉神经以及面神经的核和内侧纵束、前庭神经核、脑桥旁正中网状结构（paramedian pontine reticular formation，PPRF）和 MLF。

皮质脊髓束位于脑桥的腹侧，在这一层面上仍未交叉。内侧丘系携带薄束核和楔束核纤维则已经交叉。对于侧视至关重要的 PPRF 传出到展神经核，并通过 MLF 到中脑。然而，MLF 不仅专门为 PPRF 服务，还携带内侧网状脊髓束和前庭脊髓束以及顶盖脊髓束的下行轴突。三叉神经的运动和感觉核位于展神经核和面神经核的头侧，而展神经核和面神经核位于脑桥的尾侧半（下半部分）。面神经从面神经核穿出，向背侧走行环绕展神经核，然后向腹侧和中央走行，在脑桥延髓交界处穿出脑干。

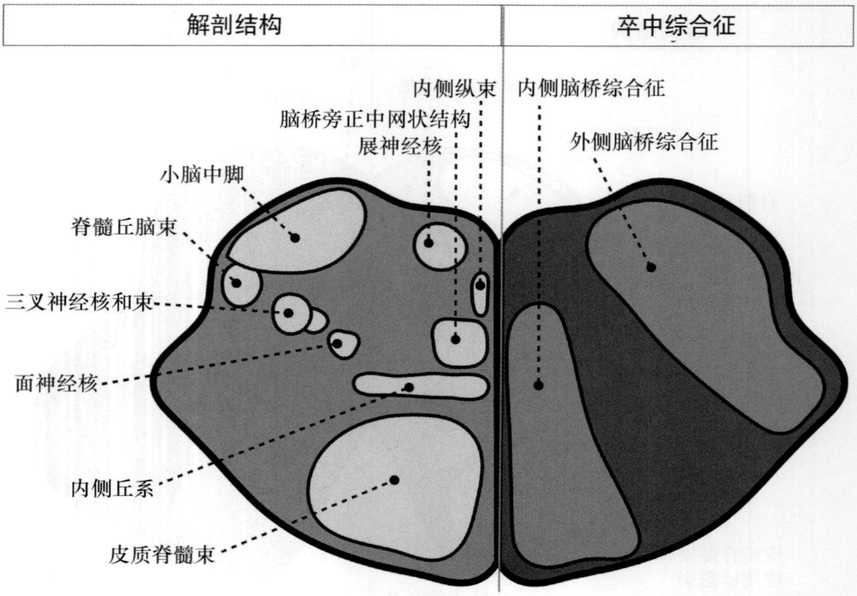

图 2.4.4 脑桥横截面。如同图 2.4.3 一样，脑桥的横截面以示意图显示

椎动脉在脑桥延髓交界附近汇合形成基底动脉，基底动脉上行至中脑。基底动脉发出主要和次要的环周支（circumferential branch），以及直接穿入的旁正中支。主要的环周支包括小脑前下动脉（anterior inferior cerebellar artery，AICA）和小脑上动脉。横行动脉在双侧的分布存在个体差异，并向脑桥发出穿支动脉。

延髓

图 2.4.5 展示了延髓的横截面。由于组织结构上存在头尾差异，因此这张图略带模式化。重要的标志物包括皮质脊髓束、橄榄核、内侧丘系、MLF、前庭神经核、疑核、舌下神经核和舌下神经、孤束核、下行交感神经束、脊髓丘脑束和小脑下脚。

延髓的血供来自椎动脉的分支，因为在这个位置基底动脉尚未形成。主要的血管是小脑后下动脉（posterior inferior cerebellar artery，PICA）和椎动脉的中段，它们汇合形成脊髓前动脉。

皮质脊髓束通过延髓锥体穿行。皮质脊髓束在延髓交叉，来自上肢的轴突交叉位于来自下肢的轴突交叉稍微靠头侧一些。这种排列使得一个非常局部的病变可以导致同侧上肢和对侧下肢的皮质脊髓束功能障碍，但在临床中这种组合相对较少见。

在橄榄体下方是橄榄核，它向对侧小脑投射躯体感觉信息。薄束核和楔束核位于延髓的最尾部，在背侧表面，与脊髓后索连续。传出纤维越过中线并形成内

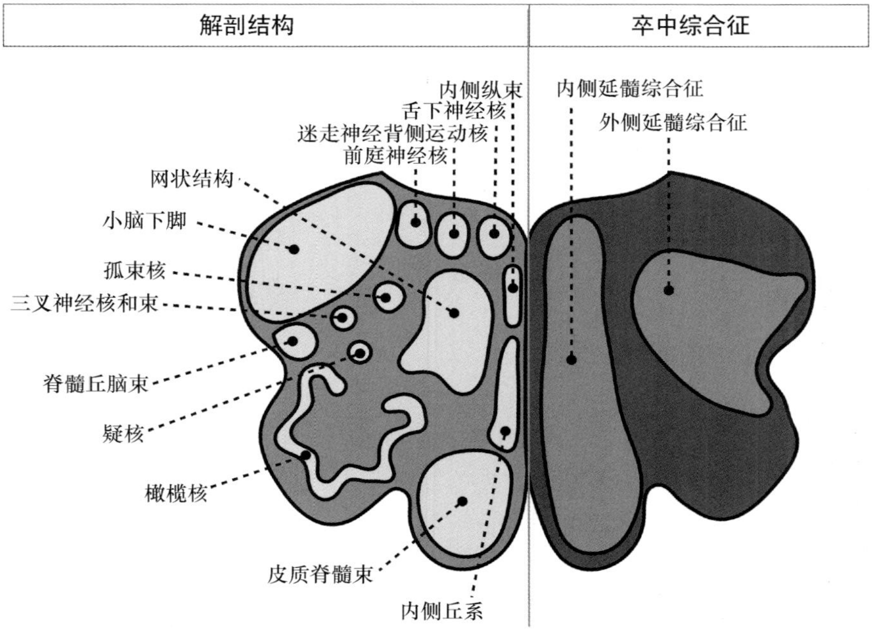

图 2.4.5　延髓横截面。如同图 2.4.3 和图 2.4.4 一样，延髓的横截面以示意图显示

侧丘系。脊髓丘脑束是脊髓中的同名传导束的延续，在延髓的侧面走行并传入脑桥。疑核通过舌咽神经和迷走神经发出神经轴突控制咽部和喉部肌肉。孤束核接收来自面神经、舌咽神经和迷走神经的味觉和内脏感觉输入。下行交感神经束投射到颈髓。MLF 包含了内侧前庭脊髓束、网状脊髓束以及顶盖脊髓束。绳状体形成小脑下脚。

小脑

解剖学

小脑位于脑干背侧的颅后窝。它的所有输入和输出都经过脑干。小脑按系统发育和生理学进行分区；在临床实践中，最重要的是影响小脑蚓部和小脑半球的疾病之间的区别。

小脑分为前叶、后叶和绒球小结叶。前叶位于小脑原裂的前面，主要接收脊髓小脑束的输入，参与步态和躯干协调。后叶从大脑半球接收广泛的输入，与协调单个肢体运动有关。绒球小结叶从前庭神经核接收输入，与肢体近端的协调有关。

小脑的输入主要通过小脑中、下脚，尽管腹侧脊髓小脑束和其他一些较小的传入束通过小脑上脚。小脑的输出通过小脑上脚进行。小脑皮质的轴突投射到深部核团，然后通过小脑上脚向对侧红核、对侧丘脑腹外侧核、网状结构和前庭神经核投射。

小脑参与运动控制。绒球小结叶、前叶，尤其是小脑蚓部，参与步态和躯干运动的控制（图 2.4.6）。后叶，尤其是小脑半球，参与协调同侧肢体的运动。

功能

小脑可以被认为具有三个主要功能，即：

- 保持平衡和姿势；
- 躯干和肢体的瞬时协调；
- 更高阶的认知功能。

根据传入纤维的不同来源，将小脑皮质和其相关联的小脑核分为三个功能区：

- 前庭小脑（负责平衡和姿势）；
- 脊髓小脑（负责瞬时协调）；
- 新小脑（负责更高阶的认知功能）。

除了前庭小脑，小脑区带通过四个小脑核（每侧小脑半球）将输出发送到脑干。小脑半球控制同侧躯体。

此外，有三条纤维束（即小脑脚）在小脑内和（或）往小脑外传递信息，它们被称为小脑上脚、小脑中脚和小脑下脚。

前庭小脑

这个区域由绒球小结叶组成。由于这部分小脑与前庭系统一同发育，它们有

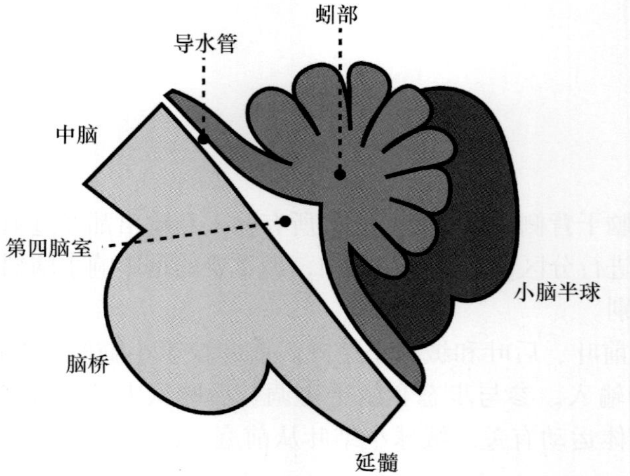

图 2.4.6　小脑。小脑的矢状面和轴面，标出了潜在功能障碍的区域。蚓部更多与步态和轴向稳定有关，而小脑半球更多与肢体协调有关

很多共同之处。它接收来自前庭系统的输入，并将输出（无须通过深部小脑核中继）发送到前庭系统和网状结构。

脊髓小脑

这个区域包括一个中央区（蚓部）和一个中间带（intermediate zone）。中央区负责姿势和平衡的调整，它接收来自前庭系统和脊髓小脑束的输入，并通过顶核将输出发送到前庭系统和网状结构。中间带负责四肢运动的调整。它接收来自脊髓小脑束的信息，并通过球状核和栓状核（或称为“间位核”）将输出发送到红核以及丘脑的腹前（VA）核和腹外侧（VL）核。

新小脑

正如其名字所示，这个区域是小脑中最晚进化的部分，负责复杂运动的规划和时间安排、学习序列和更高阶的认知功能。它接收来自脑桥灰质核的输入，并通过齿状核将输出发送到红核以及丘脑的 VA 核和 VL 核。

小脑脚

小脑通过三条纤维束即小脑脚与脑干相连。

小脑上脚主要包含小脑发出到丘脑、红核和网状结构的输出纤维，以及来自腹侧脊髓小脑束的输入纤维。

小脑中脚是三者中最大的，仅包含通过脑桥灰质核输入到小脑的神经纤维。

小脑下脚主要包含输入到小脑的神经纤维（通过背侧脊髓小脑束、楔小脑束、前庭神经核、网状结构和下橄榄核）和输出到前庭神经核的神经纤维。

脑神经

脑干含有许多与脑神经相关的神经核，既用于传递输出的运动信息（传出），也用于接收输入的感觉信息（传入）。每个神经核团仅负责传输感觉或者运动信息。

然而，脑干中的单个神经核团可以通过一个或多个脑神经传送运动信息。同样，脑干中的单个神经核团可以从一个或多个脑神经接收感觉信息。例如，疑核通过第Ⅸ对和第Ⅹ对脑神经发出运动信息；三叉神经脊束核负责面部的痛觉和温度觉，它通过第Ⅴ、Ⅶ、Ⅸ和Ⅹ对脑神经接收信息。

反之亦然，脑神经携带多个脑干核团的运动信息传出和感觉信息传入。例如，第Ⅶ对脑神经包含传出至面部表情肌的运动信息，还包含躯体感觉（来自耳）和内脏感觉（味觉）的传入信息。第Ⅲ对脑神经既包含传出至多个眼部肌肉的运动信息，也包含调节瞳孔收缩的副交感神经传出信息。

脑神经解剖概述

动眼神经从脚间窝穿出中脑腹侧面。滑车神经自近下丘处出中脑并绕过大脑脚。视神经只有少部分纤维投射到中脑，但视束穿过动眼神经和滑车神经的上方，向眼眶移行。

中脑下方紧挨着的是脑桥，在腹侧视图上，脑桥似乎环绕脑干，并与两侧的小脑半球相连接。三叉神经从脑桥侧面穿出。

展神经、面神经和前庭蜗神经在脑桥延髓交界处穿出。最内侧为展神经，沿脑桥腹侧上行，投射到眼眶。面神经在展神经侧面穿出，紧邻前庭蜗神经。舌咽神经、迷走神经和舌下神经自延髓穿出，副神经的神经纤维在延髓和上段颈髓水平穿出。

功能分类

脑神经中包含 6 种纤维成分：3 种运动纤维和 3 种感觉纤维。在后续章节中我们会详细讨论。

运动

躯体运动神经（第Ⅲ、Ⅳ、Ⅵ、Ⅻ对脑神经）：负责眼球（第Ⅲ、Ⅳ、Ⅵ对脑神经）和舌肌运动（第Ⅻ对脑神经）。

特殊内脏运动神经（第Ⅴ、Ⅶ、Ⅸ、Ⅹ、Ⅺ对脑神经）：负责咀嚼（第Ⅴ对脑神经）、面部表情（第Ⅶ对脑神经）、咽喉（第Ⅸ、Ⅹ对脑神经）及胸锁乳突肌和斜方肌（第Ⅺ对脑神经）。

副交感神经（第Ⅲ、Ⅶ、Ⅸ、Ⅹ对脑神经）：副交感神经系统起源于大脑和脊髓骶部，这些神经核负责头颈、胸部和结肠脾曲以上腹部的副交感神经支配。

感觉

躯体感觉神经（第Ⅴ、Ⅶ、Ⅸ、Ⅹ对脑神经）：负责面部、鼻窦甚至脑膜（主要为第Ⅴ对脑神经，但第Ⅶ、Ⅸ、Ⅹ对脑神经也有少量参与）的一般感觉（疼痛、温度觉、振动觉等）。

内脏感觉神经（第Ⅶ、Ⅸ、Ⅹ对脑神经）：负责味觉（第Ⅶ、Ⅸ、Ⅹ对脑神经）和内脏感觉（第Ⅸ、Ⅹ对脑神经）。

特殊感觉神经（脑干第Ⅷ对脑神经）：特殊感觉包括嗅觉、视觉、听觉和前庭感觉。特殊感觉神经中只有第Ⅷ对脑神经有脑干核团。

嗅神经

嗅神经的感受器位于鼻腔的上部。多条嗅丝穿过筛骨板入颅腔连于嗅球，在嗅球与二级神经元发生突触联系。

自嗅球发出的神经纤维形成溴束，在额叶下方向后穿行，在视交叉分为内侧嗅纹和外侧嗅纹，其中部分内侧嗅纹经前连合交叉，外侧嗅纹则投射至颞叶。

视神经

视神经由自视网膜发出的节细胞轴突组成，这些轴突在视神经盘会聚后出眼球。视神经自眼眶向后走行，经视神经管进入颅腔。支配颞侧视野的视神经纤维在视交叉处交叉，视束出视交叉后投射到外侧膝状体。

视神经轴突在外侧膝状体中发生突触联系，投射到初级视觉皮质。小部分神经纤维离开外侧膝状体后，投射到中脑的动眼神经副核（Edinger-Westphal 核），参与瞳孔直径调节。

眼球运动系统

由于第Ⅲ、Ⅳ和Ⅵ对脑神经在眼球运动中的协同作用，故将它们放在一起讨论。

控制眼球运动的最终通路始于脑干内的中脑和脑桥核，但眼球运动的自主控制主要来自大脑半球。

眼球运动的四种基本类型如下：

- 跟随运动；
- 扫视运动；
- 聚散运动；
- 矫正运动。

跟随运动是眼球追踪相对头部移动的目标的同步运动。

扫视运动是一种快速且短暂的同步运动，用于将视线从一个目标转移到新的目标上。

聚散运动使得当目标靠近或远离头部移动时，双眼物像始终落在视网膜黄斑中心凹。

矫正运动是头部在空间运动时所产生的眼球微小运动，它依赖于前庭系统和来自跟随运动的反馈。

眼球运动的大脑皮质控制

眼球跟随运动依赖于大脑皮质对于目标位置、运动方向和速度信息的输入。来自一侧大脑半球的视觉信息通过皮质下通路传递到对侧视觉皮质。尽管这些通路仍没有完全研究清楚，但目前认为视觉信息被传递到顶枕叶，进而被处理为前面所提到的目标参数。然后，这些信息被传递到额叶眼区，以获得所需的眼球运动反馈。

额叶眼区在接收和处理视觉信息之后，运动系统会跟随目标进行运动。额叶眼区的传出神经投射至脑桥，然后至动眼神经核。视觉处理区的传出神经也投射到脑桥，但它的传出纤维是经由小脑至前庭内侧核，最后到动眼神经核。

跟随运动由同侧大脑半球控制，也就是说，向左的跟随运动由左侧大脑半球控制。因此，跟随运动需要枕叶视觉接收区、顶颞联合区以及额叶眼区之间的协同作用。移动的指令可能通过脑桥核传递至动眼神经核，绕过了脑桥旁正中网状结构（PPRF）。

扫视运动是使视线对准新目标的快速共轭运动。激活位于额叶 8 区、额叶第二回后部的左侧额叶眼区，会产生向右的扫视运动。这一过程由额叶向 PPRF 的投射传导。

来自视野边缘的新视觉刺激也会诱发眼球的扫视运动。上丘直接接收来自对侧视野的视神经纤维的输入，进而触发朝向新视觉刺激方向的扫视运动。

眼球运动的脑干控制

脑桥侧视中枢　PPRF 位于中线外侧，毗邻第Ⅵ脑神经（展神经）核，负责侧视。来自大脑半球向 PPRF 的下行输入支配眼球向右侧或左侧凝视。需要向右侧凝视时，右侧 PPRF 就会被激活，进而使同侧的第Ⅵ脑神经核激活外直肌，使右眼外转。PPRF 的传出纤维交叉至脑干对侧，在 MLF 上行至中脑，使第Ⅲ脑神经（动眼神经）核激活内直肌，左眼内转。

PPRF 的损伤会导致侧视麻痹。通过对比冷热试验，观察冷水刺激外耳道引起的眼球运动，及相关的肌力减退，可以帮助区分由脑损伤与脑干损伤引起的凝视麻痹。额叶损伤时，进行冷热试验或头眼反射时可以迫使眼球越过中线，这表明此时是凝视偏好，而非凝视麻痹。而脑桥损伤时，除非不完全损伤，否则即使通过冷热试验也无法使眼睛越过中线。额叶和脑桥损伤都会导致对侧肌力减退，但凝视困难有所不同。额叶损伤时，眼睛看向损伤侧，也就是瘫痪的对侧。而脑桥损伤时，眼睛朝向损伤的对侧，即朝向瘫痪的一侧。

内侧纵束（MLF）损伤会产生核间性眼肌麻痹（INO），表现为向一侧凝视时，对侧眼球内收障碍。例如，向右侧凝视时，同侧的眼球能够外展，但对侧的眼球无法内收。患者在向病变对侧凝视时会感觉到复视，因为 MLF 是交叉的。右侧（外展）眼的眼球震颤很常见：这是由于右眼试图返回中线以纠正复视，但 PPRF 再次迫使眼球外展。由于 MLF 靠近中线，因此双侧 INO 并不少见，表现为在侧视时两只眼球均有内收困难。有时 INO 患者会因为侧视时出现的复视而被误认为有展神经麻痹，但通过检查眼球运动就可以清楚地区分两者。引起 INO 最常见的两个原因是多发性硬化和脑干旁正中梗死。

中脑中枢　中脑包含第Ⅲ对和第Ⅳ对脑神经的核团，它们构成了一个复杂的网络，负责眼球运动，也协调共轭的垂直运动、会聚、调节（视近物时晶状体形状改变）和瞳孔直径。

如前所述，中脑接受上行和下行输入，对光反射通过外侧膝状体发出的轴突投射到动眼神经副核而引起。

眼球的垂直运动主要是通过激活动眼神经所支配的肌肉来完成。额叶发出的轴突投射到动眼神经核引发垂直运动。会聚（convergence）通过中脑中线上的神经元群——内侧纵束头端间质核（rostral interstitial nucleus of the MLF，riMLF）来启动。会聚产生内直肌的激活、调节和瞳孔收缩。

瞳孔直径受缩瞳肌和舒张肌的共同作用控制。缩瞳肌纤维由起自动眼神经副核的副交感神经元支配，通过动眼神经投射到眼球。舒张肌纤维由下丘脑发出的交感神经元支配，经脑干投射到脊髓，下降至 T1 水平后穿出，汇入颈交感神经链。在颈部，轴突离开交感神经链，随颈动脉入颅。支配眼睑的轴突最终汇入动眼神经。支配瞳孔的轴突加入鼻睫神经（展神经的分支），经睫状长神经至瞳孔。

眼睑上抬由交感神经和动眼神经轴突共同控制。交感神经传递通路前文已述，动眼神经的传递通路将在后面详细描述。动眼神经或交感神经通路受损都可能导致上睑下垂。眼睑闭合由面神经支配的眼轮匝肌完成。

参与眼球运动的脑神经

动眼神经　动眼神经核位于中脑内侧，邻近上丘水平的中脑导水管（Sylvius 导水管）。动眼神经核是一个复合体：最前端是动眼神经副核，通过虹膜括约肌控制瞳孔收缩，通过睫状肌进行调节；动眼神经核复合体的其余部分控制第Ⅲ对脑神经所支配的其他肌肉。除了动眼神经副核和控制上直肌的复合体部分，两侧的神经核是分离的；因此，一侧的局部神经核损伤也会影响另一侧。动眼神经轴突由脚尖窝出中脑，穿海绵窦和眶上裂。在眶裂处，神经分为上、下两支；上支支配上直肌和提睑肌，下支支配下直肌、下斜肌、虹膜括约肌和睫状肌。

滑车神经　滑车神经核位于下丘水平的动眼神经核尾部。轴突交叉至对侧后，在中脑背侧下丘下方穿出，绕过脑干前行，穿过海绵窦和眶上裂。上斜肌是滑车神经唯一支配的肌肉。

展神经　展神经核位于脑桥尾部。运动神经元发出轴突向嘴侧走行，位于面神经及其核团内侧，然后转向在脑桥延髓交界处从皮质脊髓束纤维的外侧穿出。轴突然后沿脑桥腹侧上行，穿海绵窦外侧壁走行，通过眶上裂进入眼眶。展神经核内的中间神经元交叉至对侧，在内侧纵束上行至中脑。

展神经麻痹表现为外直肌功能受损，眼球外展功能减退。没有上睑下垂，因此复视症状明显，这与动眼神经麻痹不同。引起展神经麻痹的重要原因包括颅内压增高和小血管疾病（糖尿病、高血压），一些病例是特发性的。第Ⅵ对脑神经麻痹可能与乳突炎、中耳炎以及伴有颅底浸润的鼻咽癌有关。海绵窦血栓形成可能与伴有眼球突出和眶周疼痛的展神经麻痹相关。眼部带状疱疹可能导致展神经和动眼神经麻痹。眶上裂区域的病变可能影响第Ⅲ、Ⅳ、Ⅵ对脑神经。展神经病变还可能伴随轻微感染，尤其是儿童。格拉代尼戈综合征（Gradenigo syndrome）

由乳突感染引起，主要表现为第Ⅵ、Ⅶ、Ⅷ对脑神经病变，偶尔会出现第Ⅴ对脑神经病变。

三叉神经

三叉神经起于脑桥，前行进入梅克尔腔（Meckel cavity），其感觉神经元胞体在这里形成三叉神经节。神经纤维出神经节后分为眼支（CN Ⅴ1）、上颌支（CN Ⅴ2）和下颌支（CN Ⅴ3）。

眼支（CN Ⅴ1）穿经海绵窦，经眶上裂入眶。在海绵窦中，眼支与动眼神经、滑车神经、展神经及海绵窦后方的上颌支伴行。眼支没有运动功能，其感觉功能涵盖前额及头皮、上眼睑、角膜上部、鼻腔大部分区域和泪腺。

上颌支（CN Ⅴ2）穿经海绵窦后部，通过圆孔出颅，经眶下裂入眶，经由眼球下方穿出眶下孔达面部。上颌支也没有运动功能。上颌支支配鼻、上唇、面颊、角膜和结膜下半部分的感觉。上颌窦、上颌牙齿和牙龈、腭和鼻腔下部感觉也由上颌支支配。

下颌支（CN Ⅴ3）与三叉神经的小运动束相连，经卵圆孔出颅。其支配咀嚼肌、颞肌、翼状肌、鼓膜张肌和舌骨肌的运动。感觉神经支配下唇、颏部、口腔底部、下颌和牙龈以及舌前部的感觉。

面神经

面神经是面部肌肉的主要支配神经，同时还有其他功能。对受损功能的准确记录可以准确地定位病变，这取决于对面神经解剖学的精准掌握。

面神经运动核位于尾侧脑桥。传出纤维绕展神经核背部，从脑干腹侧表面穿出。运动神经与上泌涎核和孤束核的纤维汇合，在内耳道（internal auditory canal，IAC）汇入第Ⅷ对脑神经（前庭蜗神经）。面神经在 IAC 末端入面神经管。神经延伸至膝状神经节，其中包含中间神经纤维的胞体。神经离开膝状神经节后，向中耳前行，发出镫骨肌和鼓索神经。面神经经茎乳孔到达面部。耳后神经在茎乳孔附近与面神经分离后，面神经的主干进入腮腺深面，分为数个分支。

鼓索将舌前 2/3 的味觉传至孤束核。此外，它还包括支配下颌下腺和舌下腺的副交感神经节前纤维。

中间神经纤维包括组成鼓索的味觉传入纤维和副交感神经传出纤维，以及来自耳廓、乳突区和外耳道（external auditory canal，EAC）的皮肤传入纤维。它还包括来自鼻、腭和咽的黏膜传入纤维。这些神经元的胞体均位于膝状神经节内。

前庭蜗神经

第Ⅷ对脑神经通过前庭器官和耳蜗提供感觉功能。前庭器官由三个大致正交排列的半规管组成，这些半规管可以检测在 x、y 和 z 平面上头部的旋转。此外，还有一些器官可以感知头部倾斜以及水平加速度（椭圆囊）和垂直加速度（球囊）。细胞过程（纤毛）的变形会激活前庭蜗神经中的细胞。

耳蜗将听觉输入转换为前庭蜗神经的动作电位。空气中的振动引起鼓膜振动；然后，振动通过卵圆窗被机械传导至听小骨和耳蜗，进而在外淋巴和基底膜中产生振动。毛细胞的胞体位于基底膜上，纤毛插入盖膜。基底膜通过不同部位的协调，使高频率在卵圆窗附近转换，而低频率在顶部转换。

前庭器官和耳蜗的传出纤维经前庭蜗神经通过内耳道传至脑干，来自耳蜗的纤维投射至耳蜗神经核。来自耳蜗神经核的传出纤维交叉至对侧外侧丘系并上行。其中部分纤维投射到上橄榄复合体，另一些纤维投射至双侧网状结构。上行纤维止于下丘，再投射到内侧膝状体。来自内侧膝状体的传出纤维上行至初级听觉皮质，即颞叶 41 区（将在后文讨论）。在这条通路的大部分过程中，听觉投射是按频率有序排列，即它们在空间上是根据频率进行排列的。

前庭传出至脑干，并终止于前庭神经核，这实际上是一组核复合体。前庭的传入则应用于多个系统中，包括小脑在运动中的误差校正、脊髓对抗重力肌肉的控制，以及眼球运动的控制。

舌咽神经

第Ⅸ对脑神经起自脑干延髓处，穿颈静脉孔出颅。伴随颈动脉和颈静脉下行，止于咽部。

舌咽神经支配茎突咽肌，与第Ⅹ对脑神经共同支配咽部收缩肌。其支配咽后部、软腭、扁桃体、后鼻咽和舌后 1/3 等部位的感觉，同时还负责传递舌后 1/3 的味觉信息。感觉纤维的细胞体位于颈静脉孔远端的岩神经节中。

迷走神经

迷走神经运动背核位于脑干第四脑室底部。它产生的节前副交感神经从咽部至胸腔和腹腔器官广泛投射。延髓网状结构的疑核供应迷走神经支配的咽部和喉部横纹肌。

为咽部、喉部以及胸腔和腹部器官提供一般内脏感觉的迷走神经传入纤维止于孤束核，神经元胞体位于结状神经节中。来自咽后部的味觉迷走神经传入纤维也止于孤束核，神经元胞体位于结状神经节中。提供耳部感觉的迷走神经传入纤维止于第Ⅴ对脑神经的脊髓束，其细胞体位于颈静脉神经节。

迷走神经自延髓侧面、近舌咽神经处出脑干，穿颈静脉孔出颅后分出功能不同的分支：耳支支配外耳的皮肤，脑膜支支配颅内硬脑膜，咽支支配咽部和软腭的肌肉、喉上神经（支配环甲肌运动及喉部感觉的输入）以及迷走神经。

迷走神经沿颈部下行，其分支供应心脏（颈心支）及喉返神经。喉返神经支配声带，但胸部下行路径稍有不同；左喉返神经绕过主动脉弓下方，右喉返神经绕过右锁骨下动脉，它们共同支配大部分喉肌。左、右迷走神经沿着纵隔下行，穿膈肌食管裂孔进入腹腔，形成许多分支支配大肠和小肠、胃、胰腺和肝。

副神经

副神经是由起源于颈髓副神经核的运动神经元组成。副神经核是一长列细胞，自脊髓 C1 延伸至 C5 水平。来自 C1、C2 水平的神经元主要支配胸锁乳突肌，而来自 C3、C4 水平的神经元主要支配斜方肌。

多个小神经根在多个水平穿出延髓和脑干，汇集成副神经，经颈静脉孔出颅。副神经最主要的功能是支配胸锁乳突肌和斜方肌。起自疑核的轴突自副神经主干分出后，加入迷走神经，支配咽喉肌。

这些肌肉的核上神经支配尚不确定，但目前认为斜方肌的运动神经元主要接受对侧上运动神经元支配，而胸锁乳突肌的神经元接受双侧上运动神经元支配。

舌下神经

舌下神经核位于第四脑室底部，包含支配舌的运动神经元。舌下神经核呈细长形，多个神经根在延髓锥体和橄榄体之间沿直线穿出。这些神经根汇合形成舌下神经，穿舌下神经管出颅。

舌下神经出颅后经颈部，靠近颈内动脉下行，在舌根处分为多个分支。舌下神经支配舌、颏舌肌和颏舌骨肌。

第 2.5 章

脊髓

Karl E. Misulis，Eli E. Zimmerman

（蔡慧慧　译　向春晨　审校）

脊髓的组织结构

脊髓是脑干和周围神经系统之间信息传递的通道。除了传导功能外，在脊髓节段水平还存在大量的反射活动。

本章以脊髓解剖学和生理学的基本知识为基础。以下回顾了与临床定位和诊断相关的重要基础信息。

脊髓中有多条上行和下行传导束，如图 2.5.1 所示，并在表 2.5.1 中详细说

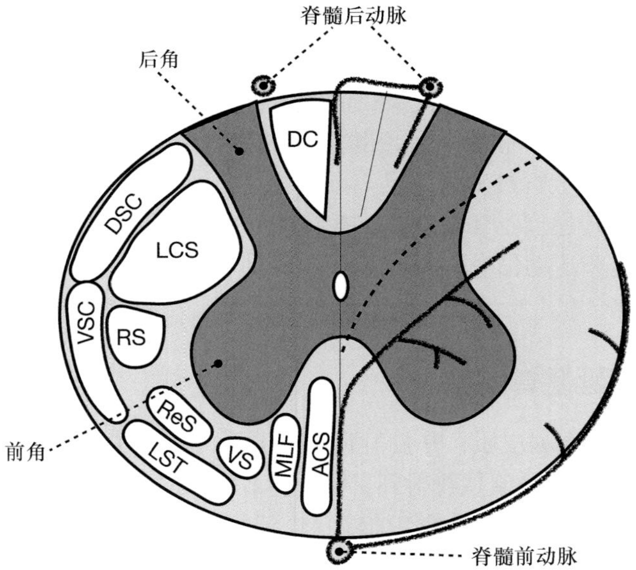

图 2.5.1　脊髓传导束。脊髓的横断面解剖图，图左侧显示一些主要的传导束。皮质脊髓侧束（LCS）、皮质脊髓前束（ACS）、红核脊髓束（RS）、网状脊髓束（ReS）、内侧纵束（MLF）和前庭脊髓束（VS）是下行传导束。背柱（DC）、脊髓丘脑侧束（LST）、背侧脊髓小脑束（DSC）和腹侧脊髓小脑束（VSC）是上行传导束。运动神经元（MN）位于前角。虚线大致是脊髓前动脉和脊髓后动脉分布区的边界

表 2.5.1　脊髓传导束

传导束	功能	损伤
前外侧束	痛觉和温度觉；定位较差的触觉	丧失痛觉和温度觉，触觉不同程度地保留
延髓脊髓束	姿势稳定性；激活躯干和四肢肌肉	孤立性损伤不常见
皮质脊髓束	启动和维持运动；对精细、精确的运动尤其重要	无力、痉挛、跖伸反射（Babinski 征）
脊柱	振动觉和本体感觉；精细触觉	丧失振动觉和本体感觉
脊髓小脑束	本体感觉；触觉；感知身体在物理空间中的位置	共济失调，伴有不协调的四肢运动；孤立性损伤不常见

明。这里只讨论最重要的几条：

- 皮质脊髓束；
- 延髓脊髓束（包括红核脊髓束、网状脊髓束、顶盖脊髓束和前庭脊髓束）；
- 前外侧束；
- 背柱；
- 脊髓小脑束。

有关传导束解剖，在临床上最重要的方面如下：

- 皮质脊髓束大部分已经交叉，因此下行轴突投射到同侧的运动神经元。
- 脊髓背柱传导由粗大神经纤维传递的振动觉与本体感觉，这些感觉信号在同侧脊髓上行且未交叉。
- 前外侧束传递痛觉和温度觉，并在交叉后上升。

注意，感觉和运动信息在脊髓节段层面即存在加工处理；就感觉信息而言，其节段中继通常会在上行或下行数个节段后，才汇入主要上行传导束。

皮质脊髓束和延髓脊髓束

运动控制始于大脑皮质，并投射到两个主要目标。皮质脊髓束（corticospinal tract，CST）从大脑皮质直接投射到目标脊髓节段。皮质延髓束则投射到脑干，主要控制脑神经功能（在第 2.4 章中描述）。延髓脊髓束（bulbospinal tract，BST）从脑干投射到脊髓。CST 负责控制肌肉运动，BST 控制肌肉张力。

CST 神经元起源于大脑皮质，通过大脑脚和脑干下行。大部分在延髓中交叉到对侧，形成皮质脊髓侧束（lateral CST）。这些神经元止于脊髓灰质，支配脊髓节段的运动神经元和中间神经元。未交叉的少数 CST 轴突沿脊髓前部下降，构成皮质脊髓前束（anterior CST）。这些轴突在脊髓的不同水平离开皮质脊髓前束，其中一些在腹侧白质前连合中交叉到对侧，其余未交叉轴突则投射到同侧的前角。

交叉的皮质脊髓侧束轴突主要支配肢体肌肉。双侧投射的皮质脊髓前束轴突主要支配躯干肌肉。我们可以设想，皮质脊髓侧束负责任务导向的肢体运动，而皮质脊髓前束负责维持身体姿势和中轴稳定。

延髓脊髓束（BST）从脑干向双侧投射到脊髓各个节段。BST 主要包括三部分：网状脊髓束、红核脊髓束和前庭脊髓束。前庭脊髓束主要参与控制头部随身体在空间位置变化时的运动，因此它不会投射到上胸段脊髓以下。红核脊髓束起源于红核，其在运动功能中的作用在动物中比在人类中更为明显，考虑到小脑对红核的重要输入，推测其可能在运动协调中发挥作用。网状脊髓束轴突从脑干网状结构投射到脊髓，主要负责自动调节运动力量以维持躯体平衡和姿势。

前外侧束

前外侧束是一组在脊髓中向头部方向传递上行感觉信息的传导束。它们包括脊髓丘脑束、脊髓网状束和脊髓中脑束。主要负责传递痛觉、温度觉以及粗触觉信息。

脊髓丘脑束分为前侧和外侧两个分支。前侧分支（脊髓丘脑前束）传递粗触觉、压觉信息，外侧分支（脊髓丘脑侧束）主要传递痛觉和温度觉。脊髓丘脑束二级神经元在脊髓前连合处交叉至对侧，之后沿脊髓丘脑束前侧分支和外侧分支上行。

脊髓网状束与相邻的脊髓丘脑侧束一起上升。这条传导束的确切功能尚不清楚，但这些神经元的支配区域比其他脊髓丘脑束要广泛。

脊髓中脑束主要由脊髓顶盖束组成，它可能在调节疼痛感知中发挥作用。

背柱

背柱构成后索。它们由初级传入神经元的中央轴突组成，这些神经元的细胞体位于背根神经节，还有少量上升神经元的细胞体位于后角。这些神经元传递触觉，还包括传递振动觉和本体感觉的粗神经纤维束。背柱具有区域分布的特性，腿部的感觉纤维在内侧，而手臂的感觉纤维在上部脊髓区域外侧。

背柱的神经纤维止于背柱核（薄束核和楔束核）。来自腿部的神经纤维止于薄束核，来自手臂的神经纤维止于楔束核。在背柱核中，到达的轴突与神经元形成突触连接，之后背柱核神经元的轴突交叉并形成内侧丘系，投射到丘脑。

背柱的损伤会导致感觉缺失，具体取决于损伤的位置。损伤发生在交叉之前会导致损伤以下的振动觉和本体感觉缺失，与病变同侧。损伤发生在交叉以上会导致病变对侧的感觉缺失。背柱损伤的原因包括脱髓鞘疾病（如多发性硬化症和视神经脊髓炎）、横贯性脊髓炎、脊髓内肿瘤和脊髓损伤。

脊髓小脑束

脊髓小脑束参与控制身体在空间中的运动以及身体各部分之间的协调运动。携带本体感觉和触觉信息的脊髓传入纤维进入并在后角内形成突触。二级神经元的轴突沿脊髓小脑束上升，位于脊髓最外侧。来自背侧脊髓小脑束的纤维上升至脑干，然后通过小脑下脚进入小脑。腹侧脊髓小脑束的轴突上升至脑干更高处，然后转下行通过小脑上脚进入小脑。

脊髓的血管解剖

脊髓的动脉血供来自多个水平，起始于椎动脉的分支下行融合形成脊髓前动脉，沿脊髓的前侧或腹侧走行。这条动脉还接受多个节段性动脉的额外供血。其中一个关键的动脉是 Adamkiewicz 动脉，它起源于主动脉，通常在 T9 和 L2 之间进入，为脊髓前动脉供血。

脊髓前动脉供应脊髓前 2/3，包括大部分灰质、下行传导束、脊髓丘脑侧束和前束，以及脊髓小脑束。脊髓后动脉位于脊髓的后面或背侧面，但不像大脑前动脉那样连续。从脊髓的背侧面看，脊髓后动脉看起来是互相连接的血管网络的主要组成部分。这些血管供应背柱和部分后角。

脊髓梗死常涉及脊髓前动脉或 Adamkiewicz 动脉。由于脊髓后动脉构成了一个血管网络，脊髓后动脉供血区的梗死是不常见的。

脊髓前动脉梗死损害脊髓前部，通常不影响背柱。与其他部位的卒中一样，由于有残余血流和血供边界区域的侧支动脉供血，梗死通常是不完全的。

Adamkiewicz 动脉梗死影响下胸和腰骶脊髓的脊髓前动脉供血。这条动脉通常起源于主动脉，但在一些个体中，它起源于腰动脉。

Adamkiewicz 动脉损伤或脊髓前动脉的直接损伤会导致损伤水平以下的无力，但在大多数情况下感觉功能相对保留。主动脉手术可能导致这种类型的梗死。

定位的要点

当出现以下一个或多个症状时，可疑有脊髓损伤：

- 双下肢运动和（或）感觉功能丧失（不累及上肢）；鉴别诊断需考虑旁矢状区脑部病变。
- 交叉性运动和感觉障碍，即一侧上运动神经元瘫，另一侧痛觉和温度觉丧失。
- 分离性感觉障碍，即一种感觉（如痛觉）丧失而另一种感觉（如振动觉）

保留。

- 躯干有感觉平面，即在此水平以下有感觉缺失。
- 背痛及痛觉水平以下的神经功能缺失。
- 已知恶性肿瘤患者新出现的背痛，且疼痛在身体对侧。

诊断和鉴别诊断的细节将在第 3.5 章中描述，但关键是很好地掌握脊髓解剖学并回顾提示脊髓病变的表现。掌握了这些知识，定位就更为容易。

通过识别以下特征，便于诊断特定水平的脊髓损伤：

- 在某一平面以下支配的肌肉出现无力。这种无力可能是不完全的，因为脊髓损伤通常是不完全的。除非损伤是在近期发生的，否则损伤水平以下会出现肌肉痉挛。
- 某一平面以下的感觉缺失。注意，感觉平面不能精确定位病变平面，因为感觉平面可能在病变水平之下。此外，通过感觉平面在检查中准确和一致地定位是十分困难的。
- 肠道和膀胱控制问题。这些问题在脊髓损伤中比大脑损伤更常见。
- 某一特定平面的背痛。

第 2.6 章

周围神经、神经肌肉接头和肌肉

Karl E. Misulis，Eli E. Zimmerman
（蔡慧慧　罗铃　译　向春晨　审校）

周围神经肌肉系统的解剖

周围神经肌肉系统的基本特征是包括运动神经、感觉神经、自主神经、神经肌肉接头（neuromuscular junction，NMJ）和肌纤维。

运动神经元起源于脊髓和脑干，并支配骨骼肌（图 2.6.1）。每个运动神经元可支配多个肌纤维，但每个肌纤维仅受到一个运动神经元的支配。支配比（innervation ratio）是指单个运动神经元支配特定肌肉的肌纤维数量；眼外肌的支配比最低，而大型抗重力肌肉的支配比最高。图 2.6.1 的插图显示了一个运动神经支配肌纤维的示意图。在失神经状态下，由于运动轴突的损失，存活的轴突会长出新的突起以支配去神经支配的肌纤维；这一过程会导致支配比增加。

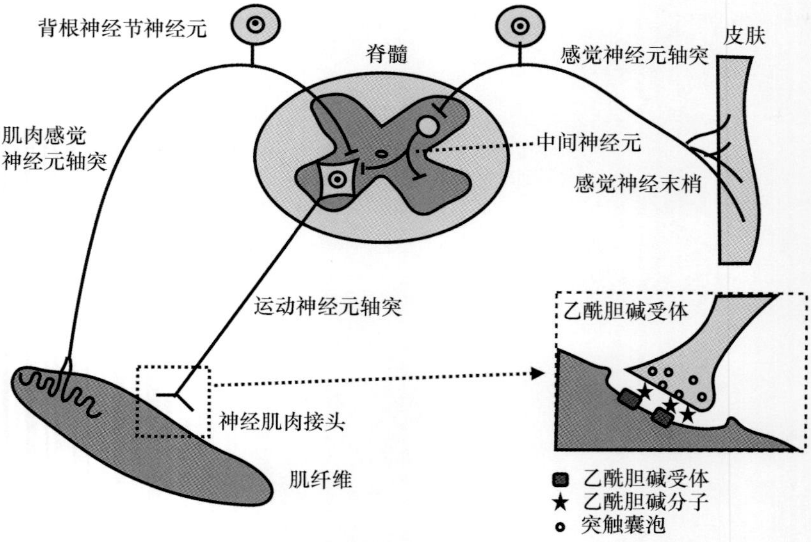

图 2.6.1　运动和感觉神经元。图示脊髓的一些主要运动和感觉连接

感觉神经元的细胞体位于背根神经节或脑神经的感觉神经节中。大多数感觉神经元是双极神经元，其外周投射部分将感觉输入转换为动作电位，而中央投射部分将动作电位传导至脊髓和脑干。图 2.6.1 显示了感觉神经末梢及其通过传入神经纤维的投射。

周围神经被施万细胞包围，这些细胞在神经周围形成髓鞘。

NMJ 将运动神经的动作电位转换为肌纤维的动作电位。当突触前膜去极化时，会释放乙酰胆碱（ACh）。ACh 穿过突触间隙并与 ACh 受体（AChR）结合；这种结合导致通道开放，允许离子进出细胞。离子通量以钠离子进入细胞为主，这使得肌纤维膜去极化到达阈值，进而产生动作电位。

肌纤维膜通过 T 管系统传导动作电位，触发钙（Ca^{2+}）从肌质网释放。钙离子与肌钙蛋白结合，引起肌动蛋白的构象变化，促进肌动蛋白与肌球蛋白相互作用，从而产生肌肉收缩。

通常情况下，每个运动神经元的动作电位在其支配的每个肌纤维中产生一个动作电位。然而，许多疾病会干扰这种一对一的传输，包括神经肌肉接头（NMJ）疾病、周围神经与肌肉疾病。大多数疾病会导致肌纤维电位产生失败，但少数疾病（如肌强直）会导致由单个轴突支配的肌纤维发生重复放电。

本章后续将深入讨论周围神经系统。有关诊断方法和疾病的详细讨论将在第 3.6 章呈现。为了更好地理解这些内容，我们首先介绍了临床相关解剖学的基本知识。与本书的其余部分一样，这些内容假定读者具有神经解剖学和神经生理学的基础知识。

臂丛

臂丛是由来自 C4 至 T2 的颈神经根组成，尽管来自 C4 和 T2 的神经纤维比较少。臂丛的主要输出神经包括桡神经、正中神经、尺神经和肌皮神经，以及一系列较小的神经，其中最重要的是肩胛背神经、肩胛上神经、肩胛下神经上支及下支，以及胸外侧神经。

我们建议记住臂丛的解剖结构及其形成主要神经的方式。

图 2.6.2 显示了臂丛的解剖结构。表 2.6.1 显示了神经根和神经丛不同部分对周围神经的构成。第 5.5 章描述了一些重要病理实体的临床和诊断细节。

需要记住的一些重要解剖细节包括：

- 上臂丛损伤主要由于 C5 和 C6 神经根损伤而引起三角肌和肱二头肌无力。
- 下臂丛损伤主要引起 C8 和 T1 分布范围内的运动和感觉功能缺失，尤其是手内在肌明显无力。

第 5.5 章讨论了臂丛和腰骶丛的疾病。

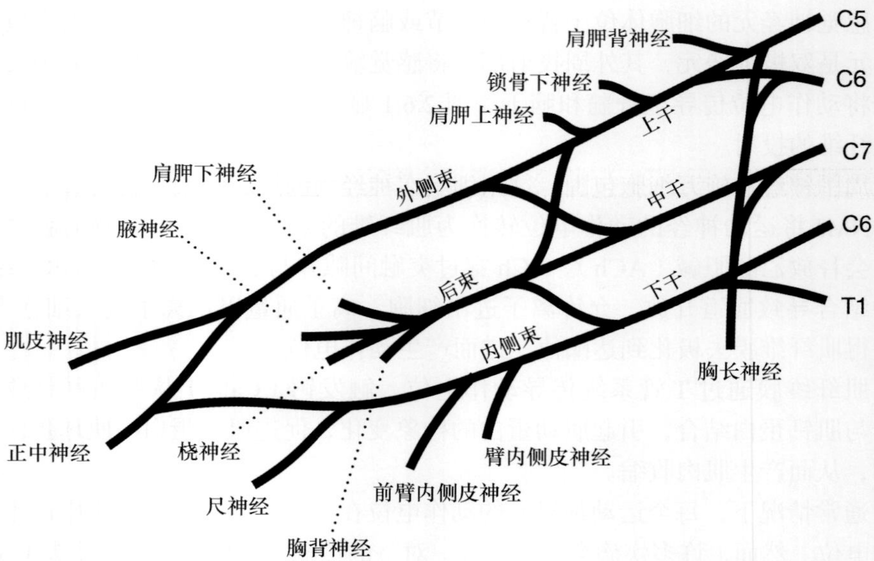

图 2.6.2 臂丛。臂丛连接的图解。图中所示的干、束和神经的位置并不完全准确，而是为了更清楚地说明它们之间的连接进行了适当调整

表 2.6.1 臂丛神经支配

神经	丛	运动功能缺失	感觉功能缺失
正中神经	外侧束，内侧束；C5～T1	手指屈肌	手掌外侧
尺神经	下干，内侧束；C8～T1	手内在肌，抓握	手掌内侧
桡神经	下干，中干，后束；C5～T1	腕部和手指伸展	前臂后外侧
肌皮神经	上干，外侧束；C5～6	肘部屈曲	前臂外侧
腋神经	上干，后束；C5～6	上臂外展	肩部外侧

腰丛和骶丛

腰丛和骶丛通常被视为一个整体，即腰骶丛。腰丛由 T12 至 L5 的神经根构成。骶丛由 L4 至 S5 的神经根构成，然而，在大多数可进行的检查中，通常不涉及 S1 以下的神经根。

图 2.6.3 显示了腰骶丛解剖结构，从神经根到形成近端神经的过程。

表 2.6.2 显示了腰骶丛不同部分对具有诊断价值的周围神经的构成。

关于腰骶丛的一些重要细节包括：

- 大多数腰骶丛损伤的患者表现为后背部疼痛以及跨越单一神经分布的运动和感觉症状。

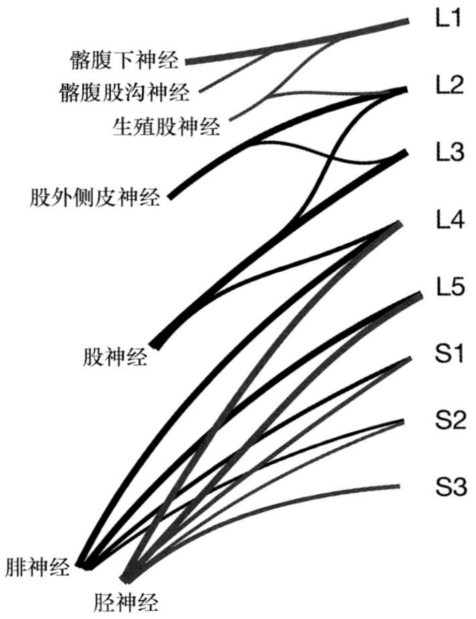

图 2.6.3　腰骶丛。腰骶丛连接的图解。图中所示丛的组成元素并非它们在实际解剖中的精确位置，而是为了突出连接关系进行了调整

表 2.6.2　腰骶丛神经支配

神经	丛	运动功能缺失	感觉功能缺失
腓神经	骶丛；L5～S1	足下垂	小腿中下部和足背
胫神经	骶丛；S1～2	足部伸展	足跟外侧（如果腓肠神经未受影响）
股神经	腰丛；L2～4	膝部伸展	大腿前面，小腿内侧
坐骨神经	腰丛，骶丛；L4～S3	腓神经和胫神经功能缺损	腓神经和胫神经功能缺损
闭孔神经	腰丛；L2～4	大腿内收	大腿内侧

- 当观察到涉及多个神经根分布的症状时，应考虑丛损伤的可能性，而非单纯的神经根损伤。

周围神经

虽然周围神经数不胜数，但在常规临床实践中只有少数神经是重要的。

正中神经由 C5 至 T1 的神经根形成，并由臂丛的内侧束和外侧束共同形成。它不支配上臂的任何肌肉，但它支配前臂中多数手指和手部屈肌。拇短展肌是手

部被支配的关键肌肉。腕管综合征是引起正中神经病变最常见的病因，正中神经压迫发生在腕部。

尺神经主要由 C8 和 T1 的神经根形成，这些神经根在臂丛的内侧束中走行，经过肘部的内侧，进入手臂。在手臂中，它支配许多腕部和手部的屈肌以及不受正中神经支配的手内在肌。第一背侧骨间肌（first dorsal interosseus，FDI）是一个临床上和肌电图中容易测试的重要肌肉。尺神经在通过肱骨内上髁时最容易受到压迫。

桡神经由 C5 至 T1 的神经根形成。臂丛的后束发出腋神经（支配三角肌）后，继续向下发出桡神经。桡神经在上臂支配肱三头肌。在手臂中，桡神经主要支配腕部和手指伸肌。桡神经最有可能在远端前臂的螺旋沟受损，经典地被描述为“星期六夜晚麻痹”。

坐骨神经由 L4 至 S3 的腰骶神经根组成，经过坐骨切迹离开骨盆，沿着大腿后侧向下延伸至膝盖腘窝处，分为胫神经和腓神经两个分支，它们具有不同的功能。在大腿部位，腓神经支配股二头肌的短头，而胫神经支配股二头肌的长头。坐骨神经最容易在离开骨盆区域时受损，如急性外伤的直接损伤、手术中的腿部定位不当或穿刺所致。

胫神经起源于坐骨神经，主要支配腓肠肌和比目鱼肌。坐骨神经损伤会导致胫神经支配的肌肉出现功能障碍，但单独损伤胫神经的情况并不常见。跗管综合征是指胫神经远端在进入足部时受到损伤。在这种情况下，只有足部肌肉受到影响，但感觉症状更为常见。

腓神经也起源于坐骨神经，比胫神经更常受损，是下肢最常见的单神经病。腓神经主要支配小腿前部的肌肉，包括胫骨前肌等。损伤会导致足下垂。

股神经由 L2 至 L4 的神经根组成。其穿过骨盆，并从腹股沟韧带下进入大腿，是支配大腿前部的主要神经，作用是伸展腿部。股神经损伤最常发生在腹部，可能是因为血肿形成、肿块压迫、妊娠或手术操作期间的体位造成。最典型的症状是膝关节伸展无力和膝反射减弱。

神经肌肉接头解剖学

神经肌肉接头的结构和功能

运动神经进入肌肉，在神经肌肉接头处与肌纤维膜形成突触。突触末端去极化触发电压门控钙通道（VGCC）开放，导致钙离子内流，进而促进乙酰胆碱的释放。随后乙酰胆碱与突触后膜上的受体结合，引起肌纤维电激活和肌肉收缩。

神经肌肉接头处的常见病变

神经肌肉接头的传递障碍有多种，都会导致肌无力。在重症肌无力（myasthenia gravis，MG）中，患者会产生针对受体或肌肉特异性激酶（MuSK）的自身抗体，后者是一种酪氨酸激酶，是负责维持 AChR 的多种蛋白质之一。由于存在上述类型的传递障碍，初次用力时肌肉力量通常相对保持不变，但持续用力时肌肉力量会迅速衰减。

肌无力综合征是由于运动神经元末端释放递质的能力受损所致，是突触前缺陷，而不是像重症肌无力那样是突触后缺陷。通过重复激活，增加钙离子流入，从而增强递质的释放。临床表现为反复用力时肌肉动作加快，而不是疲劳。

许多神经毒素都是乙酰胆碱酯酶的阻断剂，从而导致乙酰胆碱的代谢缺失和作用增强，本质上就是过度刺激。神经肌肉效应表现为肌无力和肌束震颤，当伴有唾液分泌过多时，通常提示有机磷类胆碱酯酶抑制剂中毒。此外，还有中枢效应，包括癫痫发作和昏迷。

有关影响神经肌肉接头的病变，更深入的讨论请参见第 3.7 章，并在第 5.5 章中讨论特定疾病的详细信息。

肌肉解剖学

骨骼肌的结构和功能

神经肌肉接头激活突触后膜导致肌纤维膜的去极化及信号传导。这种去极化会导致钙从肌质网中释放出来，然后与三磷酸腺苷（ATP）一起促进肌动蛋白和肌球蛋白的结合，导致肌纤维缩短。当肌肉收缩完成后，钙离子被重新吸收到肌质网中，使得肌肉放松。

常见的肌肉病变

肌肉疾病包括各种引起肌肉退化的一系列肌病，可能是一系列不同代谢紊乱的最终结果。肌无力的发生是因为肌动蛋白-肌球蛋白复合物的缩短缺陷所致。肌膜的损伤在大多数疾病中会导致肌酶的释放，肌酸激酶和醛缩酶通常被作为肌肉变性的标志物来测量。

肌营养不良通常是遗传性的，是由于肌肉的构造和维护缺陷造成。发病年龄以及疾病的分布和发展有很大差异，因而有助于鉴别诊断。

炎症性肌病通常是自身免疫性疾病。它们有时与其他自身免疫性疾病相关，或作为副肿瘤性疾病与癌症相关。

周期性瘫痪是一种家族性疾病，表现为发作性肌无力。各种类型之间的病理生理、临床表现、治疗和病程等细节有很大差异。

神经肌肉接头处的常见病变

神经肌肉接头的传递障碍有多种，都会导致肌无力，其中[illegible]重症肌无力（myasthenia gravis，MG）[illegible]AChR[illegible]

[illegible]

肌肉解剖学

骨骼肌的结构和功能

[illegible]

常见的肌肉病变

[illegible]

第 3 篇

解剖学定位

篇目录

第 3.1 章

大脑

Howard S. Kirshner，Eli E. Zimmerman
（罗铃　译　向春晨　审校）

人脑的独特性源于高级心理功能，如推理、记忆、语言、言语、计算、实践、物体识别，以及这些功能在双侧大脑半球表现出的不对称性。大脑优势半球，或一侧大脑半球在特定功能上的特化（specialization），与大脑独特的细胞结构组织有关。

大脑皮质是一个庞大、复杂、卷曲的结构，是高级精神功能的场所。大脑皮质面积约为 2.5 平方英尺（约 0.232 m^2），含有多达 200 亿个神经元。这些神经元排列在脑回的褶皱中，使得大脑皮质的巨大表面积能够被有效地包裹在人类头骨的狭小空间内。大脑皮质中存储的信息量可与大型图书馆和计算机系统相媲美，而且人类中枢神经系统中多达 70% 的神经元位于执行更高级功能的联络皮质（association cortex）。大脑皮质的构造以垂直模块为特征，通常包含六层。具体的解剖结构随区域功能不同而异。例如，运动皮质含有大的锥体细胞，而感觉皮质则缺乏锥体细胞，但拥有更多颗粒细胞。视觉皮质有一个可见的白质束，称为“Gennari”线，肉眼可见。皮质区域由 Brodmann 编号，该系统至今仍被广泛使用。

运动皮质主要包括中央前回、额叶内侧的辅助运动区和前额叶皮质。前额叶皮质区参与运动的规划和启动。

感觉皮质包括负责躯体感觉功能的中央后回、位于颞叶上部的听觉皮质（Heschl 回）、位于枕叶的视觉皮质、嗅觉皮质（额叶基底）以及可能的味觉皮质。

除了这些基本的解剖结构外，大脑还分为四个主要脑叶：额叶、顶叶、颞叶和枕叶。每个脑叶都有相对固定的皮质解剖结构，并被沟或裂隙分割成不连续的沟回。

功能定位

通过磁共振成像（MRI）、正电子发射断层成像（PET）等影像研究以及因癫痫或脑肿瘤而接受大脑结构消融手术的患者所获得的临床数据，大脑的功能解剖得以揭示，即四个主要脑叶及其脑回。在这些脑回内有专门负责特定功能的模块。这些模块不是作为单独的中心，而是作为大脑不同区域相互连接的网络的一部分。皮质还与基底节和其他深层脑结构等皮质下中枢相连接。

总体而言，大脑皮质分为初级运动区、初级感觉区（视觉、听觉、触觉、嗅觉，可能还有味觉）以及联络皮质区。联络皮质区又分为单式联络皮质区（如视觉和听觉联络皮质）和多式联络皮质区。多式联络皮质区包括顶叶皮质和额叶皮质；前者是感官联合区，用于感官之间的互动，后者则支持整个大脑的执行功能。执行功能用于决定在众多传入的感官刺激中应该关注哪些刺激，并确定它们的优先级和应激活的响应及激活顺序。这些多式联络皮质区代表了从类人猿到人类大脑最大的扩展区域，它们对于人类实现非凡的认知和行为能力至关重要。

额叶

额叶的后部位于大脑外侧凸面，称为中央前回，包含初级运动皮质的运动细胞（Brodmann 4 区），支配对侧身体的随意运动。中央前回可具象为运动小人（motor homunculus），脸部和嘴唇位于中央前回最下方，紧靠外侧裂上方；手和手臂位于其上，脚和腿位于中央前回上部并沿大脑半球的内侧向下延伸。运动皮质的细胞受到刺激后，身体对侧部位的肌肉会产生特定的收缩。与手臂相比，手指和手掌的皮质代表面积相对较大，凸显了这些部位在精细动作中的重要性。同样，口部和嘴唇相应的皮质面积大也反映了言语的重要性。

初级运动皮质的前方是运动前区皮质，它参与熟练运动行为的启动和规划。运动皮质带面部区域的前方是 Broca 区（44 区），该区域被认为是用于控制语音器官的模式化运动，产生音素和词语。该区域受损会导致 Broca 失语，这是一种言语不流畅和部分理解能力受损的综合征（详见第 5.2 章）。8 区位于额叶上部，控制头部和眼睛向对侧运动。该区域受损会产生“凝视偏好”，即眼睛倾向于看向患侧。另外，来自该皮质区域的癫痫活动产生头部和眼睛向患侧对侧的节律性转动。辅助运动皮质，位于运动皮质腿区前部的半球内侧，可产生复杂的姿势或模式化运动。该区域的病变也会影响言语的启动。额叶背外侧的另一个功能是大脑的多式联络皮质区，与执行功能相关。额叶背外侧对工作记忆也很重要，工作记忆又称即时记忆或注意力集中时间。

运动前区前面的前额叶皮质和眶额叶皮质的功能复杂且尚未完全理解。额叶皮质的病变可能导致言语和其他行为的失抑制，即额叶综合征。眶额叶皮质病变的患者可能智力和记忆力正常，但家人可能会描述患者的性格完全改变；这种性格改变包括脾气暴躁、易怒、冲动控制能力差、反社会人格等。

额叶外侧凸面也参与行为的启动。该区域的双侧病变会导致行为减少或停止，通常被称为无动性缄默或意志缺失。患者可能坐着被动地凝视，不说话，或者只能低声回答或延迟回答。这种类型的额叶综合征被称为“伪抑郁”。总的来说，额叶综合征类似于精神障碍，因为它们涉及行为和性格的深刻改变，但基本的认知功能（如记忆、语言和视觉空间功能）以及基本的运动和感觉功能仍然完好。

扣带回位于额叶的内侧面。扣带回是边缘系统或帕佩兹环路（Papez circuit）的一部分，该环路起始于海马，经隔区和穹窿到达乳头体，然后向丘脑前核投射。然后再从丘脑投射到扣带回，最后返回到海马。这一环路对记忆和边缘系统的基本功能（如动机和驱动力）非常重要。扣带回对疼痛体验也很重要。

顶叶

顶叶由顶上小叶和顶下小叶组成。顶叶前部包含专门负责感觉功能的 Brodmann 3、1 和 2 区。顶下小叶包括 39 和 40 区，即角回和缘上回。左半球的顶下小叶与语言功能（尤其是阅读和命名）、计算和算术以及区分左右有关。该区域与额叶背外侧一样，是多式联络皮质区的第二部分。顶叶联络皮质可被认为是各种感觉模式的信息联络中心，如视觉、听觉和触觉。

格斯特曼（Gerstmann）将四种功能缺陷与左侧顶下小叶的病变联系在一起：失写症、失算症、左右失认和手指失认症（丧失分辨手指的能力）。右半球的顶下小叶与身体图式（body schema）有关。右侧顶下小叶病变会导致对身体左侧的忽视。顶叶皮质的上部专门负责视觉空间和构建功能，以及更高级的皮质感觉功能，如实体觉（能够辨认所触摸的形状）和图形觉（能够辨认在皮肤上画出的字母或数字）。

右侧顶叶病变会导致重要的神经行为障碍，包括忽视身体左侧、否认功能缺失（病感失认症）和穿衣失用症（无法根据身体正确穿衣）。右顶叶病变还与其他空间和地形功能障碍相关，包括难以找到方向和无法绘制或阅读地图。枕叶的压后部分，位于胼胝体压部后方，也与地形推理相关。在临摹图形、画钟表或房子以及将一条线二等分等构造性任务中可能会显示出空间关系方面的困难或对空间左侧的忽视。

虽然右顶叶病变患者的言语和语言能力相对较好保留，但可能会缺乏言语的情感语调，以及理解他人言语中情感语气的能力。右顶叶区卒中或其他病变的患者可能无法领会讽刺或幽默，也可能无法遵守正常对话中的适当轮流发言，或者会回答对邻床患者提出的问题。

右半球虽然与语言的关系不大，但它确实会影响交流的语用（pragmatics），而不是语义（含义）或语法。这种功能缺陷可能会导致患者理解说了什么，但不理解怎样说的；换句话说，患者能理解字面意思，但不能理解情感、幽默、讽刺或挖苦的语境。这种“伴随语言（paralinguistic）”障碍会使患者在社交中丧失能力，影响交流，即使言语和语言功能得以保留。

情感淡漠往往是这些患者的情绪特征，他们可能不会受到左侧瘫痪或即将丧失工作能力的干扰。这些右侧半球的功能缺失，随时间推移可能会改变患者的性格。而相比于接受左半球损伤后出现的无法言语或理解语言等残疾，家人往往更难以接受卒中或脑损伤后患者的性格改变。

颞叶

每个大脑半球的颞上回都包含初级听觉皮质（41 和 42 区），该皮质埋藏在大脑外侧裂内。两侧的初级听觉皮质受损会导致皮质性耳聋。这类患者通常不会完全失聪，而是能听到某些纯音。有些患者的双侧颞上部受损会导致纯词聋（无法理解口头语言，但纯音听力保留且能识别非言语声音）。另一种双侧颞叶综合征是听觉失认症或无法识别非言语声音。最后，语音失认症（phonagnosia）是指无法识别熟悉的声音。

左侧颞上回包含 Wernicke 区，该区对口头语言的理解至关重要。在颞下回和邻近的梭状回中可能有一个语言理解区，通过电刺激可以确定［颞部基底语言区（basal temporal language area，BTLA）］。有趣的是，对这一区域进行手术切除通常不会导致持久性失语。因此，颞叶基底语言区可能是参与理解语言的网络的一部分，但可能不是语言理解系统功能的必要组成部分。最近从原发性进行性失语症或其他影响语言的神经退行性疾病（见第 5.2 章）中获得的信息表明，前颞叶也参与语言理解。

右颞叶是大脑的沉默区或“非功能区”，因为手术切除该区域只会产生细微的功能障碍。然而，右颞叶的急性病变可产生急性意识模糊和妄想或谵妄。

右颞叶病变可能会影响对节律和音色的欣赏，并导致非言语记忆的缺陷。一般来说，颞叶内侧区域（如海马）及其与丘脑、隔区和额叶内侧扣带回的连接与记忆的关系最为明显。

双侧颞叶病变会导致新的学习和近期记忆的永久丧失。左侧颞叶内侧病变会导致言语记忆障碍，而右侧颞叶病变则会导致非言语记忆丧失。

枕叶

枕叶最后部的内侧两极是初级视觉皮质（17 区）。一侧皮质受损会导致双眼对侧偏盲性视野缺损。两侧受损则可能导致皮质盲。有些皮质盲患者并不知道自己失明，并会虚构地描述他们所声称看到的物体和场景［安东（Anton）综合征］。

近年来，人们更加关注背侧与腹侧视觉通路。通过顶叶的背侧视觉通路涉及视觉知觉的空间方面，例如看到物体所处的位置。通过颞叶的腹侧视觉通路则涉及识别所见的物体。与初级视觉区相邻的区域（18 和 19 区）被称为视觉联络皮质，负责更为复杂的视觉分析任务。如果两侧的这些区域都受到损伤，就会产生一种复杂的视觉综合征，即视觉失认症，本章稍后将对此进行讨论。

大脑优势和功能特化

自从 1861 年 Broca 发表他的研究以来，我们就已经知道，在大多数人类中，左半球是语言的主导区域。几乎 99% 的右利手和大多数左利手人群在语言方面都以左半球为主导。惯用手与大脑优势相关，因此左利手比右利手个体更可能具有右半球语言优势。然而，如果左半球受损，大多数左利手仍然会失语，只有少数人在右半球受损时才会失语，这种现象被称为“交叉性失语”。有些左利手似乎具有混合优势，比如言语表达由左半球控制，而理解则由右半球控制。

右半球具有许多非语言功能。正如在讨论顶叶时所提到的，右半球的功能包括视觉空间和构造任务、地图和地形感知、穿衣、情感感知和处理、语言情感语调的产生以及音乐欣赏。另外，阅读和书写音乐似乎是左半球的功能。

大脑优势可能与结构有关，包括左半球的颞平面比右半球长。新生儿中也有类似的不对称现象，这表明这些解剖结构上的不对称是基因决定的，而不是后天使用中形成的。计算机断层成像（CT）和磁共振成像（MRI）研究也再次证实了大脑不对称现象。这种不对称与语言优势的关系在群体中是正确的，但还不足以明确预测个别患者的优势。

言语和语言功能将在第 5.2 章中讨论，在此不再赘述。失用症、失认症和痴呆症将在第 5.1 章中讨论。

图 3.1.1 显示了脑部 MRI 的弥散加权成像，左顶叶“分水岭”区域有多发小面积急性梗死。患者出现急性意识模糊、命名困难、计算困难和阅读困难，这些都是格斯特曼综合征的表现。这是继发于左侧颈内动脉严重狭窄的症状，颈动脉

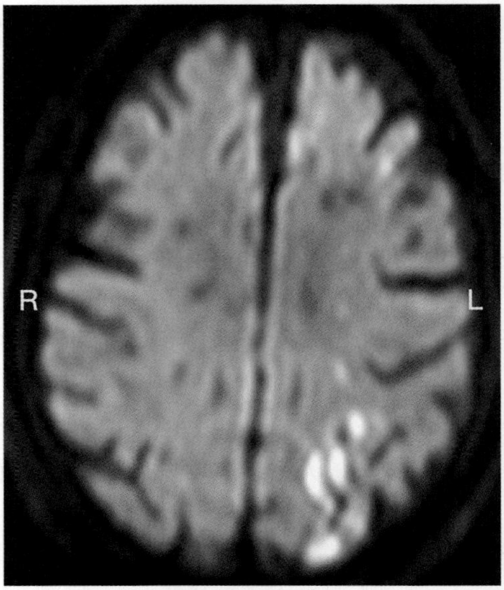

图 3.1.1　**磁共振成像（MRI）显示多灶性分水岭区梗死。**MRI 弥散加权成像显示，左顶叶“分水岭”区域有多发小面积急性梗死。临床详情见正文

内膜切除术后症状有所改善。

图 3.1.2 左侧的图（脑部 MRI 弥散加权成像）显示右侧颞顶叶急性梗死；右侧和下方的图（MRI FLAIR）显示右侧额叶内侧和左侧额叶的陈旧性梗死。这位 82 岁的老人于 1999 年因心房颤动继发右侧大脑前动脉（anterior cerebral artery，ACA）区域卒中，留下了左腿无力的后遗症。2010 年，他出现意识模糊和记忆力减退。磁共振成像显示，他不仅右侧大脑前动脉（ACA）区域有陈旧性梗死，而且左侧额叶也有“陈旧性”梗死，右侧颞顶叶区域也有急性梗死。这是一个典型的血管性认知障碍病例，有时被称为“多发梗死性痴呆”。

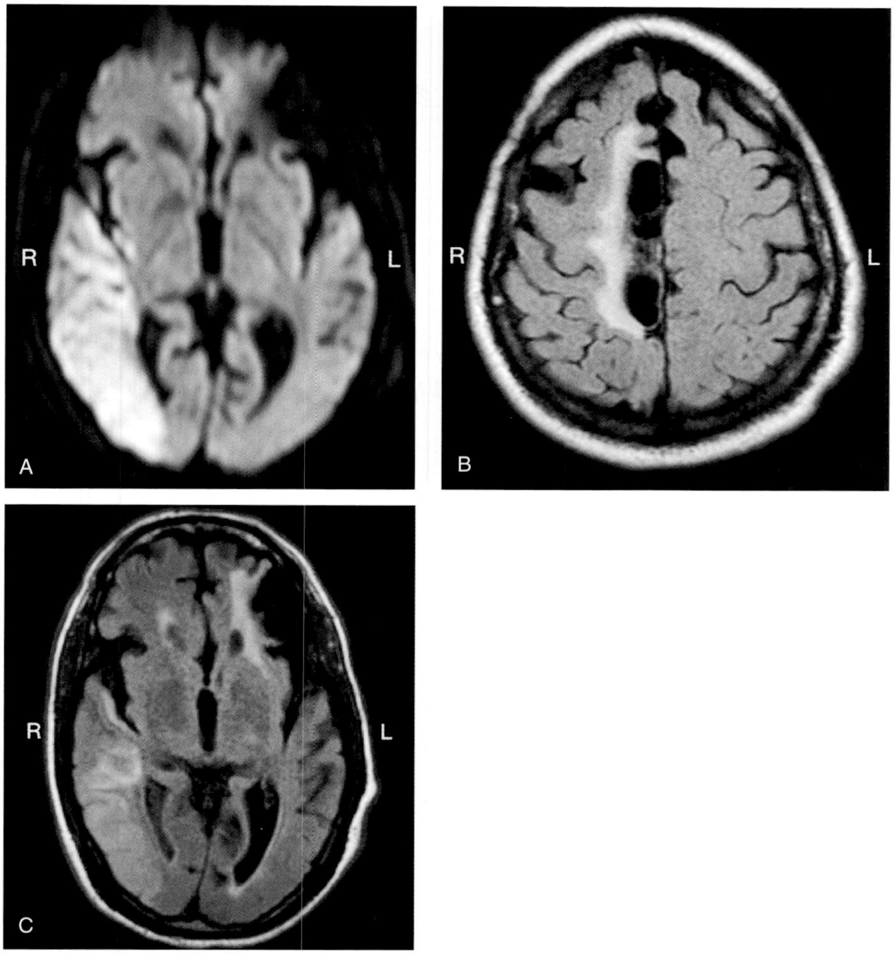

图 3.1.2　磁共振成像（MRI）显示右侧急性脑梗死。（**A**）MRI 弥散加权成像显示右侧颞顶叶急性梗死；（**B**）液体衰减反转恢复（FLAIR）MRI 显示既往卒中；（**C**）MRI FLAIR 图像显示右侧额叶内侧和左侧额叶陈旧性梗死。临床详情见正文

第 3.2 章

基底节和丘脑

Karl E. Misulis，Eli E. Zimmerman，Martin A. Samuels
（毛佳文　译　李佳树　审校）

基底节

基底节病变通常会导致运动障碍，主要表现为肌张力异常和不自主运动。在临床中，主要分为以下两类：

- 少动－强直综合征（运动过少）；
- 不自主的自发运动（运动过多）。

少动－强直综合征

少动－强直综合征（akinetic rigid syndrome）中，“akinetic”指运动减少，“rigid”指肌肉僵硬。这一分类中主要的疾病包括帕金森病（约占该类别的 80%）、药源性帕金森综合征、进行性核上性麻痹、多系统萎缩－帕金森综合征型（multiple system atrophy-parkinsonian type，MSA-P），以及一些罕见的疾病（表 3.2.1）。鉴别诊断包括肌张力异常，这类疾病是由大脑皮质（尤其是额叶）损伤引起的肌张

表 3.2.1　少动－强直综合征

疾病	特征
帕金森病（PD）	运动迟缓，肌强直，静止性震颤，姿势不稳
血管性帕金森综合征	肌张力增高，较少的震颤，常有皮质脊髓束征（corticospinal tract sign）
药源性帕金森综合征	肌张力增加，常伴有口面部运动障碍
路易体痴呆	帕金森综合征和痴呆在一年内出现，通常有明显的幻觉
多系统萎缩（MSA）	多系统萎缩－帕金森综合征型：帕金森综合征和自主神经功能障碍，身体向一侧倾斜（比萨综合征），延髓功能障碍 多系统萎缩－小脑型：帕金森综合征伴小脑功能障碍，尤其是步态异常；自主神经功能障碍
进行性核上性麻痹	驼背，容易跌倒；眼肌麻痹，上视减少，导致头部伸展

力增加所致。

少动–强直综合征表现为一种特有的运动模式，即自发运动迟缓和肌张力增加导致的被动运动障碍。它不存在皮质脊髓束受损的征象，如反射亢进或跖伸反射（Babinski 征）。

不自主的自发运动

不自主的自发运动包括特发性震颤、帕金森病震颤、肌张力障碍、运动障碍、舞蹈症、手足徐动症和投掷症。重要的不自主运动见表 3.2.2。

运动的模式变化多样，但其中最常见的是震颤。其中，动作性和姿势性震颤是特发性震颤的典型表现，而静止性震颤则是帕金森病的典型表现。尽管可以大致这样分类，有时仍需要进行额外的检查来进行区分。

把每种疾病完全归为一类是不现实的。例如，帕金森病（Parkinson disease，PD）主要是一种少动–强直综合征，但震颤是一个重要的特征。亨廷顿病在成年人中表现为舞蹈病，但在青少年中可能表现为肌强直。这些疾病将在第 5.7 章中进行详细讨论。

肌张力障碍是一种非痉挛性肌张力异常，通常会导致异常的体位和姿势。可能导致肌张力障碍的原因有很多，最重要的原因可以分为以下几类：

- 结构性；
- 退行性；
- 代谢性；
- 药源性；
- 特发性。

结构性病因包括梗死、出血、肿瘤、脓肿、血管畸形、术后并发症和创伤。退行性病因包括亨廷顿病、帕金森病、进行性核上性麻痹（progressive supranuclear palsy，PSP）、多系统萎缩（MSA）和橄榄–脑桥–小脑萎缩（olivopontocerebellar atrophy，OPCA）。多巴反应性肌张力障碍可能属于这一类。

表 3.2.2　不自主的自发运动

运动	临床特征	病因学
特发性震颤	动作和姿势诱发的手臂震颤	特发性，遗传
舞蹈症	快速、无规则的运动，尤其手臂和躯干	遗传（亨廷顿病），神经退行性，基底节区卒中，妊娠诱发
手足徐动症	缓慢的、书写样动作	卒中，多巴胺能药物，脑性瘫痪
投掷症	肢体大幅度快速运动，通常为单侧	丘脑底核或基底节其他区域的梗死

代谢性病因包括肝豆状核变性（Wilson 病）、某些氨基酸缺乏、异染性脑白质营养不良、伴铁沉积的神经变性病、亚急性坏死性脑脊髓病（Leigh 病）、共济失调性毛细血管扩张症、Niemann-Pick 病和 Lesch-Nyhan 综合征。药源性肌张力障碍通常由抗精神病药物引起，但也可能是由治疗帕金森综合征的多巴胺受体激动剂引起。

特发性肌张力障碍包括几种最终可能归为退行性或代谢性的综合征：

- 局部肌张力障碍，包括书写痉挛、颅肌张力障碍和斜颈；
- 畸形性肌张力障碍（全身性肌张力障碍）；
- 多巴反应性肌张力障碍；
- 阵发性肌张力障碍。

运动障碍是患者无意识的自发运动，表现多样，包括以下多种形式。药物是最常见的病因，其次是遗传和卒中。

手足徐动症、舞蹈症、投掷症和震颤均为不正常的自发运动，严格来说，都属于“运动障碍”的范畴。手足徐动症被认为是舞蹈症的一种缓慢形式。据报道，这些表现为运动增加的疾病大都是由卒中引起的。

手足徐动症表现为缓慢的扭动运动，以肢体远端最为突出。它最常见于亨廷顿病，但也见于缺氧性损伤和许多不常见的疾病，包括自身免疫性疾病。

舞蹈症表现为快速的抽动，主要发生在远端肌肉，常与患者的自主运动混杂在一起。亨廷顿病是该症状的典型病因。

投掷症是一种猛烈的投掷样运动。单侧投掷症的表现形式是偏身投掷症，最常见的病因是丘脑底核梗死。双侧投掷症极为罕见，通常是由双侧基底节区损伤所致，而非丘脑底核。

丘脑

所有上升到皮质的感觉信息都要经过丘脑的各种核团，因此丘脑的损伤也会导致感觉缺陷。丘脑病变的患者可能会经历丘脑疼痛综合征；在损伤的慢性期，损伤对侧的躯体出现严重疼痛，通常是难以治愈的。

丘脑会出现多种类型的病变，由于一些临床表现已在前面和其他章节中讨论，这里仅作简要说明。

丘脑梗死的发生主要是由于大脑后动脉（PCA）分支的狭窄或闭塞，临床表现主要为感觉缺陷。在一些个体中，供应双侧丘脑的血管仅起源于一侧 PCA，通过解剖变异型 Percheron 动脉供血；在这种情况下，单侧血管病变即可导致双侧丘脑梗死。由于丘脑由后循环血管供应，相关的临床表现通常包括基底动脉分布区梗死引起的中脑损伤和（或）PCA 闭塞引起的偏盲。前循环梗死（即颈内动脉分支，包括大脑中动脉）不引起丘脑损伤。丘脑梗死引起的感觉障碍可影响整个对侧身体，包括面部、手臂、腿和躯干。其他表现包括忽视，类似于右侧顶叶损伤后的表现。

丘脑疼痛综合征的特征是丘脑损伤对侧的躯体严重疼痛。疼痛在休息时出现，感觉刺激下会加重。感觉检测的阈值升高。脑梗死是丘脑疼痛最常见的病因。后腹基底区受累通常认为是丘脑疼痛产生的必要条件。

精神状态改变

研究发现，在一些表现为痴呆和意识水平下降的患者中，病变主要为双侧丘脑变性。通常伴有眼部病变，包括瞳孔异常。基底动脉尖综合征的患者表现为与皮质盲相关的短期记忆缺陷。

语言障碍可由优势半球丘脑梗死所致。患者可表现为经皮质性失语，包括命名障碍、找词困难和词语替换困难，但复述不受影响。这种语言障碍的经皮质特征有助于区分丘脑和皮质病变。失语通常是短暂的。

运动障碍

丘脑病变的患者不会瘫痪，但常存在行动困难。这可能反映了丘脑与基底节间存在联系，尤其在累及丘脑腹侧和丘脑底核的病变中最常见。当测试单一肢体时，肌力基本正常，但有肌张力下降和不主动使用肌肉的倾向（一种忽视的形式）。这种情况可能是由于负责维持正常运动的感觉反馈的缺陷所致。

第 3.3 章

小脑

Eli E. Zimmerman，Karl E. Misulis
（毛佳文　译　李佳树　审校）

小脑病变的诊断

在临床实践中，第一个重要的鉴别是区分病变主要影响小脑蚓部、小脑半球还是弥漫性影响小脑。第二个重要的鉴别是区分只影响小脑的病变和影响脑干和（或）其他神经结构的病变。

与任何神经结构受损一样，小脑功能障碍的诊断取决于病史和检查。无论是梗死还是出血，急性起病的小脑性共济失调提示血管损伤。慢性进展性共济失调有许多鉴别诊断，最主要的病因是酒精性小脑变性、肿瘤和遗传性小脑变性。

小脑蚓部病变产生步态共济失调的特征是宽基底步态和行走时四肢不协调。代偿性运动可导致站立和行走时躯干震颤。单个肢体的运动表现出良好的协调性。有时可见眼球震颤（简称眼震）。

小脑半球病变会产生病变同侧的肢体共济失调。动作不稳定，且经常不连贯。宽基底步态，倾向于向病变侧跌倒。重复动作是不规则的，缺乏正常动作的节奏和一致性。病变同侧肢体的震颤在运动中较明显，如指鼻试验。

病变的定位

如同大脑皮质在初级运动区与初级躯体感觉区存在躯体定位图谱（即“小人”模型），小脑皮质同样具备类似的身体区域映射机制。具体而言，脊髓小脑通过其对身体各部位的映射来调控正在进行中的运动协调性。小脑中存在双重表征，分别位于小脑的前叶和后叶。

中央区（或蚓部）功能障碍导致中线功能受损，常见表现是姿势不稳和躯干共济失调，言语和眼球运动困难也很常见。

中间带功能障碍导致肢体运动控制困难，可引起上肢或下肢共济失调或快速交替运动困难，称为轮替运动障碍。

外侧区功能障碍则有所不同，因为大部分小脑外侧区（即新小脑）不是“人形地图”的一部分。小脑的这部分结构服务于更高层次的指令，如运动的学习和复杂任务的制订及排序。越来越多的学者意识到，小脑外侧区功能障碍的患者也会出现认知困难（如思维的“共济失调”），这种现象被称为小脑认知情感综合征（cerebellar cognitive affective syndrome，CCAS），它可以导致多模态的认知功能障碍，有时甚至表现出精神病样的特征。

小脑卒中

小脑卒中表现为急性发作的小脑性共济失调，常伴有眩晕、眼震和其他与脑干功能障碍相关的体征。梗死除了可直接累及小脑外，还可累及脑干。小脑出血可导致脑干受压，这是一种需要神经外科干预的急症。小脑梗死与出血的临床鉴别尚不完善，在鉴别是否梗死的过程中，可能会延误小脑出血的手术治疗，因此对小脑卒中患者来说，早期影像学检查是必要的。

梗死引起的小脑性共济失调

小脑接受小脑上动脉（superior cerebellar artery，SCA）、小脑前下动脉（AICA）和小脑后下动脉（PICA）的血液供应。这三条血管在小脑表面广泛吻合。

AICA 供血区的梗死会导致小脑半球和小脑脚损伤，从而产生同侧共济失调，同时伴有脑干受损表现，如眩晕、眼震和同侧 Horner 综合征。患者可因第Ⅶ对脑神经受累而出现同侧面部无力，因内耳结构缺血而导致耳聋，因三叉神经核团和纤维束受累而导致面部感觉丧失，并伴有角膜反射消失。SCA 供血区梗死可引起同侧共济失调、眼震、眩晕、Horner 综合征和意向性震颤，并可因累及交叉的外侧丘系而引起对侧听力丧失。

小脑性共济失调是许多脑干卒中综合征的表现；在一些患者中，是由小脑梗死直接导致的，而在另一些患者中，共济失调是由于小脑传入或传出束受损所致。例如，累及红核的中脑梗死可引起对侧小脑性共济失调，延髓外侧梗死累及小脑下脚可引起同侧小脑性共济失调。急性发作的小脑性共济失调被认为是继发于卒中，必须寻找相关的脑干体征，这将有助于受损脑区的定位。

小脑出血

小脑出血可表现为小脑性共济失调，但许多患者的症状可与血肿的占位效应相关，如导致脑干受压。常见症状包括枕部疼痛、眩晕、步态和（或）肢体共济失调、恶心（伴或不伴呕吐）和复视。体征包括眼球震颤、凝视麻痹、眼球反向偏斜、共济失调、反射亢进伴跖伸反射、面肌无力和意识水平下降。发病早期如果患者躺在担架上接受查体，小脑中线附近出血可能不会表现出任何异常。所以，站立状态下的步态检查具有诊断意义，是查体的重要组成部分，即使在急诊科也是如此。

小脑变性

小脑变性是不常见的，它往往难以识别。许多患者被误诊为帕金森病或卒中。小脑变性的病因可能是遗传性、副肿瘤性或未知的病因。

患者表现为进行性共济失调，影响步态和肢体运动，提示弥漫性小脑受累。明显的小脑性共济失调提示小脑变性，而其他神经系统缺陷不那么明显。重要的小脑变性将在下文讨论；在这些变性中，小脑的体征只是神经系统表现的一部分。

酒精性小脑变性

滥用酒精的患者可因小脑蚓的喙侧退化而发展为步态共济失调。这种变性在尸检中具有特征性的外观，甚至可以在蚓部的磁共振成像（MRI）矢状位上看到喙侧的萎缩与其余蚓部的萎缩远远不成比例。

患者表现为步态共济失调，很少或没有手臂共济失调，跟膝胫试验可发现腿部协调性受损。

遗传性共济失调

共济失调可以按照遗传学、发病年龄和病理生理学进行分类。这部分提出了一些关键的疾病和指南来鉴别和诊断。有几十种基因上不同的疾病属于这一类。

Friedreich 共济失调是一种常染色体隐性遗传病，以小脑变性和其他神经系统病变为特征，包括周围神经病变、皮质脊髓束征和心肌病。患者出现视神经萎缩、糖尿病和感音神经性耳聋的概率增加。发病年龄通常在 8～15 岁。检查可以发现小脑相关的症状和体征。与所有进行性小脑性共济失调患者一样，这些患者必须询问家族史。根据临床表现做出诊断。患有 Charcot-Marie-Tooth 病（进行性神经性腓骨肌萎缩症）或遗传性运动–感觉神经病的患者可能被误诊为 Friedreich 共济失调，因为这些疾病可能因严重的神经病变而出现共济失调。

共济失调–毛细血管扩张症为常染色体隐性遗传，表现为进行性小脑性共济失调合并眼睛和皮肤毛细血管扩张，同时伴有免疫缺陷。通常在儿童期表现出共济失调，随后出现眼球运动障碍，尤其是扫视和追踪运动。免疫缺陷导致易患恶性血液病和感染。

进行性肌阵挛性共济失调通常为常染色体隐性遗传，表现为小脑性共济失调、肌阵挛和癫痫发作。需要注意的是，该病有时被称为 Ramsay-Hunt 综合征，但这个词更常用于面神经受累的带状疱疹，这是医学专有名词使用的问题。

常染色体显性遗传的共济失调包括一系列脊髓小脑性共济失调；表现为进行

性小脑性共济失调，并有许多其他神经系统异常的表现，包括皮质脊髓束受损征象、锥体外系症状或认知功能障碍。

多系统萎缩-小脑型

多系统萎缩-小脑型（multiple system atrophy-cerebellar type，MSA-C）与多运动系统受累有关，伴有小脑功能障碍、步态和（或）肢体共济失调和构音障碍。支持该病诊断的特征还包括小脑功能异常导致的眼球运动障碍，如眼球扫视追踪异常和明显的凝视诱发性眼震。

副肿瘤性小脑变性

在儿童中，由于肿瘤的远期效应（remote effect），小脑性共济失调可发生于儿童神经母细胞瘤患者；表现为步态和肢体共济失调，并伴有斜视性眼阵挛。

在成人中，小脑性共济失调发生于肺癌、乳腺癌、胃肠道癌症以及淋巴瘤患者。患者出现快速进展的步态和肢体共济失调，伴眼球震颤。尸检可发现小脑浦肯野细胞变性。

影像学检查未显示颅后窝肿瘤则可做出临床诊断。生前可以通过血液中的抗体做出诊断，有时可以发现副肿瘤综合征的特异性抗体。

感染时的小脑功能障碍

急性小脑性共济失调可在病毒感染后发生，尤其是水痘。患者表现为小脑性共济失调，可影响肢体和步态功能，并伴有眼球震颤，偶有斜视性眼阵挛和头部震颤。除小脑体征外，神经系统检查通常正常。目前尚不清楚这种共济失调是由病毒直接介导，还是由免疫介导的自身攻击。这种综合征在儿童中比在成人更常见。

肿瘤

肿瘤可累及小脑中线或半球。中线的肿瘤主要影响步态，而半球的肿瘤则会导致肢体共济失调。小脑肿瘤的占位效应均可导致小脑整体的功能障碍，最终导致脑干受压，并产生脑干相关的体征。第四脑室变形可伴随产生梗阻性脑积水，最终进展为第四脑室闭塞。

儿童小脑肿瘤通常为原发性，包括半球毛细胞星形细胞瘤、室管膜瘤、侵袭小脑中线的原始神经外胚层肿瘤和髓母细胞瘤。成人的小脑肿瘤发生在中线或外侧，更常发生转移。根据肿瘤发生部位不同，脑膜瘤可导致肢体或步态共济失调。大部分脑膜瘤是在患者因其他原因行头部影像学检查时发现的。颅后窝的少突胶质细胞瘤较为罕见。

第 3.4 章

脑干和脑神经

Eli E. Zimmerman，Karl E. Misulis
（刘欣如　宋欣同　译　崔凌云　审校）

脑干功能障碍

中脑

孤立的第Ⅲ、Ⅳ对脑神经麻痹很少是由于中脑病变引起的，尽管神经核团位于中脑。中脑病变可引起这些脑神经部分或完全麻痹，若累及大脑脚则伴有偏瘫，累及红核则伴有共济失调。中脑病变除了这些直接影响外，许多此类病变还会阻塞导水管，导致脑积水，影响侧脑室和第三脑室，但不影响第四脑室。

重要的中脑病变包括梗死、内源性肿瘤以及松果体区肿瘤造成的外源性压迫等，其中部分内容将在后续章节中讨论。基底动脉血栓形成和基底动脉尖综合征会影响中脑，但它们同时也影响其他结构，因此放在本章最后进行讨论。

帕里诺综合征（Parinaud syndrome）

帕里诺综合征（又称中脑顶盖综合征）是由于中脑背侧上部病变，累及中脑顶盖前区、后连合和间质核所致。最常见的原因是松果体区肿瘤，梗死或出血也可导致该综合征。脑积水引起中脑区域组织向下移位，也会导致帕里诺综合征。

核心临床表现为核上性垂直凝视麻痹，自主凝视功能受损，但垂直性前庭眼反射保留。瞳孔对光反射消失，但调节反射相对保留（光-近反射分离）。其他典型表现包括会聚-回缩性眼球震颤、眼睑退缩和眼睑迟滞。会聚-回缩性眼球震颤由上视诱发，表现为节律性眼球会聚运动和眼球向眶内回缩。

局灶病变多见，而临床综合征的整体识别较少。在临床实践中，眼球垂直凝视异常伴光-近反射分离，常伴双侧瞳孔不等大，往往提示病变。由于许多患者合并肿瘤，肿瘤侵犯下丘脑可导致尿崩症。中脑尾部下丘水平的病变可造成双眼下视不能，但瞳孔反射相对保留。

韦伯综合征（Weber syndrome）

韦伯综合征（又称大脑脚综合征）表现为大脑脚和动眼神经受损所致的对侧

偏瘫伴同侧动眼神经麻痹，同侧瞳孔亦受累及。最常见的病因是后循环缺血，肿瘤也可导致。

贝内迪克特综合征（Benedikt syndrome）

贝内迪克特综合征（又称红核综合征）表现为对侧偏瘫、同侧动眼神经麻痹和对侧小脑性共济失调。共济失调因皮质脊髓束功能障碍和红核受损所致。目前报道的病因有卒中、肿瘤或感染（结核球）影响中脑。

脑桥

脑桥病变程度取决于头–尾部及背–腹侧的受累范围。提示脑桥病变的主要症状包括脑桥旁正中网状结构（PPRF）受损引起的侧视麻痹、面神经或展神经麻痹以及脑实质受损征象，如皮质脊髓束功能障碍等。以眼球运动异常为主要表现的脑桥病变已在前述脑神经部分讨论过。

米亚尔–居布勒综合征（Millard-Gubler syndrome）

米亚尔–居布勒综合征（又称脑桥腹外侧综合征）是由于脑桥病变影响第Ⅵ对脑神经核、皮质脊髓束和第Ⅶ对脑神经的轴内部分导致的。临床表现包括同侧外直肌麻痹、对侧偏瘫和同侧面瘫。第Ⅶ对脑神经麻痹表现为典型的下运动神经元麻痹。

福维尔综合征（Foville syndrome）

福维尔综合征（又称脑桥腹内侧综合征）是由于脑桥病变影响 PPRF、皮质脊髓束和面神经的轴内部分。患者表现为同侧面瘫、对侧偏瘫以及向病灶侧凝视麻痹。

闭锁综合征（locked-in syndrome）

闭锁综合征最常见的原因是基底动脉血栓形成，也可能是由于脑桥出血、脑桥梗死或脑桥中央髓鞘溶解所致。它也被称为渗透性脱髓鞘综合征，与低钠血症的快速纠正有关。

患者表现为四肢瘫痪和面瘫，通常只能自主完成垂直眼球运动和闭眼动作。由于对语言指令缺乏反应，患者经常被误诊为昏迷；但如果检查人员仔细地通过眨眼或眼动进行测试，会发现患者是清醒的并能够感知信息。如果有机会，患者很快就能学会用这些简单的动作作为信息进行交流。

闭锁综合征的鉴别诊断要考虑四肢瘫痪的其他原因，如吉兰–巴雷综合征、肉毒杆菌中毒、重症肌无力和其他神经系统疾病以及严重的代谢紊乱等。真正的昏迷、持续性植物状态和无动性缄默也需鉴别。

纯运动性轻偏瘫（pure motor hemiparesis）

脑桥腹侧（即脑桥基底部）的腔隙性梗死，会损害皮质脊髓束，而位于脑桥背侧的核团和神经多可幸免。这种情况导致的对侧偏瘫往往比较轻微或没有相关体征。

脑桥的血液供应来自基底动脉。从基底动脉发出回旋动脉环绕脑桥，进而发出穿支动脉向脑桥供血。穿支动脉闭塞被认为是脑干腔隙综合征的病因。纯运动性轻偏瘫的鉴别诊断包括脑桥腹侧或内囊处梗死。

构音障碍手笨拙综合征（clumsy hand-dysarthria syndrome）

脑桥基底部的腔隙性梗死不仅可能像纯运动性轻偏瘫一样累及皮质脊髓束，也可能累及面神经。患者表现为构音障碍、吞咽困难、动作笨拙和皮质脊髓束征。需与内囊病变进行鉴别。

延髓

延髓背外侧综合征（lateral medullary syndrome）

延髓背外侧综合征（又称 Wallenberg 综合征）通常是由于小脑后下动脉（PICA）或椎动脉闭塞所致，PICA 是椎动脉的一个分支。其临床表现包括小脑下脚和小脑本身受损引起的同侧共济失调，下行至颈髓的内源性交感神经轴突受累引起的同侧 Horner 综合征，前庭神经核受损引起的眩晕、恶心伴或不伴呕吐等。疑核受损所致的同侧咽喉肌功能障碍会引起构音障碍和吞咽困难。三叉神经受累引起同侧面部感觉缺失。上行的脊髓丘脑束受损引起病变对侧的痛觉和温度觉减退。

延髓内侧综合征（medial medullary syndrome）

延髓内侧综合征比延髓背外侧综合征少见。延髓内侧梗死是由于椎动脉分支闭塞所致，比如脊髓前动脉。这些穿支动脉闭塞导致锥体束、内侧丘系和舌下神经受累。患者表现为对侧偏瘫、对侧位置觉和振动觉减退，以及同侧舌瘫。

脑神经功能障碍

除共同控制眼球运动的动眼神经、滑车神经和展神经外，其他脑神经将被单独讨论。仅影响或主要影响某一条脑神经的病变在相应神经下进行讨论。脑干病变导致的脑神经功能障碍以及其他神经功能障碍将在本章末尾进行讨论。

嗅神经

嗅觉障碍（嗅觉减退）是由外周或中枢病变导致的。头部损伤导致穿过筛板的嗅丝被破坏是引起嗅觉障碍的常见原因。嗅沟肿瘤压迫额叶下部时几乎没有神经症状，但患者可能会出现情绪改变。虽然患者很少主诉嗅觉异常，但检查可能会发现嗅觉减退。嗅觉障碍的其他常见病因有颅内压升高和一些神经退行性疾病，包括帕金森病和阿尔茨海默病等。

鼻窦炎会影响鼻腔对气流的感知，比以上讨论的其他引起嗅觉障碍的病因更常见。

视神经

视神经损害往往导致单眼视力丧失，亚急性损害最初可能不会被患者关注。正规检查可能提示视力下降，但矫正屈光不正后无法改善。患者色觉经常受损。如果视神经局部受到压迫或以其他方式受损，则可能导致单眼视野异常。图 1.3.1（见第 1.3 章）展示了视神经、视交叉和视束病变导致的视野改变。

视神经病变的重要原因包括：

- 视神经炎；
- 多发性硬化（multiple sclerosis，MS）；
- 视神经脊髓炎（neuromyelitis optica，NMO）谱系疾病；
- 抗髓鞘少突胶质细胞糖蛋白（myelin oligodendrocyte glycoprotein，MOG）抗体相关疾病；
- 缺血性视神经病变（动脉炎和非动脉炎）；
- 肿瘤；
- 营养不良（酒精、烟草性弱视）；
- 外伤。

视神经炎的特征是视神经炎症和脱髓鞘改变。尽管约 50% 的视神经炎患者之后会发展为多发性硬化（MS），但这种疾病通常是特发的。仅凭临床特点不能明确区分孤立性视神经炎和 MS 相关视神经炎。

对于 MS 的诊断，病史或检查必须有提示中枢性脱髓鞘导致其他神经病变的证据。磁共振成像（MRI）有助于排除视神经受压，以及寻找脑白质病变的证据。MS 的临床诊断标准请参阅第 5.9 章。

肿瘤会影响视神经，其中最典型的是胶质瘤、脑膜瘤和垂体瘤。视神经胶质瘤可以独立出现，也可以与神经纤维瘤病相关。患者表现为进行性视力下降，可以通过视野缺损特点来判断肿瘤位置。眼球突出提示眶内神经受累，而垂体瘤会导致视交叉变形，引起交叉性偏盲。

外伤通常会损害眼睛或视神经。因此受伤后必须尽快进行仔细评估。眶周水肿会导致受伤后 24～48 h 内无法进行眼部检查。

眼球运动系统

每一位主诉复视或在神经检查中存在眼动障碍征象的患者，都有必要进行详细的眼动检查。

眼动检查应包括下列内容：

- 检查每只眼睛在所有注视方向上的运动。
- 结合不同的注视方向来评估复视。
- 评估瞳孔对光反射和调节反射。
- 予手电筒摆动试验来评估是否有传入性瞳孔障碍（APD）。

虽然双眼同时测试，但检查者应关注到每只眼睛的具体反应，发现单眼出现眼球震颤时，应立即进行检查。在检查过程中，检查者必须运用神经解剖学知识来明确眼动障碍是否可以用眼外肌、脑神经、脑干或大脑受损来解释。

眼球运动的精确度可能会限制检查人员发现细微注视偏离的能力。因此，检查时应询问患者在各注视方向时是否出现复视。

检查瞳孔对光反射是用强光照射患者的每只眼睛，每次照射一只，即可引起瞳孔收缩。记录照射前和照射期间每个瞳孔直径的变化。照射其中一只眼睛时，双侧瞳孔应该同时、同等收缩。

手电筒摆动试验用于检查双眼瞳孔反射。测试时房间必须足够暗，保证瞳孔不会收缩，又要保证一定的亮度，这样才能测定瞳孔直径。用光线先照射一只眼睛，然后迅速照射另一只。正常情况下，当光线照射一只眼睛时，双侧瞳孔收缩，在双眼之间快速移动光线瞳孔直径不会改变。若两侧瞳孔在光线照射一侧眼睛时比照射另一侧时收缩更明显，则引起较弱收缩反应的眼睛被认为存在传入性缺损，这提示视神经或眼眶病变。

视动性眼球震颤（optokinetic nystagmus，OKN）由图案背景的移动引起，典型实例是汽车驶过乡村时看路上的风景。眼睛聚焦在关注物上，图像向车辆的后方移动，当看不到关注物后，聚焦点重新回到车辆前方，并关注一个新的目标。眼震的快相是朝向车辆前方。在临床上，OKN 是通过条纹带在眼前以恒定速度移动进行测试，与车辆移动引起的眼震类似。正常情况下 OKN 与条带在任一方向上的移动是对称的。当条带向病变侧移动时，一侧顶枕区的病变会引起异常或缺失的 OKN。一个更有说服力的测试手段是移动患者面前近距离的镜子，在这种测试中补偿性眼球运动几乎是不可被抑制的。

OKN 最重要的用途之一是诊断心因性失明。失明的患者一般不会出现 OKN，而心因性失明的患者通常会出现。

眼动异常的鉴别诊断

如果不止一个脑神经受累，眼球检查就会很复杂。除多发脑神经病外，中枢性病变和神经肌肉疾病也应考虑在内。与单发病变相关的眼动异常见表 3.4.1。眼动异常及相关的解剖定位见表 3.4.2。

表 3.4.1　眼动系统的局部病变

病变	表现
左额叶破坏性病变	左侧同向凝视，常伴有右侧轻偏瘫
左额叶刺激性病变（如癫痫发作）	右侧同向凝视，有时伴有眼球震颤样眼动
左顶枕区病变	对侧半视野水平方向的平滑追踪运动障碍
动眼神经麻痹（CN Ⅲ）	眼睑下垂，上视和内视障碍；外部压迫性病变较早影响到瞳孔；神经缺血通常不影响瞳孔
滑车神经麻痹（CN Ⅳ）	在内视时，同侧眼睛向下运动受限；因眼球外转，导致头部向病变对侧偏斜
展神经麻痹（CN Ⅵ）	眼球外展受限
内侧纵束	核间性眼肌麻痹；同侧眼球在注视病变对侧时内收受限，对侧眼球在外展时出现眼球震颤
脑桥病变（Millard-Gubler 综合征）	同侧 CN Ⅵ麻痹，面瘫和对侧偏瘫
中脑病变（Parinaud 综合征）	上视受损，瞳孔扩大且无反应

表 3.4.2　眼动障碍的定位

障碍	特征	定位和病变类型
下跳性眼球震颤	快速向下的垂直性眼球震颤；下视时加重，上视时减弱	颅颈交界处，例如肿瘤、畸形、小脑病变
Horner 综合征	瞳孔缩小、眼睑下垂，常伴同侧面部少汗	同侧脑干、脊髓、下臂丛神经或颈交感神经干
左侧同向凝视	眼球左视，但可被前庭眼反射驱动穿过中线	如果凝视可以通过“玩偶头”动作克服，病变在左额叶；如果不能克服，则病变在右侧脑桥
Millard-Gubler 综合征	同侧 CN Ⅵ和Ⅶ麻痹，对侧偏瘫	同侧脑桥病变，影响 CN Ⅵ神经核、CN Ⅶ轴内部分及皮质脊髓束
眼球浮动	双眼快速向下注视，然后缓慢回到原位	通常见于脑桥病变，但也可由某些弥漫性脑干病变引起
Parinaud 综合征	上视障碍，瞳孔扩大且无反应	中脑，通常为压迫性病变，例如松果体区肿瘤
反向偏斜	垂直复视，一侧眼球持续抬高	病变在脑干或小脑，较低的眼睛在病变侧
核间性眼肌麻痹	向一侧注视时，对侧眼球内收障碍	内侧纵束病变位于不能内收的眼睛同侧
水平性眼球震颤	眼球快速偏向一侧，然后缓慢返回另一侧	病变位于前庭系统的脑干处，例如许多脑干肿瘤或卒中

脑部病变

控制眼球运动的大脑相关解剖已经在前面讨论过，一侧大脑半球的大面积病变会导致对侧偏瘫和同侧凝视。前庭眼反射存在时，眼球可越过中线运动。大脑半球的局限病变会导致较轻的功能缺陷，通常是由于额叶病变。

额叶病变

额叶病变导致病变侧眼睛同向凝视。因为大脑半球对病变侧的追踪运动很重要，所以额叶病变时追踪活动也会受到影响。如果病变不完全，残存的神经元可以在数小时内纠正凝视，更典型的表现是凝视持续数天后得到纠正。

一些患者的眼睛偏向肢体瘫痪一侧，这些患者常有累及丘脑的深部病变。

影响额叶眼区的额叶刺激性病变可能导致偏向病变对侧的发作性凝视。癫痫发作是一个特别的例子，癫痫发作后双眼可能向病灶同侧凝视，是一种典型的发作后现象。

顶叶和枕叶病变

顶枕叶皮质除了在视觉感知中起作用外，还参与平滑追踪运动（即对感兴趣的物体进行持续视觉跟踪）。视辐射通过顶叶和枕叶投射到枕叶纹状皮质，皮质纹前区对输入信息进行分析。顶枕区病变会导致病变对侧视野水平注视两个方向的追踪运动受损。

脑干病变

主要影响眼球运动的脑干病变在这里讨论，而影响其他功能的脑干病变在脑干部分进行讨论。在其他部分讨论的内容中，影响眼球运动的一些重要疾病包括 Parinaud 综合征、Millard-Gubler 综合征和 Foville 综合征等。

Horner 综合征

Horner 综合征是由于交感神经受累，引起患侧瞳孔缩小、上睑下垂、患侧面部无汗及眼球内陷的综合征，在一些先天性病例中也可见虹膜色素减退。虽然患者瞳孔缩小，但其对光反射和调节反射正常。Horner 综合征的病因包括以下水平的病变：

- 脑干；
- 脊髓；
- 臂丛神经；
- 交感神经链。

脑干病变会影响下行至脊髓的交感神经纤维。该交感神经通路与脊髓丘脑束相邻，因此脑干病变引起的 Horner 综合征通常伴有对侧痛温觉减退。与特殊脑干综合征相关的症状将在下面的段落中进行讨论，其中许多症状与 Horner 综合征有关。

交感神经纤维在颈髓外侧向下走行，该区域病变可引起 Horner 综合征。

脊髓中央病变可导致双侧 Horner 综合征，临床上较难识别。无其他眼球运动异常表现的上睑下垂和瞳孔缩小提示此综合征。

交感传出神经在 T1 水平离开脊柱，短暂地加入臂丛后沿颈交感神经链上行。影响 T1 神经根的病变包括椎间盘病变、撕脱伤、颈肋病变和肿瘤等。

颈交感神经链与颈动脉一起上行入颅，经海绵窦进入眼眶。海绵窦和眼眶后方病变、颈部和颅底肿瘤以及颈动脉手术都可能导致交感神经轴突损害。

Horner 综合征可能伴有丛集性头痛，偶尔还会出现偏头痛。诊断需要有典型病史支持和排除其他原因。

核间性眼肌麻痹

核间性眼肌麻痹（INO）是一种以一只眼球外展伴另一只眼球内收受限为特征的疾病，外展眼球出现眼球震颤，病变累及脑干内侧纵束（MLF），该束将 PPRF 连接至第Ⅲ脑神经核复合体。内侧纵束在离开 PPRF 后不久会交叉，因此病变同侧眼球内收不能。

核间性眼肌麻痹患者的会聚功能通常保留。相关表现包括向上或扭转性眼球震颤和反向偏斜等。

核间性眼肌麻痹的常见原因包括多发性硬化和脑梗死。由于内侧纵束靠近中线，核间性眼肌麻痹常会累及双侧。

一个半综合征

一个半综合征（one-and-a-half syndrome）是一种凝视麻痹伴核间性眼肌麻痹的综合征，因脑桥病变影响 PPRF、第Ⅵ脑神经核以及同侧内侧纵束所致。水平眼球运动中只有对侧眼球外展运动正常。该综合征的常见原因包括多发性硬化和脑梗死。

反向偏斜

反向偏斜（skew deviation）是指无法用脑神经麻痹或眼外肌损伤解释的垂直复视。病变位于脑干或小脑，最常见的原因是梗死。低位眼位于病变同侧。

水平性眼球震颤

水平性眼球震颤（horizontal nystagmus）可以是中枢性或外周性的，眼球震颤的特征有助于鉴别诊断。前庭功能障碍会产生眼球震颤，慢相朝向病变侧。向病变对侧凝视会使眼球震颤的慢相期更为明显。

脑干病变常会导致眼球震颤。中枢性眼球震颤与外周性眼球震颤可以通过以下几个特征进行区别：

- 中枢性眼球震颤不受注视抑制，而外周性眼球震颤受到抑制。
- 中枢性眼球震颤很少会出现旋转，而外周性眼球震颤常有。
- Barany 操作引发眼球震颤的潜伏期在中枢性病变中比周围性病变更短（表 3.4.3）。
- Barany 操作引发眼球震颤的持续时间在中枢性病变中比周围性病变更长（表 3.4.3）。

眼球震颤在许多脑干病变中很常见，尤其是卒中和肿瘤，这些在脑干部分已经讨论论过。在凝视的极限位置上出现轻微的眼球震颤被认为是正常的，不应与异常的眼球震颤相混淆。

下跳性眼球震颤

下跳性眼球震颤（downbeat nystagmus）在第一眼位（primary position）时明显，下视时加重，上视时减轻。典型病变位于颈延髓交界处（cervicomedullary junction），其他脑干病变也可能出现此表现。鉴别诊断范围广泛，包括肿瘤、颅颈交界处半脱位、Chiari 畸形、颅底凹陷和脑积水等。没有明确的颈延髓交界处病变时，下跳性眼球震颤可能与小脑变性相关。

眼球浮动

眼球浮动（ocular bobbing）类似于水面上的钓鱼浮标，表现为快速共轭向下凝视，然后缓慢回到第一眼位。这种征象通常是双侧的。病变位于脑桥，可能由于肿瘤、梗死或实质内出血引起；外源性压迫病变相对少见。不常见的病因包括脑炎和脑桥中央髓鞘溶解症。反向眼球浮动，即快速相向上，这种情况多由缺氧或癫痫持续状态引起，不太可能与局部结构性病变相关。

动眼危象

动眼危象（oculogyric crisis）并不常见，其特征是痉挛性共轭双眼偏斜，通常向上，有时向外侧。多由抗精神病类药物引起，也可能与卡马西平、锂和头部外伤相关。患者通常可以自主抑制偏斜，但维持时间很短。

表 3.4.3 中枢性眩晕与周围性眩晕的诊断

临床特征	外周性病因	中枢性病因
潜伏期	0～40 s	无
持续时间	短暂，平均 7.8 s	长时间，可能持续存在
强度	严重	轻度至中度
眼球震颤	持续时间有限，方向一致	持续存在，方向变化
恶心 ± 呕吐	严重	轻度

单个脑神经损伤

第Ⅲ对脑神经麻痹

第Ⅲ对脑神经损伤常见于以下位置：

- 靠近大脑后动脉的颅内段；
- 靠近小脑幕的颅内段；
- 颅内段，与结构性损伤无关；
- 海绵窦；
- 眼眶。

第Ⅲ对脑神经与大脑后动脉和后交通动脉毗邻，容易受到动脉瘤的压迫。当临床医生观察到一侧瞳孔扩大且反射迟钝时，应首要考虑到这点。

小脑幕切迹疝（钩回疝）伴随颅内压升高，会压迫第Ⅲ对脑神经。由于负责瞳孔反射的神经纤维分布在外周，可能首先受到影响，而负责眼球运动的神经纤维可能较晚受到影响。

第Ⅲ对脑神经穿过蛛网膜下腔，容易受到缺血影响，而缺血最常见于糖尿病和高血压患者。支配瞳孔的神经纤维因为走行位置相对靠外，不易受到穿过神经的血管梗死的影响。因此，瞳孔反射是一个重要的鉴别体征：早期瞳孔扩大提示压迫性病变，而瞳孔正常的第Ⅲ对脑神经麻痹更常见于缺血性病变。但这也不是绝对的，瞳孔正常的第Ⅲ对脑神经麻痹合并压迫性病变的例子并不罕见。

在海绵窦中，第Ⅲ对脑神经靠近颈动脉、滑车神经、展神经和三叉神经。类似于头-尾分布的解剖学特点强调了病变位置的影响，取决于病变是靠近眼眶还是大脑。影响海绵窦中动眼神经的病变包括动脉瘤、血栓性静脉炎和鼻咽肿瘤扩张等。

眶内病变可能会影响动眼神经的上、下分支。此外，由于机械作用，眼球的运动可能会被干扰，常会出现疼痛和眼球突出。

第Ⅳ对脑神经麻痹

滑车神经麻痹会导致垂直复视以及头部向病变对侧歪斜。头部歪斜可以弥补由于上斜肌麻痹导致眼球外旋而引起的复视。最常见的原因是外伤，占所有病例的 34%，其中 20% 为双侧。梗死也是原因之一，可能发生在患有糖尿病和动脉粥样硬化性疾病的患者中。大多数原因引起的体征提示中脑或其他脑神经受累。其他脑神经受累提示脑膜病变。第Ⅲ对脑神经和（或）第Ⅵ对脑神经受累提示海绵窦或眶上裂病变。皮质脊髓束受累或共济失调提示中脑病变。

第Ⅵ对脑神经麻痹

从展神经核到远端神经入眶支配外直肌中任何一点的损伤都可能引起展神经麻痹。展神经麻痹比动眼或滑车神经麻痹更常见。由于展神经核靠近 PPRF 和面神经，外直肌无力常伴随共轭凝视麻痹和面肌无力。展神经走行于蛛网膜下腔时，可能因颅内压升高、头部损伤、糖尿病或动脉粥样硬化性疾病引起的神经梗死以及脑膜炎而导致麻痹。

眼外肌病变

眼外肌容易直接受到病变的影响，但也需与眼球运动神经病变相鉴别。若详细检查后眼外肌无力仍无法用单个或多个脑神经病变来解释，需要考虑以下眼外肌病变的常见病因：

- 外伤；
- 甲状腺眼病；
- 重症肌无力。

外伤可引起眼外肌卡压，常见于眶骨骨折。由于眶周水肿影响检查，这种情况最初可能会被忽略。

甲状腺眼病是由于眼肌发生炎症和纤维化所致。疾病相关的眼球突出表现通常先于眼动障碍出现。受累最严重的是下直肌，内直肌、上直肌和斜肌受累程度较轻。

重症肌无力时出现的眼外肌无力不能单用神经病变来解释。包括内直肌在内的眼部肌群都可能受累。眼外肌无力会因为疲劳而加重，常伴有上睑下垂。上睑下垂很常见，通常呈不对称性，在持续凝视时加重。注射依酚氯铵后症状改善可以支持该病的诊断，但并非特异性的，因为神经源性病变在注射依酚氯铵后也可显示某些改善。

瞳孔异常

已有研究探讨了瞳孔直径的调节机制，并报道了很多与瞳孔异常相关的病变。这里仅涉及与瞳孔相关的内容，不包括其他眼动异常。

瞳孔存在生理性差异，静息时两瞳孔直径不一。大约 20% 的患者存在明显的瞳孔直径差异，通常小于 1 mm。两个瞳孔直接或间接对光反射及调节反射正常，不应有眼睑或其他眼动异常存在。

传入性瞳孔障碍是指由于单侧视神经或眼球本身受损而导致单侧瞳孔对光刺激反应不能，双侧瞳孔应当等大。在黑暗房间中，当光线照射到未受影响的眼睛时，双侧瞳孔都应收缩；当光线移开时，双侧瞳孔都会舒张。但当光线照射到受影响的眼睛时，双侧瞳孔无反应。这也被称为 Marcus-Gunn 瞳孔。

影响瞳孔及其他眼动功能的第Ⅲ对脑神经麻痹表现为患侧瞳孔大于对侧，还应有上睑下垂以及上视、内收和下视受限等症状。当任一眼睛接受光线刺激时，未受影响的一侧瞳孔会收缩。

Horner 综合征是由于同侧交感神经功能障碍所致，在其他章节也有相关讨论。诊断 Horner 综合征的一个误区是认为较大的瞳孔为异常，医生可能将其误诊为动眼神经麻痹。

强直性瞳孔（Adie 瞳孔）指患侧瞳孔对光反射迟钝，但调节反射灵敏。患侧瞳孔在通常情况下呈扩大状态，对光反射消失。在持续的强光照射下，瞳孔会缓慢收缩，光照停止后瞳孔缓慢扩大。相比于对光反射，调节反射引起的瞳孔收缩程度更显著，因为调节反射是收缩的一种更强的生理刺激。强直性瞳孔的责任病变通常位于睫状神经节或从睫状神经节到瞳孔之间的神经。这种异常可能是特发性的（Adie 综合征），或者可能与创伤或眼眶局部病变（肿瘤、感染）相关。它也可能是周围神经病变伴自主神经功能障碍的一个表现。

传入性瞳孔（Gunn 瞳孔）是视神经病变所致。双侧瞳孔运动正常，直径大小相等，当接受强光照射时，双侧瞳孔均会做出反应，只有在对两只眼睛单独检查时才会发现异常。前面讨论过的手电筒摆动试验有助于诊断。传入神经异常时，直接反射不如间接反射灵敏：当光线在两眼之间交替照射时，照射有视神经病变的眼睛会导致双侧瞳孔扩大。相反，动眼神经部分病变时，患侧瞳孔对直接和间接反射都不完全，健侧瞳孔对直接和间接反射都正常。视神经病变的鉴别诊断包括肿瘤、视神经炎和创伤等。视网膜病变也可造成传入障碍，且病变通常更严重，眼底检查时视网膜异常明显。

阿-罗瞳孔（Argyll-Robertson 瞳孔）表现为两侧瞳孔很小，形状不规则，对光反射消失，调节反射正常。阿-罗瞳孔常见于神经梅毒，也见于压迫中脑背侧的肿瘤（如松果体瘤）、糖尿病、脑干脑炎、结节病、Adie 综合征、淀粉样变和青光眼等。对光反射和调节反射之间的差异可能是由于参与反射的途径不同。

眼动失用症

眼动失用症是指当眼球运动的基本通路完好无损时，无法进行自发扫视，而反射性眼球运动正常。眼动失用症可以分为先天性和获得性两种类型。

先天性眼动失用症表现为患儿在闭眼期间出现的头部摇摆运动，这种运动可以弥补扫视缺陷。此外，患儿还可能出现包括斜视和发育迟缓在内的其他神经功能缺陷。

获得性眼动失用症主要发生在双侧顶叶损伤的患者中，并可能是弥漫性脑病（如缺血缺氧性脑病）的表现。患者可能出现先天性眼动失用症出现的一些头部摇摆运动，但并不常见。

前庭蜗系统

第Ⅷ对脑神经病变会影响前庭和（或）听觉功能。前庭功能障碍会导致眩晕、恶心、呕吐和行走不稳。眼球震颤通常是在检查时被发现，没有脑干功能障碍的客观体征。听觉功能障碍表现为听力减退和频繁耳鸣，通常是前庭蜗神经功能障碍最早出现的症状。

区分脑干病变和前庭蜗神经病变有一定困难。两者均可引起非特异性的头晕，包括眩晕、晕厥前期、共济失调、直立性低血压、惊恐发作以及其他不确定的异常。其中，眩晕是一种对患者或环境运动的感知体验。

前庭蜗神经病变由以下表现提示：

- 头部运动和症状之间存在数秒的潜伏期。
- 症状持续时间少于 1 min。
- 反复刺激导致的疲劳感。
- 严重眩晕，常伴有恶心和呕吐，可能导致行为能力丧失。
- 无脑干功能障碍相关体征。

脑干病变由以下表现提示：

- 头部运动后立即出现症状。
- 头部运动后出现持久和（或）持续性的症状。
- 反复刺激后常缺乏疲劳感。
- 轻度至中度眩晕感。
- 常有脑干功能障碍的其他相关体征。

步态共济失调常见于中枢性和外周性疾病，但外周性疾病患者通常肢体协调性良好。

前庭神经鞘瘤

前庭神经鞘瘤，也称为听神经瘤，是指位于第Ⅷ对脑神经前庭部分的一种神经鞘瘤。常见症状包括耳鸣和听力丧失，压迫周围结构可导致共济失调、面部疼痛（三叉神经受累引起）、面肌无力（面神经受累引起）以及其他脑干体征（直接压迫引起）。尽管该神经鞘瘤起源于前庭神经支配区域，但眩晕并不常见。确诊需要进行 MRI 检查，特别要关注内耳道（internal auditory canal，IAC）和小脑脑桥角。

良性阵发性位置性眩晕

良性阵发性位置性眩晕是一种由头部特定位置或特定方向运动引起的以眩晕发作为主要特征的疾病。表 3.4.3 提供了区分中枢性眩晕和周围性眩晕的指导原则。

周围前庭病变

周围前庭病变包括前庭神经炎和迷路炎，虽然一些专家对两者进行了区分，但这种区分在临床实践中是不明确的。患者表现为眩晕发作，间歇期无神经系统症状。与良性阵发性位置性眩晕相比，周围前庭病变缺乏精确的位置定位。许多患者在首次发作时就会寻求医疗帮助，这可能会增加对其他疾病（如脑干梗死、肿瘤和脱髓鞘疾病）的考虑。

梅尼埃病

梅尼埃病的特点是伴随耳鸣的眩晕发作。这种发作通常会在一天内减轻，但之后可能出现听力丧失。听觉症状是诊断的关键。

多发性硬化

头晕是多发性硬化早期常见的症状，表现为模糊不平衡感或真性眩晕。诊断的关键是病史和检查等其他神经系统病变的证据。临床实践中，很少能在首次就诊时明确诊断。

诊断依赖于空间和时间上多发性病变的证据。病变在 MRI T2 加权像上显示白质信号强度增加。脑脊液检查可以提供支持。

面部、喉咙和头部的运动和感觉

面神经

面神经功能障碍最重要的鉴别是中枢性和周围性病变。由于面神经在脑桥内的路径长且迂回，脑干病变可能看起来像是周围性面瘫。

周围性面瘫与中枢性面瘫的区别在于其支配的肌肉分布和相关表现。整个面部受周围性病变的影响，而下面部主要受中枢性病变的影响。这种差异是因为支配上面部的面神经核神经元接受双侧的核上性输入，而支配下面部的面神经核神经元则主要接受单侧的核上性输入。

脑干内面神经病变通常伴有其他神经系统表现，如展神经麻痹或对侧肢体无力；这些表现与周围性面瘫一起，提示病变位于脑桥尾部。引起下面肌无力的脑部病变也会引起面瘫同侧的手臂无力或运动不协调，而不会引起其他脑干体征。面瘫对侧的肢体无力提示病变位于面瘫侧脑桥。

贝尔麻痹

贝尔麻痹（Bell palsy）指一种没有其他脑神经病变的特发性面瘫。其病因尚不完全清楚，但有些人认为可能是由带状疱疹病毒或其他疱疹病毒感染引起。孤立性面瘫可能是吉兰-巴雷综合征的首发症状。

特发性面瘫的发病通常以耳周和耳后疼痛为先兆，随后是上、下面肌无力，可持续数天。相关症状可能包括听觉过敏和同侧舌前 2/3 的味觉丧失，具体取决于病变的位置。听觉过敏指同侧耳朵感知到的音量明显增加，是由于起源于面神经管内面神经的镫骨神经损伤所致。

周围性面瘫与中枢性面瘫的区别在于面部的受累区域。周围性病变时上、下面部同时受累，中枢性病变主要影响下面部。脑干病变通常会引起其他脑神经或脑干结构功能障碍。如果面神经病变靠近岩大神经则会影响泪液分泌。

Ramsay-Hunt 综合征

Ramsay-Hunt 综合征是由膝状神经节的带状疱疹病毒感染所致。患者外耳道常有疱疹，表现为严重的耳痛。面瘫通常在疼痛发作后 1～3 天出现。如果没有观察到疱疹或归因于外耳炎则可能会误诊。典型的耳痛病史伴有“外耳炎”，接着是面肌无力，提示 Ramsay-Hunt 综合征。有时包括三叉神经和舌咽神经在内的其他脑神经也会受到影响，这些神经受损会分别导致面部和上腭感觉丧失。

偏侧面肌痉挛

偏侧面肌痉挛包括一侧面部的发作性阵挛性活动。它通常始于眼轮匝肌区，然后扩散到周围由面神经支配的肌肉。病变部位被认为是面神经，因为偏侧面肌痉挛可发生在贝尔麻痹后，如肿瘤累及面神经或局部面部创伤后。有些患者由于小动脉搏动影响面神经功能而导致偏侧面肌痉挛。

三叉神经

三叉神经可因肿瘤、血管疾病、血管畸形或脱髓鞘疾病等在颅后窝内受损，同时肿瘤或血管结构也可能引起三叉神经的轴外部分受累。孤立的三叉神经病变很罕见。最常见的疾病是三叉神经痛。此外，其他结构异常也会影响三叉神经，如延髓背外侧综合征和脑桥外侧综合征。

三叉神经痛

三叉神经痛的特征是单侧面部阵发性疼痛。疼痛通常呈针刺性，位于三叉神经的一个分支。有时，疼痛可能同时累及多个分支。

三叉神经痛的定位通常不确定。患者的病史对诊断至关重要。尽管一些患者在受累区域存在主观感觉缺失，但检查结果未见异常。因此，虽然血管压迫三叉神经节、脱髓鞘疾病和肿瘤压迫等情况下也可出现该症状，但三叉神经痛通常被认为是特发性的。

三叉神经节带状疱疹

三叉神经节带状疱疹是一种少见的疾病，可引起三叉神经分布区域的严重疼痛和感觉异常。与三叉神经痛不同，带状疱疹病毒会导致客观的感觉缺失。

Raeder 三叉神经旁神经痛

这种疾病较为罕见，其特点是疼痛在三叉神经分布区且存在同侧上睑下垂和瞳孔缩小。相关表现可能包括第Ⅳ或第Ⅵ脑神经麻痹，通常是由于三叉神经节附近肿瘤、感染和血管畸形等病变所致。

舌咽神经

舌咽神经病变罕见而且难以发现，茎突咽肌无法通过常规检查进行评估。呕吐反射（gag reflex）和腭反射（palatal reflex）均由舌咽神经传入，通过迷走神经传出。

舌咽神经痛

舌咽神经痛是一种罕见的疾病，其特征是咽后部剧烈的刺痛，通常在扁桃体区域。它偶尔与颈动脉窦传入神经激活引起的晕厥有关。舌咽神经痛通常是原发性的，但也需要考虑肿瘤和小脑脑桥角处血管畸形等结构性病变。

鼻咽部病变

鼻咽部病变以及迷走神经、副神经及舌下神经病变，会引起舌咽功能障碍。最常见的病变可能是肿瘤，但感染、创伤和术后功能障碍也有很多相关报道。

颈静脉球瘤

颈静脉球瘤起源于颈静脉球的化学感受器，表现为呕吐反射异常等舌咽神经受损症状，以及前庭蜗神经受损引起的搏动性耳鸣和听力丧失。患者还可能因为颈静脉流出道受阻引起的颅内压升高而头痛。外耳道周围骨骼的侵蚀和血管化可能引起搏动性血管结构形成。副神经损伤可引起胸锁乳突肌和斜方肌无力。迷走神经损伤可能导致发音障碍和声带麻痹。

迷走神经

迷走神经的孤立病变极为罕见。以下几种脑干综合征可导致迷走神经功能障碍。

喉返神经麻痹

这是临床实践中最常见的迷走神经功能障碍，也被视为胸部病变的一个危险信号。患者表现为声音嘶哑，开始可能归因于支气管炎或鼻窦炎，但持续的声音嘶哑需要进一步的检查。喉镜检查提示单侧声带麻痹的患者，可通过胸部 X 线片或计算机断层成像来进一步确认。喉返神经麻痹的常见病因包括影响纵隔的肿瘤和锁骨下动脉或主动脉弓的动脉瘤，还有一些患者病因不明。

长春新碱可能与一些病例的单侧喉返神经麻痹有关，然而需要排除患者服用该药所治疗的癌细胞浸润影响。周围神经病变极少累及迷走神经，然而一旦累及，常引起双侧功能障碍。

假性延髓麻痹

假性延髓麻痹是因双侧核上性病变引起的延髓功能损害。由于运动神经核由双侧下行神经支配，假性延髓麻痹需要双侧病变时才会出现。尽管鉴别诊断广泛，双侧额叶梗死或挫伤是假性延髓麻痹的常见原因。患者临床表现为吞咽困难和构音障碍。与脑干功能无关的其他特征包括不能控制的情绪波动和经常强哭强笑等。

副神经

单纯的副神经病变在临床实践中并不常见，如果有，通常是由于局部肿瘤浸润或手术所致。据报道，颈内静脉导管置入也可能是原因之一。副神经损伤会导致同侧胸锁乳突肌和斜方肌无力，同侧胸锁乳突肌无力会引起颈向对侧的转向功能受损。副神经麻痹的许多病因也可引起其他脑神经功能障碍，这些将在本章末尾进行讨论。

舌下神经

孤立的舌下神经病变并不常见，通常有多个后组脑神经同时受到影响，这些综合征将在以下章节进行讨论。舌下神经病变会引起舌的运动功能受损，从而导致构音障碍和吞咽困难。由于患侧舌伸出受限，伸舌将偏向病变侧。颈部损伤、肿瘤和感染可导致仅部分舌肌瘫痪的单侧舌下神经病变。

单侧核上性病变对多数咽肌影响不大。然而，单侧皮质延髓束病变会导致伸舌偏向患侧。核上性病变与核病变和神经病变的区别在于，核上性病变在检查时没有咽肌萎缩，肌电图（electromyography，EMG）上没有去神经支配。

临床综合征

Chiari 畸形

Chiari 畸形是颅颈交界处小脑扁桃体延伸穿过枕骨大孔的一种发育异常疾病。许多患者的 Chiari 畸形是做 MRI 检查时偶然发现的，但它也可以通过压迫颈延髓交界处或引起脑积水而出现症状。Chiari 畸形可分为以下类型：

Ⅰ型，小脑扁桃体疝，无其他神经系统受累。

Ⅱ型，小脑扁桃体疝伴延髓尾部移位（Arnold-Chiari 畸形）。

Ⅲ型，颈椎脊柱裂伴小脑膨出。

Ⅳ型，小脑发育不全（Dandy-Walker 综合征）。

Ⅲ型诊断通常在出生时就很明确。Ⅰ型和Ⅱ型的诊断有一定困难，当患者出现脑积水和（或）颈延髓交界处病变的症状时应予以考虑，包括头痛、恶心伴或不伴呕吐、躯干共济失调、头部倾斜、颈肩部疼痛和后组脑神经功能障碍等。患者也可出现皮质脊髓束受损征象。眼球震颤常见于延髓受压。Ⅳ型通常是偶然发现的。

Dandy-Walker 综合征

Dandy-Walker 综合征是指小脑蚓部发育不全、颅后窝背侧出现囊性区域并与第四脑室相通的综合征。童年或成年时期会出现脑积水。

患者在儿童时期出现大头畸形。相关的神经系统表现包括共济失调、皮质脊髓束征、眼球震颤和脑神经麻痹。如果脑积水在成年后进展，患者会出现典型的脑积水症状。大多数患者还会有其他神经系统发育障碍，包括胼胝体发育不全、内脏异位、中脑导水管狭窄和大脑皮质巨脑回畸形等。

Foster-Kennedy 综合征

Foster-Kennedy 综合征通常是由于额下区肿瘤引起，包括嗅沟或蝶骨嵴脑膜瘤。临床三联征包括以下：

- 同侧嗅觉缺失；
- 同侧视神经萎缩；
- 对侧视盘水肿。

嗅觉缺失是由于嗅球或嗅束受累引起。视神经萎缩是由同侧视神经受到慢性压迫所致。对侧视盘水肿是由另一侧视神经受压引起，由于距离病变较远，其受到的影响要比同侧视神经小。

海绵窦综合征

海绵窦内包括颈内动脉、静脉窦本身以及第Ⅲ、Ⅳ、Ⅴ和Ⅵ对脑神经。它们都可能受到海绵窦病变的影响。在三叉神经的分支中，CN Ⅴ1（眼支）最容易受累，而 CN Ⅴ3（下颌支）因为在海绵窦内走行很短而最不可能受累。

海绵窦病变可引起痛性或无痛性眼肌麻痹。偶尔，疼痛会先于眼肌麻痹出现。

Tolosa-Hunt 综合征

Tolosa-Hunt 综合征（痛性眼肌麻痹综合征）是由于海绵窦区病变引起。患者除表现为眶后疼痛外，还有滑车神经、展神经、三叉神经眼支和上颌支麻痹。鉴别诊断包括其他海绵窦病变、垂体肿瘤和垂体卒中等（图 3.4.1）。

眶上裂综合征

眶上裂综合征与海绵窦综合征相似，所有 3 对眼肌运动神经都可能受累。此外，眼球突出很常见，三叉神经上颌支不受累。

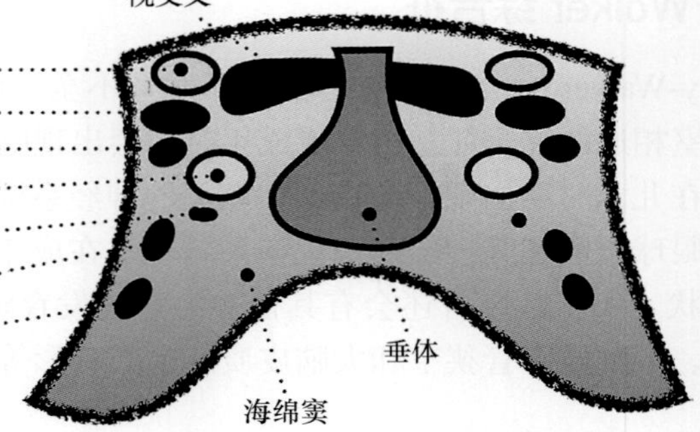

图 3.4.1 海绵窦。图示海绵窦解剖结构及其关键结构的邻近关系

小脑脑桥角综合征

小脑脑桥角病变包括听神经鞘瘤、脑膜瘤、血管畸形、脑干内生性肿瘤（如神经胶质瘤）、肿瘤或感染所致的慢性脑膜病变，以及三叉神经、面神经或舌咽神经的神经鞘肿瘤。

症状取决于受累的结构，常见的症状包括三叉神经受累引起的同侧面部麻木、小脑或小脑脚受累引起的同侧偏身共济失调、耳鸣和听力损失。耳鸣是一种常见的主诉，但听力损失往往只有在检查时才能发现。在病程早期可能出现面神经受累，但不常见。脑干受压或被浸润会导致皮质脊髓束受累，出现对侧肢体无力。

Gradenigo 综合征

Gradenigo 综合征（岩骨尖综合征）指三叉神经眼支（CN Ⅴ1）和展神经（CN Ⅵ）功能障碍，通常是由于这两个神经在颞骨中相近的地方受累所致。患者存在三叉神经眼支分布区疼痛伴有外直肌麻痹。

基底动脉血栓形成

基底动脉血栓形成导致脑桥和中脑的大面积梗死，通常是致命的。患者表现为昏迷、四肢瘫痪和水平凝视麻痹。损害范围较小时可能会发展为闭锁综合征。存在双侧脑干受损征象及定位在脑桥水平及以上可以怀疑是基底动脉血栓形成。

多系统萎缩

多系统萎缩（MSA）是一组以自主神经功能障碍为共性的疾病统称。多系统萎缩包括帕金森综合征型（MSA-P）或小脑型（MSA-C）。MSA 既往被分为橄榄-脑桥-小脑萎缩（OPCA）、Shy-Drager 综合征和纹状体黑质变性，后来这些术语被弃用。

MSA-P 比 MSA-C 更为常见。

MSA-P 特征性表现为肌强直、运动迟缓的帕金森综合征和直立性低血压的自主神经功能障碍。MSA-P 与帕金森病的区别在于动作性和姿势性震颤，其在帕金森病中不常见，仅有少数患者表现为静止性震颤。MSA-P 患者可出现其他异常运动，包括肌阵挛、肌张力障碍或运动障碍。

MSA-C 主要以小脑征象为特征，表现为肢体和步态共济失调，以及构音障碍、吞咽困难和眼动异常，包括复视和视觉追踪困难，尤其是平滑追踪。

基底动脉尖综合征

基底动脉尖综合征是基底动脉在分为左、右大脑后动脉时出现基底动脉远端闭塞。栓子从椎动脉到基底动脉，导致基底动脉尖闭塞。临床征象主要由枕叶、中脑、丘脑和颞叶内侧的梗死所致，症状主要包括双侧枕叶损伤引起的皮质盲、中脑损伤引起的瞳孔和眼球运动障碍以及颞叶损伤引起的记忆功能障碍。同时，下行皮质脊髓束损伤可产生皮质脊髓束相应征象，上行纤维束和丘脑损伤可引起感觉障碍。

眼球运动障碍包括垂直凝视麻痹、会聚和反向偏斜。瞳孔异常包括瞳孔形状不规则或大小不对称，常伴有对光反射迟钝。如果枕叶不完全受累，患者可能存在偏盲或其他不完全视野缺损。

第 3.5 章

脊髓

Karl E. Misulis，Eli E. Zimmerman
（王逸聪　郑紫静　译　董勤　审校）

脊髓解剖与定位

将病变定位到脊髓内的特定部位是诊断的关键。通过以下体征来确定脊髓是如何受累的，从而缩小鉴别诊断范围：

- 皮质脊髓束损伤
- 节段性脊髓损伤
- 神经根损伤

皮质脊髓束征提示这些传导束受损，包括反射亢进和反射异常，如跖伸反射、腱反射亢进，反射常扩散至邻近肌群，以及由腱反射或被动运动引起的肌阵挛。皮质脊髓束征常见于脱髓鞘疾病，如横贯性脊髓炎和多发性硬化（MS），并可能是任何原因导致的外源性脊髓压迫的早期征象。

脊髓损伤直接影响脊髓受累的平面，并影响通过该区域的上行和下行传导束。灰质损伤由于损伤前角细胞，导致节段性神经支配的肌肉无力。由一个节段水平支配的肌肉萎缩通常是由于神经根受累；但如果失神经支配区域跨越两个或三个层面，并且是双侧的，则需怀疑为中线灰质病变。灰质病变包括脊髓空洞和实质内肿瘤。

后角的节段性损伤会导致损伤平面的大部分感觉丧失，但也会影响损伤平面以下的感觉，其确切受累程度取决于哪种感觉传导束受累，以及未交叉的后索和（或）交叉的脊髓丘脑束等。

神经根损伤导致神经根分布区域的疼痛和感觉障碍以及神经支配的肌肉无力。

脊髓平面的确定有助于确定病因。功能障碍通常在损伤平面以下最为明显，尽管在损伤平面也可能有体征。损伤平面以下的运动障碍是上运动神经元损伤，损伤平面处的运动障碍是下运动神经元损伤。

脊髓病变自上而下的定位指南如下：

- 颈椎损伤导致下肢痉挛性无力，以及损伤水平及以下的上肢无力。
- 胸椎损伤导致下肢痉挛性无力，但保留所有上肢和颈部功能，除非存在其他病变。

- 腰椎损伤导致下肢无力，其分布与无力水平匹配。括约肌功能障碍很常见。
- 骶髓损伤导致臀部肌肉功能障碍，并影响下肢一些腿部肌肉，患者通常尚能行走。括约肌功能障碍很难或无法被控制。

运动和感觉损伤的平面通常可以相当准确地定位病变的上下范围；然而，病变可能明显高于损伤平面。例如，伴有中胸段感觉平面的腿无力可能是由于颈髓下段的病变引起，仅对胸部进行影像学检查可能会遗漏病变。图 3.5.1 显示了受某些重要疾病影响的脊髓区域。感觉受累的平面与神经解剖图并不准确相关，因为感觉传入在几个节段上下投射。此外，皮节的分布图也不准确，感觉边界模糊且患者间有差异。表 3.5.1 显示了与脊髓某些重要病变相关的临床表现。

任何水平的脊髓损伤都可能引起肠道和膀胱控制问题，但当腰骶段脊髓受损时，这种情况尤其可能发生。损害的模式因损伤水平不同而不同。

脊髓病变的定位

脊髓的任何水平都可能受到疾病的影响，但在脊髓的不同水平，常见的病因有所不同。例如，颈段脊髓病通常是由于椎间盘疾病和颈椎病引起，而这些都是胸段脊髓病不常见的病因。在胸段区域，临床医生应更易怀疑其他病变，如肿瘤。单个神经根疾病，包括颈椎和腰椎神经根病，在第 5.5 章中讨论。

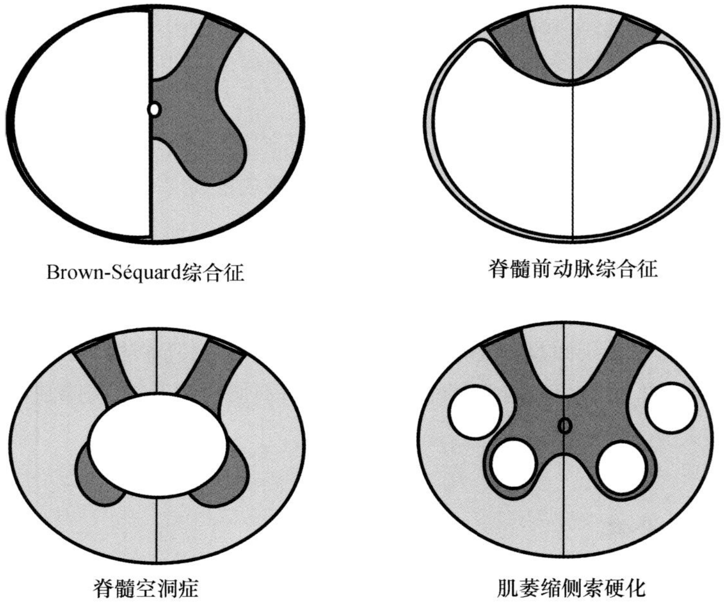

图 3.5.1　脊髓疾病。脊髓特定病理改变的示意图

表 3.5.1　脊髓病变

病变	表现
脊髓前动脉综合征	病变部位以下瘫痪、痛觉和温度觉丧失；振动觉和本体感觉保留，损伤节段通常在 T9～L1 之间。
Brown-Séquard 综合征（脊髓半切综合征）	同侧：节段性下运动神经元功能障碍，病变部位以下振动觉和本体感觉丧失，病变部位以下有皮质脊髓束征。 对侧：痛觉和温度觉丧失。
马尾综合征	影响马尾神经根的不对称性痛觉和感觉丧失，尤其是 L4～S2；病情严重时出现膀胱和直肠功能障碍。
脊髓中央管综合征（通常为颈椎）	手臂无力，腿部肌力相对保留；腿部有皮质脊髓束征，但手臂没有；手臂经常疼痛。
肿瘤性脊髓压迫	脊柱区域疼痛；最终，病变部位以下出现无力和感觉丧失。
肿瘤性脑膜炎	单个皮节分布的多灶性运动和感觉丧失，神经根浸润时常见疼痛。
椎管狭窄	背部疼痛，常在行走时加重；腿局部无力和反射改变，通常分布在一个皮节。
脊髓空洞症	病变水平的痛觉和温度觉丧失，随后出现下运动神经元受累表现，然后是长束征和更明确的脊髓病变。

颅颈交界处病变

颅颈交界处病变根据病变的严重程度而表现出不同的症状和体征。轻度病变可表现为步态困难和感觉丧失，最显著的部位是肩膀，并延伸至上臂；感觉障碍可延伸至手部。

更严重的疾病会导致四肢瘫痪伴痉挛和括约肌功能障碍，脑神经（CN）Ⅸ至 CN Ⅻ麻痹，以及下跳性眼震。高位颈神经根功能障碍导致椎旁肌无力，连同副神经麻痹，可导致头部姿势受损。

颅颈交界处病变的常见原因包括颅颈交界处肿瘤和 C1 半脱位或骨折。鉴别诊断包括颈髓和脑干病变。脊髓病变不会导致后组脑神经麻痹。下段颈髓病变保留上肢近端运动功能，而且不影响膈神经功能。脑干病变通常会导致意识改变，闭锁综合征除外。在颅颈交界处病变中，第Ⅶ和Ⅵ对脑神经出现功能缺损较为明显。

颈髓

脊髓中央管综合征

脊髓中央管综合征（central cord syndrome）通常是由创伤引起，但也可能由脊髓内在病变引起，包括肿瘤和脊髓空洞。当由创伤引起时，通常是因颈部伸展过度所致。患者表现为手臂无力，而腿部力量相对保留，这被称为“桶人综合征（man-in-a-barrel syndrome）”。这类患者几乎总是存在一定程度的四肢轻瘫，包括下肢反射亢进和跖伸反射。上肢的反射可能会受到抑制，尤其在病程早期。手和手臂的疼痛很常见，而且可能很严重。

脊髓中央管综合征的临床表现可能是由于中央灰质的损害引起。四肢轻瘫提示皮质脊髓侧束损害。上肢可能有分离性感觉障碍，即可能会有痛觉和温度觉缺失，但触觉、振动觉和本体感觉相对保留。这种组合的发生是由于累及前外侧束的交叉轴突所致。

颈椎病

脊椎病是骨赘生长导致脊柱强直或活动度丧失。脊椎管受压造成节段性神经根损伤和脊髓压迫。神经系统症状可能是由于受影响平面的神经根损害引起的神经根病，也可能是由于损害下行传导束引起的脊髓病变。

颈椎病最常见于 C5 至 C6 节段，较少见于 C6 至 C7 节段和 C4 至 C5 节段。C5 至 C6 节段脊椎病会导致这些神经根支配的肌肉无力和萎缩，特别是肱二头肌和三角肌。肱二头肌腱反射通常减弱。如果存在脊髓病，该病变平面以下的腱反射将会是活跃的，伴跖伸反射。皮质脊髓束功能障碍常会导致手部不协调。

颈椎病的鉴别诊断包括脊髓病的其他原因，如肿瘤。肌萎缩侧索硬化（ALS）常被误诊为脊髓型颈椎病，因为 ALS 常表现为手部无力和下肢的皮质脊髓束征。许多 ALS 患者接受颈椎影像学检查以排除颈椎病。一个区别特征是在大多数 ALS 患者中可见手内在肌（intrinsic muscle of hand）明显萎缩；这一发现在颈椎病中明显不存在，颈椎病很少影响 C8 和 T1 神经根。但是，如果对正确诊断有任何疑问，应进行影像学检查，因为颈椎病是潜在可治疗的。

胸髓

引起胸段病变的原因包括血管闭塞、肿瘤、椎间盘疾病、创伤、横贯性脊髓炎、多发性硬化和脓肿。疼痛作为一种早期症状，提示是外源性病变导致脊髓压迫；而无疼痛则提示是肿瘤性或炎症性的内部病变。脊髓前动脉综合征是胸髓中最常见的血管病变。

上段胸髓病变除了有助于确定感觉平面的表现，可能几乎没有其他表现；当白质束受损时，还会出现皮质脊髓束征。下段胸髓病变，尤其是 T9 以下的病变，可保留上腹部肌肉的功能；这种情况会导致坐起动作时脐部向头侧偏移的运动［比弗征（Beevor sign）］。在这些情况下，检查腹部反射可能是有帮助的。

腰髓

影响腰髓区最常见的病变是腰椎神经根病和椎管狭窄。肿瘤和其他压迫性病变可影响马尾和脊髓圆锥。

腰椎病和椎管狭窄

脊椎病发生在腰椎区域，就像发生在颈段脊髓一样。退行性病变包括骨赘形成、后纵韧带肥大、椎间盘突出和关节突肥大。脊椎滑脱（spondylolisthesis）是椎体在下面的骨头上向前滑动，这种病变可能是退行性的或先天性的。

椎管狭窄的特点是椎管口径缩小，通常是由严重的退行性病变引起。脊椎病、黄韧带肥大和椎间盘突出侵袭蛛网膜下腔。患者主诉背部疼痛，常因行走而加重，还有站立和行走时的腿部疼痛（神经源性跛行）。脊髓性跛行可能是由于直接的神经压迫，而不是由于下段脊髓和（或）神经根缺血所致。血管因素是可能的，因为步行引起静脉充血，导致椎管的有效口径缩小，从而增加血管和神经的压迫。

椎管狭窄的诊断可通过磁共振成像（MRI）、计算机断层成像（CT）或腰椎脊髓造影术来确认。脊髓造影后再 CT 扫描可以清晰地显示受累水平处蛛网膜下腔的缺失。

一个重要的鉴别诊断是腿部的血管性跛行，因为椎管狭窄和血管性跛行都可以在行走时产生疼痛。没有诊断性的临床特征，但有一些通用的指南。

下列情况提示为椎管狭窄：

- 大腿部位疼痛最为突出；
- 用力时出现神经症状，包括无力和感觉迟钝；
- 静坐时能改善至少几分钟，但停止运动后站立时不会改善；
- 劳累型疼痛的体位性，例如下坡比上坡更困难，但骑车却无困难；
- 驼背姿势；
- 常存在外周血管搏动。

下列情况提示为血管性跛行：

- 小腿疼痛最明显；
- 用力时无或仅有轻微的神经症状；
- 停止运动后数秒至数分钟内改善，通常不需要坐下；
- 无体位性劳累型疼痛；
- 通常无外周血管搏动。

马尾和脊髓圆锥病变

马尾（字面意思，马的尾巴）由下段腰髓及骶神经根组成。马尾损伤产生不对称疼痛和马尾神经根分布区内的感觉丧失，大部分症状是由 L4 到 S2 的功能障碍引起。踝反射通常消失。病情严重时会出现肠道和膀胱症状。影响马尾的重要病变是腰椎间盘疾病和脊椎病、室管膜瘤、转移性肿瘤和伴半脱位的创伤。

脊髓圆锥是脊髓的末端，它是大多数马尾神经根的起源。患者在疾病早期表现为肠道和膀胱功能障碍，而这些症状在马尾病变中较晚出现。会阴区可能出现感觉丧失。脊髓圆锥受累可能会导致皮质脊髓束征，包括跖伸反射和跟腱反射亢进。同时，远端肌肉无力和膝反射消失提示下运动神经元病变。影响脊髓圆锥的主要病变与影响马尾的病变相同。

骶髓

S1 是最常因腰椎退行性疾病而受损的骶神经根。患者表现为腓肠肌和足内在肌的无力。感觉丧失常影响足底。

S2 病变产生无力，最突出的是足内在肌的无力，但这个症状可能很轻微。感觉丧失影响鞍区。

下段骶骨病变罕见，这些病变可能是由创伤或侵袭骶骨的肿瘤引起。主要是肠道和膀胱症状以及阳痿，没有腿部症状或体征。

临床相关

机械性脊髓病

压迫性脊髓病通常是由椎间盘突出、椎管内肿瘤或者因肿瘤累及椎骨结构、椎管内感染或血肿而侵袭脊髓引起的。

这些通常是通过发生与特定水平相符的运动和感觉缺失而被怀疑的。病变发展的速度是诊断的线索。硬膜外血肿起病迅速，常发生在腰椎穿刺或其他器械植入后；而脑膜瘤则随着其生长，缓慢地产生进行性功能缺失。与更严重的脊柱疼痛相关的病变可能是炎性的（如脓肿），发展速度更快，或与骨质破坏相关，虽然这个通用指南并不确定。

脊髓创伤

创伤是脊髓损伤的常见原因。在年轻患者中，机动车事故是最常见的原因。在老年患者中，跌倒是最常见的。其他病因包括体育运动、攻击和其他。

运动损伤后的脊髓损伤可以通过以下表现提示：

- 下肢无力重于上肢无力。
- 病变平面以下有感觉障碍。
- 早期腱反射减弱，随后是反射亢进和皮质脊髓束征，如跖伸反射。
- 脊椎局部区域疼痛。

脊髓创伤的诊断重点首先是稳定患者，然后确定是否需要紧急手术干预。CT

和 MRI 通常用于此目的，尽管脊髓造影术偶尔也会做，特别是当其他影像学方式无法进行或不确定时。

累及脊髓的肿瘤

累及脊髓的肿瘤可以分为以下几类：

- 硬膜外
- 硬膜内，但是髓外
- 髓内

硬膜外肿瘤是最常见的，它们通常是由系统性肿瘤转移引起。肺、乳腺、肾和胃肠道肿瘤首先转移到骨骼，然后扩散到椎管，产生外源性脊髓压迫。局部神经根受累可能导致神经根痛、无力和感觉丧失。绝大多数影响脊柱的肿瘤都伴有背部疼痛，因此不伴有背痛将是排除脊髓肿瘤的有力证据，尽管不是绝对的。淋巴瘤从椎旁区通过神经根孔延伸进入椎管，也造成脊髓压迫。预期可能出现神经根症状。

硬膜内髓外的肿瘤通常是神经纤维瘤或脊膜瘤。它们产生了所有外源性脊髓压迫的体征和症状，尽管也可能有神经根压迫的表现。

髓内肿瘤通常为胶质瘤。它们经常通过累及灰质而引起初期症状。随着病情进展，白质受累，随后出现皮质脊髓束征。背部疼痛可能存在，但不像硬膜外肿瘤那么常见。神经根痛在髓内肿瘤中不常见。

脊柱肿瘤的诊断通常是通过 MRI。如果没有发现预期的病变，可能需要做完整的脊髓造影。

脊髓空洞症

脊髓空洞症是脊髓灰质中的囊肿，纵向延伸至多个节段。它与脊髓积水不同，脊髓积水即中央管异常扩大。脊髓空洞症通常是由 Chiari 畸形引起的，该畸形被认为通过引起脑脊液流动受阻、中央管内产生压力波，随后中央管破裂进入周围实质，最终形成囊肿。脊髓空洞症的占位效应初期主要损害传递痛觉和温度觉的脊髓丘脑前束的交叉纤维。随后，脊髓空洞症水平的灰质受损，导致运动神经元变性。随着受累范围更严重的扩大，白质传导束的受压将产生病变平面以下的症状，包括痉挛和感觉缺失。

患者表现为病变平面的痛觉和温度觉丧失；对于颈段脊髓空洞症患者，这种感觉丧失出现在肩部和手臂上，有时被描述为披风或披肩样分布。在病变平面处的下运动神经元变性会引起无力。随着白质受压，病变以下会出现痉挛和感觉丧失；在这个阶段，从临床角度很难将脊髓空洞症与其他原因引起的脊髓病区分开来。

鉴别诊断包括其他原因引起的脊髓病，如肿瘤。实质内肿瘤，通常为胶质瘤，可能以一种与脊髓空洞症难以辨别的方式表现出来。可以通过 MRI 来诊断。

Brown-Séquard 综合征

脊髓半切综合征被称为 Brown-Séquard 综合征（布朗-塞卡综合征）。经典的描述是脊髓外侧半的完整切面损伤，这是一种临床中很少见的病变。但实际上，在一些创伤性损伤、肿瘤、脱髓鞘疾病、不对称性脊椎病以及少数脊髓感染的患者中，可以看到 Brown-Séquard 综合征的一些成分。

病变水平的同侧表现包括由该节段支配的肌无力。在病变水平以下可见到振动觉和本体感觉障碍、肌无力和皮质脊髓束征。在病变水平的对侧没有受损表现；但在病变水平以下，有痛觉和温度觉缺失。

诊断该综合征最重要的临床表现是那些病变水平以下的症状。症状缺失和疼痛有助于定位病变的皮节水平。

血管性疾病

脊髓的血管性疾病并不常见；当该病变出现时，可能也难以临床诊断。病史和体格检查同样重要。在没有外伤的情况下，突然出现局限于脊髓的功能缺损症状提示是血管事件。脊髓前动脉闭塞引起的梗死以及血管畸形和外伤引起的出血是最重要的脊髓血管综合征。

脊髓前动脉综合征

最常见的脊髓血管综合征，可能是肿块病变直接压迫血管导致的梗死，这是肿块病变可能导致症状急性发作或加重的原因。脊髓前动脉闭塞会导致大部分脊髓梗死，除了后角和后索的背侧。脊髓前动脉闭塞通常是由于 Adamkiewicz 动脉受损所致，该动脉在从主动脉起源时就可能闭塞。主动脉横断钳闭是梗死的常见原因。

患者表现为病变水平以下的瘫痪。感觉症状的发现很重要，包括病变水平以下的痛觉和温度觉缺失，而振动觉和本体感觉相对保留，这是由于后索未受累。虽然患者经常描述触觉感觉不同，但轻触觉被保留下来。当 Adamkiewicz 动脉闭塞时，病变的顶端平面在 T9 和 L1 之间。当脊髓前动脉直接闭塞时，更常见为胸椎上段或腰椎上段区域的病变。

脊髓前动脉综合征与其他原因引起的脊髓病的区别在于振动觉和本体感觉保留。很少有其他原因的脊髓病表现为突然发作。

脊髓后动脉闭塞

与脊髓前动脉闭塞引起的梗死相比，脊髓后动脉闭塞引起的梗死要少见得多。脊髓后动脉闭塞表现为病变水平以下的振动觉和本体感觉丧失。

出血

动静脉畸形和静脉血管瘤可发生在脊椎蛛网膜下腔或脊髓实质内。因出血及随后出现的占位效应和梗死而导致临床症状，Foix-Alajouanine 畸形常产生血栓形成的症状。患者表现为背痛、腿部无力和可能呈间歇性的感觉症状。上述症状可能在外伤或分娩后出现，也可能被错误地单纯归因于脊髓损伤。通常通过 MRI 进行诊断。

动脉瘤可以发生在脊椎，但在蛛网膜下腔出血中占比不到 1%。患者表现为急性发作的背部疼痛，疼痛迅速扩展到其他脊椎区域和头部。当患者表现迟钝时，可能没有线索表明为脊髓起源；但是，如果动脉造影无法显示，则应考虑脊髓来源。

脊髓硬膜外和硬膜下血肿可能由轻微外伤引起。儿童更容易在颈椎区域发生出血，而成人则会在胸椎和腰椎区域发生出血。患者表现为受累区域严重的脊椎疼痛，随后出现与该病变水平相应的运动和感觉症状。

在脊髓损伤后可能发生非血管畸形引起的实质内出血，并可表现为脊髓中央管综合征或脊髓病。病变的位置是不同症状的决定因素。

中毒性、代谢性和营养性疾病

中毒性、代谢性和营养性脊髓病的范围不像脑病那样广泛，但有一些重要的原因。

维生素 B_{12} 缺乏症

维生素 B_{12} 缺乏症在神经系统方面可表现为神经病变、认知障碍和脊髓病的各种组合。脊髓损伤主要发生在后索和侧索，产生脊髓病的运动障碍以及感觉障碍。许多（但不是所有）患者会有巨幼红细胞贫血。

临床症状通常表现为弥漫性四肢无力和感觉丧失，常伴有小脑性共济失调。可能出现皮质脊髓束征。当患者同时伴有周围神经病变和皮质脊髓束征时，应考虑维生素 B_{12} 缺乏症。

铜缺乏症

铜缺乏可引起脊髓病，原因包括铜吸收缺陷和锌摄入过量。这是周围神经病和脊髓病合并存在的另一个原因。脊髓病的表现既有运动方面的皮质脊髓束征，也有感觉缺陷，尤其是振动觉和本体感觉。周围神经受累的表现包括远端感觉缺失和远端反射受抑制。与维生素 B_{12} 缺乏一样，这也是跖伸反射（Babinski 征阳性）和踝反射消失的病因之一。

当患者表现出外周和中枢症状时，就要怀疑铜缺乏。然而，两者并不一定都存在；因此，当主要表现为脊髓病症状时，就可能会遗漏铜缺乏。大多数患者体内的铜含量都较低，虽然临界的铜缺乏就可能会产生症状。当怀疑铜缺乏时，应检查维生素 B_{12} 含量，反之亦然。

维生素 E 缺乏症

维生素 E 缺乏并不常见，通常是由于吸收不良而非营养摄入不足造成的。维生素 E 缺乏可导致脊髓病，相关表现可提示脊髓小脑综合征。

氧化亚氮中毒

氧化亚氮常被用作麻醉剂，但更多情况是在娱乐性使用时中毒。临床表现几乎与维生素 B_{12} 缺乏症相同，因为氧化亚氮会干扰维生素 B_{12} 的细胞内功能。脊髓病常伴有周围神经病变和认知功能障碍，如同维生素 B_{12} 缺乏症所见。

感染性和炎症性疾病

脊髓灰质炎

脊髓灰质炎是由肠道病毒引起的脊髓和脑干感染所致。脊髓灰质炎偶尔见于未免疫接种的患者。在免疫接种的患者中，脊髓灰质炎是由于疫苗中所含的病毒未完全灭活或疫苗中未包含的某种病毒感染所致。

病毒感染脊髓和（或）脑干的运动神经元，导致受累肌肉无力和萎缩。肌无力通常是不对称的，远端肌肉优先受累。腱反射减弱，且通常表现为消失，这与中枢性病变的结果有所区别。

大约 15% 的脊髓灰质炎患者会出现延髓受累。主要受累的脑神经是面神经、舌咽神经和迷走神经。网状结构受累会导致呼吸受损。患者可能会发展为伴有意识水平受损的脑炎，但这是极少见的情况。

横贯性脊髓炎

横贯性脊髓炎是一种临床综合征，可能包括多种疾病。患者表现为持续数小时至数天的脊髓病发作。背痛和模糊的感觉症状可能先于脊髓病的客观体征发生。少数患者在发病前会出现发热症状，但这并不是一个有用的临床特征。

横贯性脊髓炎在大多数患者中是一种孤立的疾病。只有约 7% 的患者后来会发展为多发性硬化（MS）。

多发性硬化

多发性硬化的特征是脱髓鞘，而轴突保留。脊髓经常受累，但并非总是受累，产生类似横贯性脊髓炎的脊髓病。通过患者病史或者既往的或继发于脊髓病的其他脱髓鞘病变检查，可怀疑该诊断。其常见的相关症状包括视力丧失、偏瘫或偏侧感觉丧失和共济失调。

多发性硬化的诊断是通过临床标准和脑 MRI 来确定的。当患者出现脊髓病时，通常需要进行脑部 MRI 检查。脊髓脱髓鞘的长度超过 3 个脊椎节段区域被称为纵向广泛性病变，其存在引起了对 MS 以外疾病的怀疑。这些疾病包括由抗水通道蛋白 -4 抗体引起的视神经脊髓炎（NMO）（Devic 病），或者由维生素 B_{12} 缺乏或铜缺乏引起的亚急性脊髓联合变性。

视神经脊髓炎谱系疾病

视神经脊髓炎谱系疾病（neuromyelitis optica spectrum disorder，NMOSD）是一种炎症性疾病，主要特征是脱髓鞘，但也伴有轴突损伤。其名称来源于该病易累及脊髓和视神经。多年来，这种疾病一直被称为 NMO 或 Devic 病。根据经验，不只脊髓和视神经受累，还可累及其他部位，因此在名称中增加了“谱系疾病”一词。脑干是除了脊髓和视神经以外最常受累的区域，但也可能存在其他部位受累。NMOSD 并非 MS，两者在病理生理学上是不同的。

当患者出现横贯性脊髓炎或视神经炎时，应考虑 NMOSD。像这样的病变，患者表现为单眼或双眼视力丧失和（或）脊髓病变。通过临床表现、脱髓鞘病变的 MRI 证据以及包括抗水通道蛋白 -4（AQP4）或髓鞘少突胶质细胞糖蛋白（MOG）抗体在内的实验室检查结果可以明确诊断。

脊髓痨和梅毒性脊髓炎

脊髓痨是由于晚期神经梅毒累及脊髓背根所致的一种罕见病。有脑膜炎和脊髓背根的炎性改变，导致背根神经节和后索萎缩。患者表现为感觉性共济失调，他们的平衡和步态困难是由于缺乏关于肢体位置的正确感觉信息。经典的步态是拍打步态。腱反射减弱，感觉缺失常见。

脊髓腹根受累可产生无力和萎缩，但这些症状远不如感觉症状突出。相关神经系统检查发现是诊断的线索。阿-罗瞳孔在第 3.4 章已讨论，也可见其他瞳孔异常。Charcot 关节是指因无法察觉疼痛而被破坏的关节。可能存在其他脑神经病变，导致上睑下垂、面肌无力和（或）听力丧失。由于传入神经受损，肠道和膀胱反射受损。然而，没有发现表明皮质脊髓束受损。

梅毒性脊髓炎是脊髓功能障碍的一种罕见病因，其表现为受累水平以下的进行性无力和痉挛。在梅毒病程中这种情况往往比脊髓痨更早发生。

退行性疾病

运动神经元疾病是影响脊髓神经元的主要的退行性疾病。这类疾病包括脊髓性肌萎缩（spinal muscular atrophy，SMA）、肌萎缩侧索硬化（ALS）、进行性肌萎缩（progressive muscular atrophy，PMA）和原发性侧索硬化（primary lateral sclerosis，PLS）。

脊髓性肌萎缩

SMA 发病年龄从新生儿期到青年期，通常出现在青年时期；发病年龄可能反映了运动神经元退行性变的进展速度，而非不同的病理生理疾病。SMA 被认为有三种类型：婴儿期发病的 SMA（Werdnig-Hoffman 病）、青少年期发病的 SMA（Kugelberg-Welander 病）和成人期发病的 SMA。这三种类型都以运动神经元的进行性变性为特征。

成人和年长儿童表现为进行性近端无力和肌肉萎缩，尤其是下肢。婴儿表现为面部和咽部肌张力低下和无力。由于功能性运动单元数量减少，腱反射减弱。感觉功能正常。

SMA 最常见的遗传方式是常染色体隐性遗传，少数成年起病的患者和极少数青少年起病的患者为常染色体显性遗传。

SMA 的鉴别诊断包括许多肌病和神经病变。单纯运动特征的表现可排除大多数神经病变。近端受累在 SMA 中很常见，因此不能用于与肌病鉴别。肌电图（EMG）在肌病和运动神经元变性中表现出不同的模式，因此可以明确运动神经元疾病（如 SMA）和肌病之间的临床区别。

SMA 与 ALS 的鉴别在于缺乏皮质脊髓束征。成人型 SMA 与 PMA 的鉴别很困难，但后者通常表现为非常不对称的无力，通常在多年内仅累及一个肢体。PMA 累及延髓是罕见的。

原发性侧索硬化

PLS 是一种上运动神经元变性，通常最初表现为腿部无力和痉挛。与 ALS 不同的是，PLS 不会累及下运动神经元，至少在早期阶段不会。随着疾病进展，经常累及延髓运动功能。此外，在疾病后期可能出现下运动神经元病变。

如果患者主要表现为腿部无力和痉挛，在检查中没有肌束颤动，EMG 没有失神经支配的表现，则要怀疑该诊断。

进行性肌萎缩

PMA 被认为是 ALS 的一种变异类型，约占 ALS 患者的 10%。患者表现为肢体肌肉的萎缩和无力。在病程后期，会出现全身性的肌肉萎缩和肌束震颤。

当患者表现为下运动神经元缺损症状而无感觉症状，且无上运动神经元缺损症状时，则要怀疑 PMA。在病程后期，许多患者确实会出现上运动神经元表现。

肌萎缩侧索硬化

ALS 的特点是脊髓和延髓运动神经元变性以及上运动神经元变性。因此，患者有肌无力、萎缩和肌束震颤等下运动神经元疾病的特征性表现，合并上运动神经元体征，包括反射亢进和跖伸反射。鉴别诊断包括 SMA，ALS 与 SMA 的鉴别点在于 ALS 有皮质脊髓束征。与颈椎病的鉴别诊断在本章前面的“颈椎病”部分中讨论过。

第 3.6 章

周围神经系统

Karl E. Misulis，Eli E. Zimmerman
（路正钊　译，李思奇　刘诗蒙　审校）

诊断方法

神经肌肉疾病具有特定的临床表现，但是神经肌肉定位诊断须排除脊髓或大脑的病变。产生周围表现的中枢神经疾病通常会影响除周围神经系统以外的其他系统，或者病灶的解剖学分布不完全符合周围神经病变。例如，左侧正中神经分布区的肌无力提示周围神经病变。正中神经和尺神经分布区的肌无力提示臂丛或更高水平的单一病变。如果同侧下肢也出现无力，单一病变则需定位于中枢神经系统（CNS）。一旦确认为神经肌肉疾病，鉴别诊断取决于更详细的解剖学定位，这需要区分以下部位的病变：

- 肌肉
- 神经
- 神经肌肉接头

肌肉和神经肌肉接头的疾病会产生单纯的运动症状。只有少数神经疾病会产生单纯的运动症状，其中包括运动神经元疾病和多灶性运动神经病。在肌肉和神经肌肉接头疾病中，除非肌无力非常严重，否则反射通常会保留。严重的低反射或无反射提示神经病变，而这种情况在感觉神经病中最为常见。

神经传导检查和肌电图

神经传导速度（nerve conduction velocity，NCV）和肌电图（EMG）通过区分肌肉、神经和神经肌肉接头的功能障碍，从而定位和分类功能缺陷，帮助进行鉴别诊断（表 3.6.1）。对于神经病变患者，这些检查可以区分轴突性神经病和脱髓鞘综合征，并确定哪些神经受累。

神经病变通常会导致周围 NCV 减慢和（或）复合肌肉动作电位（compound muscle action potential，CMAP）和感觉神经动作电位（sensory nerve action potential，SNAP）的振幅降低。在慢性失神经支配状态下，EMG 会显示纤颤电位和正锐波，这是由于失神经支配的肌纤维自发动作电位引起，并且显示大振

表 3.6.1　病变定位的神经诊断检查结果

病变	CMAP	SNAP	运动 NCV	感觉 NCV	EMG
运动神经病	降低	正常	正常或接近正常	正常	失神经支配
感觉神经病	正常	低振幅	正常	轻度减慢或消失	正常
轴突病变	降低	降低或消失	正常或接近正常	正常或接近正常	失神经支配
脱髓鞘性神经病	离散	离散或消失	减慢，传导阻滞	减慢或消失	正常或失神经支配
肌病	正常或低振幅	正常	正常	正常	肌病模式
神经肌肉传递缺陷	正常或低振幅	正常	正常	正常	正常或肌病模式

CMAP，复合肌肉动作电位；EMG，肌电图；NCV，神经传导速度；SNAP，感觉神经动作电位

幅的多相运动单位电位，表明肌纤维被幸存的运动轴突重新支配。急性情况下，EMG 可能只显示功能单位的数量减少。神经病变可能以轴突、神经元细胞体或髓鞘的退化为特征。

肌病通常会产生正常的神经传导，除了由于动作电位激活的肌纤维数量减少而导致 CMAP 可能降低。运动单位电位由于同样的原因也较小，它们通常因为动作电位在肌纤维膜上弥散的激活和传播而呈多相性。这种组合通常被称为短暂、小振幅的多相电位。

神经肌肉传递缺陷除了 CMAP 振幅降低，通常具有正常的 NCV，尤其是在肌无力综合征中。重复刺激会产生变化的 CMAP，重复刺激的效应因个体疾病和刺激频率而不同（后续会讨论）。

肌肉和神经活检

对于疑似以下诊断的患者，应考虑进行肌肉活检：

- 肌营养不良
- 炎症性肌病
    - 多发性肌炎
    - 皮肌炎
    - 感染性或寄生虫性肌病
- 线粒体肌病
- 糖原和脂质贮积病

- 血管炎

肌肉活检显示炎症性肌病的大多数患者有浸润。皮肌炎的典型特征包括束周肌纤维萎缩、个别肌纤维退化和再生，以及血管周围炎症；然而，皮肌炎有时可能不显示这些典型特征。肌营养不良的特征是肌纤维的退化和再生，以及肌肉组织被结缔组织取代。对于疑似以下诊断的患者，应考虑进行腓肠神经活检：

- 血管炎
- 某些脱髓鞘性神经病
- 淀粉样变性
- 某些家族性和疑似代谢性神经病

对于患有贮积病的患者，特定酶检测对诊断有启示作用。局部区域的血管炎症提示可能存在血管炎。麻风病会显示白细胞浸润神经节段，并且可以在特殊染色中检出细菌。

实验室检查

肌酸激酶（creatine kinase，CK）在大多数炎性肌病患者中升高，而在一些失神经支配疾病患者中轻度升高。在大多数神经病和所有的感觉神经病患者中，CK 水平正常。在代谢性肌病中，CK 水平通常也正常。进行性假肥大性肌营养不良（Duchenne muscular dystrophy）患者的 CK 明显升高，但在其他肌营养不良中，CK 升高可能不明显或不升高。许多肌病患者的醛缩酶（Aldolase）也升高；在其他神经肌肉疾病中，醛缩酶升高较轻。

实验室检查依赖于神经病的类型，尽管许多临床医生会进行一系列的一般性检查，而不考虑神经病的类型。以下是一些检查的列表，可以根据具体的神经病类型进行调整：

- 全套代谢检查（complete metabolic profile，CMP）
- 全血细胞计数
- 维生素 B_{12} 和叶酸水平
- 甲状腺功能（游离 T_4 和促甲状腺激素）
- 快速血浆反应素（rapid plasma reagin，RPR）
- 24 h 尿液重金属检测
- 血清蛋白电泳、血清免疫电泳和尿液免疫电泳

根据临床结果，可能需要进行额外的检查，包括人类免疫缺陷病毒（HIV）、红细胞胆碱酯酶、血铅、乳酸、抗核抗体、红细胞沉降率、C- 反应蛋白和重金属等。临床医生最好首先对神经病进行分类，然后谨慎选择检查项目，以寻找可能引起该类型神经病的疾病。

神经病

这一部分介绍了一些重要神经病的定位和诊断。

鉴别诊断

对于神经病患者，病变的解剖定位对于鉴别诊断至关重要。通过对神经病的特征进行分类，可以缩小可能的诊断范围。例如，亚急性脱髓鞘性感觉运动多发性神经病最有可能提示为吉兰-巴雷综合征。慢性纯运动神经元病最有可能提示为肌萎缩侧索硬化（ALS）或脊髓性肌萎缩（SMA）。神经病应根据以下标准进行分类：

- 模式：运动、感觉、自主神经或它们的组合。
- 病程：急性、亚急性或慢性。
- 病理学：神经元、轴突或脱髓鞘。
- 分布：局灶性、多发性或全身性。
- 发病年龄。

表 3.6.2 列出了一些重要的神经肌肉疾病以及它们根据这一方案的分类。

模式

模式包括运动、感觉和自主神经功能。本讨论侧重于运动和感觉功能。最常见的神经病是感觉运动神经病，提示周围神经损害，无模式偏好。纯运动或纯感

表 3.6.2　重要的神经病和神经元病

疾病	病程	分布	模式	病理学
肌萎缩侧索硬化（ALS）	C	G	M	A
腕管综合征（CTS）	C	F	SM	A、D
慢性炎症性脱髓鞘性多发性神经病（CIDP）	C	MF	SM	D
传导阻滞神经病	C	MF	M、SM	D
糖尿病性神经病	C	G、MF、F	S、SM	A
吉兰-巴雷综合征（GBS）	A 或 S	G	SM	D
脊髓性肌萎缩（SMA）	C	G	M	A

病程：A，急性（acute）；C，慢性（chronic）；S，亚急性（subacute）。
分布：F，局灶性（focal）；G，全身性（generalized）；MF，多发性（multifocal）。
模式：M，motor（运动）；S，sensory（感觉）；SM，sensorimotor，感觉和运动。
病理学：A，轴突性（axonal）；D，脱髓鞘性（demyelinating）。

觉神经病通常是由于神经元直接损害，即运动神经元（前角细胞）或背根神经节神经元分别受损。

运动神经病在临床上特征性表现为肢体无力，常伴有肌束震颤和肌肉痉挛。NCV 测试显示低振幅的 CMAP，根据病理情况，偶尔会显示降低的运动 NCV。EMG 显示受影响的肌肉失神经支配。

感觉神经病在临床上特征性表现为感觉丧失和存在感觉异常。术语使用可能存在歧义，但通常使用的术语包括感觉异常（paresthesia）和感觉迟钝（dysesthesia）。在本章中，感觉异常是指感觉的异常感知，如麻刺感。感觉迟钝是指带有疼痛特征的异常自发感觉。这些感觉通常是自发产生的，并且会被感觉刺激引发或调节。神经病中如果大直径的轴突受累，异常感觉通常为麻刺感，而如果受累的主要是小纤维，感觉通常是灼烧感。在纯感觉神经病中，NCV 测试显示降低的 SNAP 振幅，根据病理情况，常显示较慢的感觉 NCV。肌电图不显示肌肉失神经支配。

感觉运动神经病的特征是运动和感觉神经病的综合症状；然而，肌束震颤不常见。NCV 测试显示低振幅的 CMAP 和 SNAP，伴中度到重度的轴突性神经病。脱髓鞘性神经病导致运动和感觉 NCV 减慢，病程早期出现局部区域的传导阻滞。

自主神经病在临床上特征性表现为血管运动和胃肠道运动功能障碍，最常见的影响是直立性低血压和胃轻瘫。除非同时存在感觉神经病和运动神经病，否则常规 NCV 测试和肌电图不显示异常。交感神经功能的特殊检查可以发现功能障碍。

病程

大多数神经病都是慢性病程。神经毒素往往引起急性中枢神经系统症状，但神经病是延迟出现的，通常只在长时间暴露后才会出现。对于神经病的病程分类与对于其他缺陷（如皮质脊髓束功能障碍）的分类有些不同。一个有用的定义是：急性≤ 4 周，亚急性＝ 4～8 周，慢性≥ 8 周。

按照这一分类，急性神经病主要是单神经病，如压力性麻痹和神经梗死。吉兰-巴雷综合征［其中最常见的类型是急性炎症性脱髓鞘性多发性神经病（acute inflammatory demyelinating polyneuropathy，AIDP）］、卟啉病、白喉和危重症神经病都属于急性神经病。亚急性神经病包括维生素 B_{12} 缺乏症、糖尿病性肌萎缩、血管炎和亚急性炎症性脱髓鞘性多发性神经病（subacute inflammatory demyelinating polyneuropathy，SIDP）等。

慢性神经病包括大多数其他类型，如慢性炎症性脱髓鞘性多发性神经病（chronic inflammatory demyelinating polyneuropathy，CIDP）。

病理学

病理学揭示了神经病的类型。有三种基本类型：轴突性、神经元性和脱髓鞘性。此外，还有一种基于损伤类型的分类：神经失用、轴突断裂和神经断伤。

- 神经失用是神经纤维功能在没有轴突切断的情况下发生的创伤性破坏。
- 轴突断裂是轴突的创伤性破裂，但保持了完整的结缔组织鞘。
- 神经断伤是神经的完全切断。

轴突性神经病是由轴突的退行性变引起，最为常见。轴突越长越容易受累，因此症状和体征在远端更加显著。轴突性神经病没有特别具鉴别性的症状，与脱髓鞘性神经病的区别主要是基于 NCV 测试和肌电图。检查发现，在轴突性神经病患者中肌腱反射保留，而在脱髓鞘性神经病患者中观察到反射减弱。肌无力伴随肌肉萎缩，并且随着病程的增加，萎缩现象更加明显。

神经元病是由于代谢障碍或遗传缺陷导致的神经元细胞体退行性变。由于运动神经元和背根神经节神经元通常不会被同一病理过程直接影响，因此症状是运动性或感觉性的，具体取决于受累的神经元。神经元病在临床上难以与轴突性神经病区分开来。提示神经元病的特征包括单一模式受累、肌束震颤、CMAP 或 SNAP 振幅降低伴 NCV 正常，以及远端和非常近端肌肉（如椎旁肌）的失神经支配。

脱髓鞘性神经病在临床上以运动和感觉症状为特征，特别是肌无力、感觉异常、感觉迟钝和感觉丧失。症状可能既出现在近端又出现在远端，尽管远端肌肉受到的影响更大。脱髓鞘性神经病通常缺乏轴突性神经病变所具有的从远端对称性向上蔓延的特点。检查显示肌腱反射减弱；如果肌腱反射保留，诊断脱髓鞘性神经病的可能性较小，即使在疾病早期也是如此。肌腱反射减弱是区别于轴突性和神经元性退行性变的主要特征。如果肌腱反射减弱的程度与肌无力不成比例，须怀疑脱髓鞘性神经病。运动和感觉 NCV 较慢。CMAP 和 SNAP 振幅较低，波形离散，与轴突性神经病中波形保留的低振幅形成对照。脱髓鞘性神经病通常会引起明显的肌无力，与轴突性神经病相比，肌肉萎缩不太明显。

分布

神经病可以是局灶性、多发性或全身性的。患有全身性神经病的患者容易发生压力性麻痹，这表现为局灶性神经病症状。

局灶性神经病通常是由压迫引起的，尽管也可能有血管原因。常见的受损区域包括腕管处的正中神经、尺神经沟处的尺神经，以及腓骨颈处的腓神经。

多发性神经病通常是由系统性疾病引起的。重要的原因包括糖尿病、麻风、结节性多动脉炎和其他血管炎。压力性麻痹的家族遗传易感者也可表现为多发性单神经病的症状。

全身性神经病通常以远端症状明显为特征，尽管检查、NCV 测试和肌电图显示近端和远端均有损害。由于远端症状，上肢功能障碍只能通过 NCV 测试和肌电图来揭示。

发病年龄

许多发生在成年人的神经病在儿童中并不常见。例如，成年人中的慢性单纯运动神经病最有可能是 ALS；而在儿童中，更有可能是 SMA。SMA 在成年后可能会发生，但很少见。上运动神经元受累的体征对 ALS 的诊断会更有把握。儿童中重要的神经病和神经元病包括以下情况：

- SMA
- 代谢性疾病（如贮积病）
- 青少年糖尿病合并神经病
- 某些癌症患儿可能患有的长春新碱神经病
- 吉兰-巴雷综合征
- 遗传性神经病
- 多发性神经病

多发性神经病中最重要的区分特征是轴索性和脱髓鞘性神经病之间的鉴别。大多数代谢性神经病是轴索性的，包括糖尿病、肾性神经病和大多数药物引起的神经病。脱髓鞘性神经病较为罕见，包括免疫介导的神经病。

糖尿病性神经病

糖尿病性神经病可以分为多种类型，包括感觉神经病、感觉运动神经病、单神经病和多发性单神经病。较不常见的是糖尿病腰骶多发性神经根病。

诊断取决于受影响的类型。几乎每个神经都受影响，还是只有个别神经受影响？受影响的部分是近端还是远端？肌电图可以帮助记录疾病类型。这些问题在本章中已进一步讨论。

免疫介导性神经病

目前存在许多免疫介导性神经病，但本讨论将重点放在对常规神经病学实践最重要和最常见的类型上。其他一些类型将在第 5.5 章中进行更详细的讨论。

AIDP 是一种迅速进展的神经病，伴有感觉和运动功能障碍；这是吉兰-巴雷综合征（Guillain-Barré syndrome，GBS）这组疾病中最常见的亚型。根据这种临床表现考虑患者疑似 GBS，诊断通过在脑脊液（CSF）中发现升高的蛋白质而得到支持，且除外其他原因。神经传导检查（nerve conduction study，NCS）可以显示脱髓鞘，但早期检查可能正常，治疗通常不必等待 NCS 确认。

CIDP 是一种脱髓鞘性神经病，可以表现为 AIDP，但临床表现略有不同，涉及近端和远端。更多细节在第 5.5 章中介绍。

SIDP 类似于 CIDP，但发病时间为 4～8 周。

当患者出现 AIDP 时，应警惕是 CIDP 首次发作的可能性，尽管概率相对较低。如果病情恶化，他们应迅速复诊进行重新评估和额外的治疗。尽管数据不足，一般认为被诊断为 AIDP 的患者中，随后有 15% 被诊断为 CIDP。与 CIDP 首次发作更相关的因素包括缺乏诱发事件（如感染）和病情持续超过 4 周。

吉兰-巴雷综合征存在一些罕见的亚型，这些将在第 5.5 章中进行讨论。

遗传性神经病

遗传性神经病是一组病理生理学和遗传方式各异的多种疾病。这一组疾病包括常染色体显性遗传和隐性遗传疾病。外显率可能会有所变化。神经生理学检查可以显示轴突或脱髓鞘性改变。更多详细信息请参见第 5.5 章。

如果有家族史，而且如果在儿童期发病，应特别怀疑遗传性神经病。综合征的识别是一些神经病的鉴别关键。

单神经病

单神经病的描述多样，几乎人体中的每个神经都至少有一种被描述的综合征。最常见和最重要的单神经病在第 5.5 章中进行详细讨论。脑神经病在第 4.2 章中进行讨论。

多发性单神经病

多发性单神经病是多个单一周围神经的功能障碍。单神经病可能会同时发生；然而，当存在两个或更多的单神经病时，通常提示存在系统性疾病。重要原因包括糖尿病、血管炎（如结节性多动脉炎）和麻风病。NCV 测试显示受累神经中多发性神经传导减慢。

在多发性神经病的情况下对多发性单神经病进行分类是有争议的。如果单一神经的损伤程度远远超过多发性神经病引起的 NCV 和 EMG 异常，那么诊断为多发性单神经病可能是合理的。一些临床医生认为，存在多发性神经病的情况下，多发性单神经病并不具有相同的病理生理学和临床意义。

运动神经元病

运动神经元的细胞体位于脊髓和大脑，因此从理论上讲，它们属于 CNS 部分。然而，它们也是周围神经系统的运动部分，因此这里简要讨论一些运动神经元病。更详细的讨论请参见第 5.5 章。

运动神经元病不累及感觉神经，必须与肌病进行区分，后者也只产生运动症状。四种最重要的运动神经元病包括：

- ALS，上、下运动神经元退行性变导致肌无力和皮质脊髓束征。
- SMA，只有下运动神经元的退行性变。
- 脊髓灰质炎，病毒引发的运动神经元退行性变。
- 多发性运动神经病，发生运动神经脱髓鞘，可能会与 ALS 混淆，但并非轴索性病变。

第 3.7 章

神经肌肉接头和肌肉

Karl E. Misulis，Eli E. Zimmerman
（王皓缘　译　迟博闻　刘诗蒙　审校）

神经肌肉传递缺陷

神经肌肉传递缺陷表现为肌无力和易疲劳。早期疲劳倾向和缺乏感觉症状提示这类疾病。

这些缺陷是由于突触前末端乙酰胆碱（ACh）释放障碍或突触后末端乙酰胆碱受体（AChR）减少导致突触传递受损所致。主要神经肌肉传递缺陷的基本特征见第 5.5 章。

重症肌无力是一种自身免疫性疾病，表现为肌无力，通常会影响眼部运动功能，但随后会扩展到其他肌群，包括延髓肌和呼吸肌。

肉毒杆菌中毒是由肉毒杆菌毒素中毒引起的，当患者迅速出现进行性无力并伴有近期腹部不适时，即使没有已知的肉毒杆菌毒素摄入病因，也可怀疑为肉毒杆菌中毒。

肌无力综合征（Eaton-Lambert 综合征）是一种自身免疫性疾病，通常是一种副肿瘤性疾病。当患者出现肌无力和包括口干在内的自主神经症状时，可怀疑患有此病。

肌病

肌病表现为肌肉无力，但无感觉功能障碍。肌病与肌萎缩侧索硬化（ALS）的区别在于缺乏上运动神经元体征。肌病患者的神经传导速度（NCV）正常，但萎缩肌肉的复合肌肉动作电位（CMAP）可能降低。与神经病变不同，肌病患者的肌电图（EMG）显示运动单位电位异常。肌病与神经病的鉴别见表 3.6.1（第 3.6 章）。更多细节请见第 5.5 章。

肌营养不良

当患者出现隐匿进展的无力和步态改变时，应怀疑是肌营养不良。缺乏感觉症状可排除周围神经病变。其中一些疾病有综合征的表现。

炎性肌病

炎性肌病包括多肌炎、皮肌炎和病毒性肌炎。当患者出现无力而无感觉受累时，应怀疑该病。典型的皮肤改变提示皮肌炎。炎性肌病可能是一种副肿瘤性疾病，因此某些已知肿瘤的存在提示这种可能。有关这些疾病的详细介绍见第 5.5 章。

代谢性肌病

当儿童出现多系统疾病，包括肌病表现时，尤其要考虑代谢性肌病。第 5.5 章详细介绍了其中一些疾病。这些疾病表现为肝、心脏和认知功能障碍。

周期性瘫痪

周期性瘫痪包括一组以发作性无力为特征的疾病。具体的症状和化学因素因个体疾病而异。发病年龄在儿童或青少年时期。肌无力的程度可能很严重，但眼肌和呼吸肌不受影响。

低钾性周期性瘫痪表现为低钾引起的发作性无力。症状通常在醒来时出现。这些症状通常是由前期的碳水化合物负荷引起的，尤其是当年轻患者出现晨起无力发作的病史时，应怀疑这种疾病。

高钾性周期性瘫痪表现为明显的肌无力发作，通常由运动或禁食引起。发作间期可表现为肌强直。

第 4 篇

功能障碍的定位

篇目录

第 4.1 章

精神状态

Howard S. Kirshner，Martin A. Samuels
（王皓缘　译　迟博闻　刘诗蒙　审校）

与神经系统检查其他方面一样，精神状态检查有助于定位神经系统的病变位置，以及病损的范围和严重程度等重要信息。

精神状态检查最重要的方面是执行检查。一些患者在社交谈话中表现出“鸡尾酒会”式的举止，这可能会掩盖他们在定向力和记忆力方面的重大缺陷。局灶性病变可能仅影响视空间功能、语言，或仅影响阅读或写作；若没有记录这些特定的认知缺陷，则无法正确诊断疾病。有关更详细的精神状态检查内容，读者可参考 Mendez 的新书（2022 年）。

美国神经病学学会推荐的神经病学核心见习课程的精神状态检查内容如下：

- 警觉水平
- 语言功能
  - 流畅性
  - 理解力
  - 复述
  - 命名
  - 阅读
  - 写作
- 记忆力
  - 即刻
  - 短期
  - 长期
- 计算力
- 视空间处理
- 抽象推理

警觉水平是对患者意识水平的描述。昏迷表现为对刺激缺乏有临床意义的反应。昏睡和迟钝属于警觉的两个阶段，只有在大于正常刺激的情况下才会出现有意义的反应。其他警觉水平包括轻度嗜睡状态、正常警醒状态，甚至是过度警觉或激动状态。

应该进行详细的语言功能测试，特别当怀疑左半球病变时。测试一般分为六部分：

- 描述自发言语，注意流利程度、单词或发音错误或找词困难
- 命名
- 复述
- 听觉理解
- 朗读和理解
- 写作

如果患者应对邀请没有言语，检查者可以尝试诱导患者讲话，比如说出一周中的日子或从 1 数到 10，然后在可能的情况下过渡到自发言语。如第 5.2 章所述，床旁精神状态检查中的语言异常有助于定位病灶，有时甚至指向具体的诊断。

记忆力测试包含许多独立的认知操作。即刻记忆或“工作”记忆是注意力的一种衡量标准。它是在床旁测试，方法是让患者正向重复数字［正常数字广度（digit span）为 7］，或者正向或反向拼写“WORLD”。数字广度测试，无论正向或反向，也可以测量注意力。然而，反向数字广度测试或反向拼写“WORLD”可能需要一定的短期记忆力。短期记忆通常要求患者立即重复 3 个单词，然后延迟 5 min 后再进行回忆。有些精神状态检查包含更多的短期记忆项目；例如，蒙特利尔认知评估（MoCA）包含 5 个项目。短期记忆可以通过非语言方式测试，如房间内隐藏物体的位置或视觉设计（图画）的再现。短期记忆也可以在访谈中通过询问患者刚刚做过的测试或者用餐、看病或亲属探视的细节进行非正式测试。长期记忆可以通过询问患者的生平细节来测试，但前提是家属可以证实其答案，或者通过询问一些常识性的问题（如历届总统）来测试。

计算力测试是因为计算推理功能定位于左顶叶；而书面计算也涉及视空间功能，可能涉及右半球。从 100 开始的连续减 7 法可以用来测试注意力（即刻记忆）和计算力。要求患者从 5 美元钞票中找零也可以用来测试计算能力。

视空间功能可通过以下方式进行测试。要求患者将一条线平分为两段，或者绘制一个图形，例如时钟（其中数字和指针的位置须反映特定的时间）。其他可选择的画法包括画房子、雏菊或三维盒子。简易精神状态检查（Mini-Mental State Examination，MMSE）中的相交五边形也可以作为测试选项。另外，可以通过要求患者绘制地图并找出特定的城市来评估其视空间功能。

抽象推理测试主要考察患者提前计划的能力以及对于事实或事件重要性的理解能力。对于讽刺和幽默的解读能力也可以洞察患者对于字面意义不明显的概念的理解能力。最后，患者对于自身疾病的认识程度以及他们对于疾病的反应能够反映出他们对自身状况的理解程度。

标准的精神状态检查没有特别包括其他几个功能。患者的情绪状态是重要的判断依据，这包括患者的心境（主观情绪状态）和情感（由检查者判断的患者情绪状态）。换句话说，检查者可以通过患者对检查者的影响来判断患者的情绪状态；抑郁

患者会让检查者感到“沮丧”，而躁狂患者则可能会让检查者大笑或感到兴奋。

实践（praxis）是指患者根据指令做出已学过的运动动作或模仿这些动作的能力。例如，要求患者演示如何用每只手敲击钉子或刷牙，可以评估失用症。

感知（gnosis）是指患者通过特定的感觉模式识别物体的能力，丧失这种识别能力被称为失认症（agnosia）。失认症通常特定于某一感觉模式，例如，视觉失认症是指患者在视觉上无法识别物体（尽管通过触摸或听觉仍能进行识别）。听觉和触觉失认症也已被认识。对某一感觉模式下的刺激子集的识别，如对视觉面孔（面孔失认症）或熟悉的声音（声音失认症）的识别，可能孤立地受到损害。

简易精神状态检查

有几种不同标准的精神状态检查。使用最广泛的是 Folstein 及其同事的简易精神状态检查（MMSE）。该检查方法如下所示。MMSE 具有标准化格式和量化评分的优点，但也有一些局限性。第一，它不应该成为检查者在适当时候对语言和其他功能进行更详细检查的束缚。第二，它在定向和言语过程的权重较大，视空间任务只有 1 分。第三，它在很大程度上依赖于教育程度。许多受过教育的患者在这项测试中会出现天花板效应。因此，它在检测受过教育患者的早期痴呆症方面并不敏感。MMSE 的项目计分如下：

- 时间定位　1
    - 年　1
    - 月　1
    - 日　1
    - 星期几　1
- 空间定位　1
    - 省　1
    - 市　1
    - 县　1
    - 医院　1
    - 楼层　1
- 注意力（连续减 7 测试或反向拼写“WORLD”）　5
- 记忆力
    - 说出 3 个项目　3
    - 在 5 min 时复述这 3 个项目　3
- 命名（铅笔、手表）　2
- 复述（清晰而不要有任何犹豫或不确定）　1
- 执行三步指令　3
- 执行书面的指令（如闭上眼睛）　1
- 写一句话　1
- 描摹相交的五边形　1

蒙特利尔认知评估

蒙特利尔认知评估（MoCA）比 MMSE 更难。与 MMSE 一样，它也是按 30 分计分，但同一患者的平均得分比 MMSE 低 5 分左右。测试内容包括说出 3 种不常见动物的名称、回忆 5 个单词、做一个简单的连线测试（Trail Making Test）B 部分、描摹一个立方体和其他物品。

功能障碍的定位

根据检查结果，患者可以分为几类。

正常

正常的范围很广。应根据患者的背景进行评估。一般来说，没有任何障碍的老年人应该能够完成前面所述的测试任务。随着年龄增长而出现的认知改变通常被认为是一种认知障碍，但很难界定。正常的衰老会带来一些认知改变，在没有痴呆症的情况下，主要表现为感知推理能力和处理速度的下降。感知推理包括使用视觉信息和解决问题。韦氏成人智力量表（Wechsler Adult Intelligence Scale，WAIS）的模块设计（block-design）任务就是这样的任务。处理速度的下降是需要考虑的重要因素，因为这种变化可能会影响其他任务的表现，而这些任务似乎有更多的认知关联性。

轻度认知障碍

轻度认知障碍（mild cognitive impairment，MCI）是一种可察觉的认知缺陷，但尚不清楚其功能是否存在明显差异。此外，MCI 患者的病因通常是可逆的，常见病因包括某些药物和抑郁症。随着年龄的增长，抑郁症的发病率接近 14%。在近期丧偶的相同年龄老年人群中，抑郁症的发病率约为 50%。MCI 可能是阿尔茨海默病的前兆，在这种情况下，时间定向和记忆会受到影响（遗忘性 MCI）。其他 MCI 表现则有言语、执行功能或其他不符合阿尔茨海默病的缺陷，这些通常被称为多领域 MCI。

痴呆

痴呆是相对于基线的认知能力下降，影响到日常功能。痴呆与脑病的区别在于不存在可逆的病因，并呈现出不同的临床表现。

痴呆患者有正常的警醒状态和反应能力，但在某些特定的测试中，其表现可能会受到一定影响。为了准确诊断痴呆，需要进行详细的检查和研究记录这些异常，同时确定没有可逆的病因。

脑病

脑病（包括谵妄在内）与痴呆的区别在于其病因可能是可逆的。脑病患者通常嗜睡，精神运动迟缓，但也可能出现兴奋型脑病。相比于谵妄，脑病的起病更急，脑病的病程呈波动性。

脑病的潜在病因包括一些药物、毒物、代谢功能障碍（如肾或肝）、内分泌功能障碍（如甲状腺功能减退）或感染。

卒中可能表现为无明显局灶体征且伴有多发性小梗死的脑病；或表现为大脑后动脉梗死所致的认知障碍，伴有视野缺损但无肢体偏瘫。

无法评估

患者有可能不能或不愿配合正式的精神状态测试，这种情况下不能完成精准的精神状态评估。当患者住院过程中出现谵妄状态时，评估患者的认知功能是无效的。

第 4.2 章

脑干和脑神经功能障碍

Eli E. Zimmerman，Howard S. Kirshner

（姜鸣钰　译　瓮佳旭　刘诗蒙　审校）

脑神经在本书其他部分已有讨论。本章将重点介绍与脑干和脑神经相关的一些其他常见综合征。对于仅有或者主要是一对脑神经受损的病变，我们会在相应脑神经的部分进行讨论；对于脑干病变导致的脑神经功能障碍及其他神经功能异常，我们将单独进行讨论。表 4.2.1 总结了脑神经功能。

表 4.2.1　脑神经功能

序号	名称	运动功能	感觉功能
Ⅰ	嗅神经		嗅觉
Ⅱ	视神经		视觉
Ⅲ	动眼神经	上直肌、下直肌和内直肌，下斜肌；瞳孔括约肌；睫状肌	
Ⅳ	滑车神经	上斜肌	
Ⅴ	三叉神经	咀嚼肌	面部、前额、外耳、黏膜、角膜、鼻窦感觉
Ⅵ	展神经	外直肌	
Ⅶ	面神经	面部和头皮肌肉、镫骨肌	软腭感觉、舌前 2/3 味觉
Ⅷ	前庭蜗神经		听觉、空间位置觉、加速觉
Ⅸ	舌咽神经	咽肌、茎突咽肌	咽部感觉、舌后 1/3 味觉
Ⅹ	迷走神经	咽、喉肌，胸腹脏器运动	咽、喉、外耳道感觉，胸腹脏器感觉
Ⅺ	副神经	胸锁乳突肌、斜方肌、部分咽肌、上部喉肌	
Ⅻ	舌下神经	舌肌、颈带状肌群	

脑干定位

在定位脑干病变时，了解脑干上行和下行传导束以及脑神经和其他脑干核团的位置至关重要。可以沿着三个重要的轴线来考虑：头-尾侧、背-腹侧和内-外侧。一般来说，头-尾侧轴反映了不同的脑神经核团位置，背-腹侧轴将脑神经核团（背侧）与通过脑干的传导束（腹侧）分开，脑干两侧的内-外侧轴将运动结构（内侧）与感觉结构（外侧）分开。

当面对难以诊断的问题时，采用系统化的思维方式来定位脑干病变会更容易。相比于依赖复杂的脑干综合征，系统化的思维方式更加重要。我们可以按照以下思路来抓住问题的关键：

- 病变位于脑干内还是脑干外？
- 病变的头尾侧定位在哪里？
- 病变是单侧还是双侧？
- 哪些临床状况可引起该定位的损害？

孤立的单个脑神经麻痹通常是位于脑干外，即不是由于脑干实质病变引起的。多发的脑神经麻痹仍然可能由脑干外病变引起。如果脑神经麻痹的症状合并上、下行传导束受损的征象，则提示可能存在脑干实质内病变。例如，孤立的展神经麻痹相对比较常见，会导致同侧眼外展受限，可能由微血管病变、外伤或颅内压增高等引起，也可能是特发性的。与之相对应的，当展神经麻痹与内侧纵束损伤同时出现，导致核间性眼肌麻痹时，这是由于脑桥病变引起的。

通过明确哪些脑神经受累，可以相对容易地确定病变的头尾侧定位。例如，合并脑干实质内病变表现的动眼神经损伤提示中脑病变，而舌咽、迷走神经损伤提示延髓病变。

要判断病变是单侧还是双侧的，需要了解哪些纤维束是交叉的以及在哪个水平交叉。皮质脊髓束下行在延髓处交叉。传导精细触觉、振动觉和本体感觉信息的后索，在脊髓中上行时不交叉，升至延髓的薄束核和楔束核时换元，然后上行穿过延髓时交叉，形成内侧丘系。传递痛觉和温度觉的脊髓丘脑束轴突在脊髓节段内交叉，然后在脊髓中上行。脊髓丘脑束保持在脑干外侧，上行至中脑，并在此与内侧丘系汇合进入丘脑。

一旦确定病变是位于脑干实质内，并且确定了病变水平及单侧或双侧定位，就可以考虑具体的综合征。相关症状可以提示具体的病因；例如，急性神经功能缺损提示缺血性卒中，突发头痛、呕吐提示颅内出血的可能，慢性进行性功能缺损提示进展性占位病变。

嗅觉障碍

嗅觉丧失通常不会由神经系统疾病引起，少数情况下可出现。第 3.4 章讨论了一系列累及嗅神经的疾病。另外，鼻窦炎、许多感染性疾病和感染后疾病可以导致嗅觉减退或丧失。多种毒素也可以引起短暂性或永久性的嗅觉丧失。神经变性疾病，尤其帕金森病，也与嗅觉丧失有关。

明确是否存在诱发事件可以协助诊断。如果不存在，那么需要考虑其他病因，如额叶底部肿瘤。

视觉障碍

视力丧失是急诊科的常见主诉之一，但有很大一部分不是由神经系统疾病导致的，因此详细问诊，明确患者症状及病史至关重要。除明确诊断神经系统疾病，医生应当强烈建议患者进行紧急眼科会诊，因为治疗时机的延误可能导致不可逆性损伤。例如，一名多发性硬化（MS）患者因单眼视力丧失到急诊科就诊，初步判断其为 MS，但后来证实是急性青光眼。其他可能导致急性单眼视力丧失的原因包括缺血性视神经病变、视网膜脱落和眼内出血。

亚急性单眼视力丧失一般不会是血管原因引起的，因此需要鉴别是否为视神经炎、视神经压迫或原发性眼部病变。对于疑似视神经炎的患者，常规检查包括眼眶和脑部的磁共振成像（MRI）以及眼科会诊。

双眼视力丧失有广泛的鉴别诊断，如果患者存在视野缺损，则可以缩小鉴别诊断范围。双眼同向性偏盲或象限盲提示视交叉后病变，病变部位常见于枕叶。

头晕和听力丧失

头晕是一个难以描述的术语，对患者和医生来说都很难精确定义。有些患者描述为一种旋转或移动的感觉，称为眩晕（vertigo）；而其他症状如晕厥前感觉、复视、步态共济失调和意识模糊等可称为头晕（dizziness）。因此，诊断头晕的关键在于患者的主诉。

如果仅出现眩晕而没有其他功能缺损症状，通常是由于前庭周围性病变引起的。

如果眩晕伴有脑神经功能缺损或共济失调，可提示脑干病变，但需要更多信息来确定病因。急性眩晕发作常提示卒中。阵发性或进行性病变可能提示脱髓鞘疾病、肿瘤或者其他结构性病因。

对于听力丧失的患者，通常首先由耳鼻喉科医生诊治，如果检查未见外周病变，则会请神经科医生进行评估。急性发作的听力丧失通常是特发性的，但也可能是由于小脑前下动脉受损累及迷路动脉造成卒中而引起的。此时的听力丧失是卒中的一种表现形式。由于影像学检查通常不能完全显示血管损伤，所以起病形式和症状特征是诊断的关键。

面瘫

单侧面瘫通常考虑 Bell 麻痹，这是一种面神经的炎症性疾病，通常与单纯疱疹病毒感染有关。Bell 麻痹常影响上面部和下面部表情肌。鉴别诊断中需要考虑带状疱疹病毒感染，其特征是在与面瘫同侧的外耳道可见到水疱（Ramsay-Hunt 综合征）。卒中导致的面瘫主要影响下面部表情肌，因此容易与 Bell 麻痹区分。结节病也是鉴别诊断时需考虑的一种可能，但并不常见。

双侧面瘫通常考虑莱姆病和吉兰–巴雷综合征，但也可能发生在特发性面神经麻痹中。

构音障碍和吞咽困难

构音障碍具有广泛的鉴别诊断。在对构音障碍的患者进行紧急评估时，通常会考虑卒中病因，但如果构音障碍未合并其他体征，这是卒中不太常见的现象。一些初期可能单独出现构音障碍的病因包括药物作用、重症肌无力和口咽结构病变等，感染也是常见病因之一。

吞咽困难经常与构音障碍同时出现，具有类似的鉴别诊断。如果在初步检查中无法明确病因，进行专业的言语和吞咽评价可以帮助确定障碍的类型，从而缩小鉴别诊断的范围。

第 4.3 章

运动

Eli E. Zimmerman，Karl E. Misulis
（姜鸣钰　译　瓮佳旭　刘诗蒙　审校）

运动系统定位

识别和描述运动功能障碍对于理解神经系统定位至关重要。通过评估肌力减退和其他运动功能障碍，可以为脑部病变定位提供良好的基础。

定位累及运动系统的病变需考虑的因素包括：

- 运动功能障碍的性质
  - 肌力减退
  - 共济失调
  - 强直
  - 震颤
  - 痉挛或抽动
- 运动功能障碍的位置
  - 全身性
  - 局灶性
  - 多发性
  - 位置变化
- 相关症状
  - 感觉缺失
  - 视觉障碍
  - 言语障碍
- 检查结果
  - 客观的肌力减退
  - 主观感觉虚弱但无客观的肌力减退
  - 痉挛或阵挛
  - 震颤
  - 强直

- 相关的非运动临床表现
  - 腱反射
  - 病理反射

基于这些发现，可以对功能障碍进行定位。例如，强直伴腱反射亢进和跖伸反射提示皮质脊髓束受损，根据是否存在感觉受累，则病变的位置也有所不同。

我们不可能把根据临床表现推测的多种可能诊断全部列出，但本章将讨论如何在诊断中判断疾病情况的一些基本原则。

上运动神经元和下运动神经元

运动系统是一个双神经元通路，由上运动神经元和下运动神经元组成。上运动神经元的胞体位于大脑皮质中，根据躯体定位法可将身体各部位定位于皮质相应区域（腿部在大脑内侧面，手臂在上方，面部在外侧面）。上运动神经元轴突组成的皮质脊髓束和皮质脑干束通过放射冠下行，经内囊后肢，然后继续通过脑干下行传导。皮质脑干束在脑干内陆续离开该通路，终止于各脑神经运动核。支配躯体运动的皮质脊髓束继续经脑干各部分的腹侧下行（中脑的大脑脚、脑桥基底部和延髓锥体）。在延髓锥体处，大部分皮质脊髓束交叉至对侧，并继续下行到脊髓的相应支配水平。在此水平，皮质脊髓束发出的神经纤维终止于脊髓前角，支配下运动神经元（下运动神经元的胞体位于脊髓前角）。这些神经元发出的轴突经腹根离开脊髓，到达所支配的肌肉。

定位肌力减退的一个关键就是要区分上运动神经元和下运动神经元损伤。上运动神经元的损伤通常影响整个肢体，而下运动神经元的损伤可能影响单个肌群。上运动神经元的损伤会导致肌肉痉挛（即速度依赖的肌张力增高），而下运动神经元的损伤会导致肌肉萎缩（肌肉体积减少）和肌束震颤（肌纤维自发颤搐）。深部腱反射也可以帮助区分上运动神经元和下运动神经元病变。上运动神经元病变时，腱反射亢进，出现病理反射（如 Babinski 征）；而下运动神经元病变时，腱反射减弱或消失。

皮质脊髓束

根据定义，皮质脊髓束的病变是上运动神经元病变。皮质脊髓束损伤的定位可通过特征性症状和体征进行辅助判断。导致运动功能障碍的大脑皮质病变可能较为局限。由于初级运动皮质和躯体感觉皮质相邻，运动和感觉障碍常组合出现。随着皮质脊髓束下行通过放射冠进入内囊，由于纤维逐渐集中，此处病变会导致弥漫性的肌力减退。当皮质脊髓束通过脑干向下行进，病变通常与脑神经功能障碍联系；定位脑干的一个核心原则是肢体无力和面部症状交叉出现。也就是说，由于脑干损伤引起的左侧肢体无力患者通常会出现右侧面瘫。脊髓水平的皮质脊髓束受损通常会引起感觉障碍以及上、下运动神经元联合损伤。

周围性损伤

周围神经的损伤通常会导致对应神经（如股神经、正中神经）分布区的肌力减退和感觉丧失的叠加模式。神经肌肉接头损伤会引起波动性肌无力。肌肉损伤（肌病）通常表现为对称性的近端肌力减退。

全身性无力

全身性无力的病变定位具有挑战性，大部分运动功能检查需要结合患者的年龄和健康状况考虑。诊断主要依据患者的症状特点。如果患者不是偏侧肌无力，也无近-远端肌无力的差异，那么诊断优先考虑其他内科问题而不是神经科问题。其鉴别诊断范围较广泛，包括代谢、内分泌、营养和感染性疾病。肌无力程度通常是轻度到中度，有时仅为患者主观感觉无力。

当患者主诉弥漫性或全身性无力时，他们有时是在表述，没有感到无力是不对称的，也没有局限于某个肌群或肢体。在这些情况下，肌无力并非真正是全身性的。

许多被描述为全身性的神经系统疾病实际上并不是真正地累及全身。例如，脱髓鞘性多发性神经病并不累及所有区域，而是以累及肢体远端为主。肌萎缩侧索硬化（ALS）最终可能会累及大多数肌肉导致肌无力；但在病程中，肌无力通常为非对称性的，上肢重于下肢，伴有皮质脊髓束和下运动神经元受损的表现。大多数肌病通常不会出现所有肌群的弥漫性肌无力，而是以近端为主或者呈对称分布的综合征形式。

病变定位

中枢性病变

偏瘫是指躯体一侧的上、下肢体瘫痪，其病因为来自对侧大脑皮质的皮质脊髓束功能障碍，病变可以定位于从皮质到脑干的下行投射的任何部位（包括脑干）。脊髓半切综合征（Brown-Séquard 综合征）非常罕见，可导致病变水平以下同侧瘫痪，对侧痛、温觉障碍。卒中是偏瘫最常见的病因，其他病因包括肿瘤和脱髓鞘疾病等。

单瘫是指一个肢体（上肢或下肢）的瘫痪。当仅累及大脑中动脉上干供血区或大脑前动脉下干供血区时，卒中可能导致单瘫，检查患者通常能发现有助于诊断的其他体征（如视觉异常、言语异常、对侧肢体的轻微无力或不协调等）。脱髓鞘疾病不太容易引起单瘫而更易引起偏瘫，因为与皮质相比，白质纤维束病变的定位作用较差。脊髓病变可导致单瘫，病因包括体积较小的肿瘤、脱髓鞘病变，但更常见的是脊髓压迫，可累及一侧上肢，对支配下肢的下行通路影响较小。当然，相比于上肢无力，脊髓病变更容易引起下肢无力，因为上段脊髓中有下段脊髓的轴突穿行。

截瘫具有广泛的鉴别诊断，其中包括多种原因导致的脊髓压迫，以及因动脉损伤（尤其 Adamkiewicz 动脉）引起的脊髓梗死。Adamkiewicz 动脉是主动脉的一个分支动脉，供应脊髓 T9 节段，但是动脉供应节段有显著变异。脱髓鞘疾病可以引起截瘫，特别是多发性硬化和视神经脊髓炎谱系疾病。

四肢瘫痪通常是由于高位颈椎病变引起。最常见的病因是外伤引起的短暂性或持续性脊髓压迫。颈椎水平的脊髓卒中是少见的，有报道称其与颈椎病有关。

周围性病变

周围神经和神经丛的病变会导致相应分布区域的肌力减退。住院医师应随身携带周围神经解剖图表以帮助诊断。

诊断运动障碍的关键在于了解周围神经的解剖结构，并准确地确定障碍的分布情况。相关部位的感觉障碍也有助于诊断。本书的其他部分介绍了许多潜在的周围神经病变，因此本章将讨论如何根据障碍以定位病变。

周围性病变可以是局灶性、多发性或全身性的。全身性也可以分为近端性、远端性或两者兼有。

当运动和感觉障碍符合单个神经根分布时，则可能提示脊神经根病变。C6 节段是最常见的颈神经根病变位置，其次是 C7 节段。在腰骶区，L5 节段是目前最常见的神经根病变位置。这些神经根病变很可能是由骨赘或椎间盘疾病引起的。骨赘很少单独存在，所以多个神经根的功能障碍很常见。

神经丛病变可以解释为两个或多个相邻神经根的受累。了解神经丛的排列方式可以让诊断更加容易。例如，符合 C5 和 C6 节段神经根分布的损伤可能位于臂丛上干。成人常见的神经丛病变的病因包括创伤、肿瘤浸润、放射性神经丛病、臂丛炎和胸廓出口综合征。在新生儿中，Erb 麻痹和 Klumpke 麻痹最为常见。

单神经病是指单一神经受损产生与该神经支配范围相符的运动和感觉功能丧失。其定位于特定神经但不涉及相邻神经，因此易于诊断。最常见的单神经病包括正中神经、尺神经、桡神经和腓神经病。

多发性神经病是指跨神经和皮肤节段分布的运动和感觉功能障碍。最常见的病因是糖尿病，超过一半的糖尿病患者患有某种多发性神经病。其他重要病因包括自身免疫性疾病（如吉兰-巴雷综合征、CIDP）、遗传性疾病（如腓骨肌萎缩症）、肿瘤性疾病（如骨髓瘤）、感染性疾病（病毒感染如 HIV 感染，细菌感染如麻风病），中毒（如化疗药物、酒精中毒）和营养障碍性疾病（如硫胺素、维生素 B_{12} 缺乏）。

多发性单神经病是多个非邻近的单神经功能障碍。这表明这种病变的影响较为局限，但是可在多个部位发生。常见的原因是糖尿病（可以产生多发性神经病或多发性单神经病）、血管炎、麻风病和多灶性肿瘤（特别是淋巴瘤、白血病和副肿瘤综合征）。

周围性病变定位较为复杂，大多数神经科医师需要借助神经通路和运动与感觉神经支配图表来确定神经病变的位置。然而，个体之间的运动、感觉神经支配存在差异，并不像图谱中的那样准确和一致。

当神经科医师将运动或感觉障碍定位到可能的病变时，他们会考虑与定位相关的潜在病因，并与定位相关的神经病理机制相结合，以此做出鉴别诊断。

第 4.4 章

感觉

Eli E. Zimmerman，Karl E. Misulis
（罗冬梅　译　王安　刘诗蒙　审校）

感觉系统定位

两条通路——后索和脊髓丘脑束，将感觉信息从外周传递到大脑，它们携带两组不同的信息。

后索

后索通路负责精细触觉、两点辨别觉、振动觉和本体感觉（了解我们的关节、四肢和身体在空间中的位置）。从它的功能来看，它是为传输速度和信息的特殊性而设计的。它通过迈斯纳（Meissner）小体（用于精细触觉）、帕奇尼（Pacinian）小体（用于振动觉）、肌梭和高尔基肌腱器官（用于本体感觉）来实现这一点。高度髓鞘化的纤维（Aα 和 Aβ）促使其成为一个非常快速的传导途径。

该通路中的一级神经元是假单极神经元，起始于外周，具有特殊的受体。它的轴突向中央延伸，然后穿过胞体（轴突与胞体之间有一个短的连接，因此它在结构上是假单极的）。中央突从胞体向内侧延伸，进入脊髓后索，这一切都发生在初始刺激的同侧。

脊髓的后索有两个独立的组成部分。薄束含有 T7 及以下的纤维，楔束含有 T6 及以上的上行纤维。这条通路是为提高速度而设计的。它最大限度地减少突触和纤维与其他纤维的交叉。当传入纤维进入脊髓时，会占据最内侧的位置，以减少对其他纤维的影响。因此，薄束位于内侧（在脊髓的每半侧），而楔束位于脊髓每侧后索的外侧。从这里开始，纤维在其各自的后索组成部分中上升。因为它们还没有突触，所以仍然是一级神经元，且和刺激同侧。纤维上升到脑干，在延髓尾侧出现第一个突触。

薄束和楔束在延髓尾侧有相应的核（T7 及以下纤维为薄束核，T6 及以上纤维为楔束核）。这些细胞核包含了该通路的二级神经元胞体。这些二级神经元立即进行交叉，此段纤维称为内弓状纤维。交叉后形成一组继续上升的轴突，被称为内侧丘系。信息传导现在处于初始突触的对侧。

内侧丘系中的纤维在脑干中继续上升，一直到丘脑的腹后外侧（VPL）核，该核负责来自身体的感觉（所有模式）。三级神经元的细胞体位于 VPL 核中，然后投射到躯体感觉皮质，负责有意识地感知刺激。大脑皮质的布局清晰，皮质的内侧部分负责腿部感觉，而皮质的外侧部分负责面部感觉。手臂感觉就在两者之间。

脊髓丘脑束

脊髓丘脑束通路负责感知疼痛和温度（包括热和冷）。这不是通过特定的受体来完成的，而是通过游离的神经末梢来完成。

后索通路是为速度和特异性而设计的，而该通路是为敏感性而设计的，这使得发展和进化都有意义。例如，当一个人踩在钉子上，知道确切哪一毫米的脚受伤并不那么重要，重要的是要知道有一种痛苦的刺激来自于右脚，他需要快速移开。这是一种缓慢传导的路径，使用轻度髓鞘化（Aδ）或无髓鞘（C）纤维。

这一通路中的一级神经元是假单极的，始于外周（它的“受体”是游离神经末梢）。它的轴突向中央延伸穿过胞体（位于背根神经节），并通过背根进入脊髓。一旦一级神经元进入脊髓，它将在背外侧束中上升两个节段。一旦轴突上升到最终的水平，就会进入脊髓的灰质与位于脊髓后角二级神经元通路上的胞体形成突触。二级神经元在白质前连合处交叉后在脊髓的前外侧上行。这就是为什么这条通路也被称为前外侧系统。此时的纤维是在最初刺激的对侧。当这些纤维进入这个通路时，纤维由外侧向内侧依次负责下肢、躯干和上肢的感觉。这些二级纤维在脊髓的前外侧部分上升。当它们向上进入脑干时，这个神经束就被称为脊髓丘系。就像后索通路一样，它们会上升到丘脑的 VPL 核。该通路的其余部分与后索相同。该通路的三级神经元胞体位于丘脑的 VPL 核中。它投射到皮质，有意识地感知疼痛和温度觉。

皮质病变

就像皮质病变引起运动障碍一样，皮质病变可以在身体对侧引起非常孤立的症状。同样，当累及初级躯体感觉皮质时，考虑到这些大脑区域的邻近性，运动障碍也会出现。

丘脑病变

丘脑病变通常会产生对侧感觉障碍，但丘脑非常复杂，病变的结果可能是不同的。丘脑病变可以影响结构的任何部分，而丘脑梗死可以是许多穿通支中的一个，因此症状多样。除了感觉症状外，丘脑梗死和其他类型损伤的结果还表现在觉醒、记忆、言语和对侧共济失调方面。共济失调性偏瘫可发生于丘脑梗死，尽管病因更常见于内囊或脑桥的小血管梗死。

脑干病变

两种感觉通路在通过脑干上升时的轨迹略有不同，因此脑干疾病可能根据病变位置的不同，导致的感觉丧失略有不同。

脊髓病变

脊髓病变可以影响任何一种感觉通路，可以都影响，或都不影响，这取决于所累及的脊髓部位。例如在脊髓半横切中，患者的同侧后索通路所携带的信息丢失（本体感觉、振动觉、精细触觉），对侧脊髓丘脑通路所携带的信息丢失（痛觉、温度觉）。

周围神经病变

单神经病

顾名思义，单神经病是指单一神经受到损伤或压迫，只在该特定神经的分布区存在缺陷。常见的例子包括腕部正中神经病变（腕管综合征）或股外侧皮神经受压（感觉异常性股痛）。

多发性神经病

多发性神经病通常由代谢异常引起，如葡萄糖耐量异常、维生素缺乏、内分泌疾病和重金属中毒。病理可能表现为轴突受损（更常见）或脱髓鞘，取决于它们对周围神经的影响。多发性神经病的常见表现是长度依赖性感觉丧失，即较长的神经先于较短的神经受到影响。此外，感觉障碍通常发生在无力之前。

多发性单神经病

多发性单神经病被认为涉及多个但不是所有神经。这种斑片状受累最常见于糖尿病，但其他重要病因还有麻风病、结节性多动脉炎和其他血管炎。由于压迫部位的多灶但独立的性质，遗传性压力易感性周围神经病也可能表现为多发性单神经病。糖尿病患者最常见的病变是尺神经病。

第 4.5 章

协调能力

Karl E. Misulis，Martin A. Samuels
（罗冬梅　译　王安　刘诗蒙　审校）

协调控制和缺陷的定位

协调性是查体的一个重要组成部分。虽然协调性通常被认为是对小脑功能的测试，但协调缺陷可以由多种病变产生。协调性不仅取决于脑干和小脑的完整性，还取决于感觉和运动的传入和传出通路以及运动和运动前区的完整性。

起初对于运动的定位是不清楚的。额叶的前运动皮质参与了计划运动，并且似乎是通过考虑在先前经历和学习的运动背景下的运动来实现的。然后，这激活了运动皮质来产生实际的运动。对于某些运动，特别是稳定的运动，辅助运动皮质起着额外的作用。运动皮质投射到皮质下核、脑干和脊髓。在此过程中，感觉传入神经表明了运动尝试的成功程度，并有助于在脊髓和大脑水平上适当地调整运动强度。因此，协调功能障碍可能由多种潜在部位的功能障碍引起。

严重的大脑皮质损伤通常会导致运动能力丧失，如果不严重，则会导致运动控制不良。功能障碍的原因包括各种各样的病理因素，这些病理因素的剧烈程度不同，因此在发病和功能障碍的生理代偿方面也不同。卒中损伤是急性的，而脑肿瘤会导致缓慢起病和症状进展。

基底节参与运动功能的控制。纹状体接收来自皮质、丘脑和黑质等区域的传入神经。纹状体内有显著的内部加工，主要输出到苍白球和黑质。基底节的损伤导致运动协调困难，而不是瘫痪。这可能包括过度运动，如运动障碍或肌张力障碍，或伴有震颤和（或）共济失调的运动障碍。

小脑是一组用来协调运动的结构。小脑的解剖学和功能生理学以及与其他运动和感觉系统的联系是复杂的，但简单地说，小脑半球协调同侧肢体的运动。小脑蚓部主要参与步态和其他中线功能的协调。小脑半球病变时，在病变一侧进行指鼻或跟膝胫试验时会出现辨距不良。而小脑中线病变则会产生步态共济失调，不能找到准确的落脚点。值得注意的是，血管性的原因经常影响脑干和小脑，所以脑神经功能缺陷有助于定位。

临床相关性

区分协调缺陷

不协调与力弱

如果患者肢体力弱明显，则完成协调测试会很困难。许多导致力弱的原因在远端有最突出的症状，例如，手指和手的功能障碍比手臂近端肌肉更明显。因此，手的协调运动会受到影响。当肌力正常时，协调测试最准确。如果肌力受损，那么需要进行不太依赖力量的肌肉协调测试。

肢体与步态共济失调

诊断的关键通常是区分肢体共济失调和步态共济失调的程度。位于中线的小脑病变会产生步态共济失调。位于小脑半球的病变会产生肢体共济失调。小脑的中间病变可引起步态困难和构音障碍。并非所有的共济失调都是小脑性的。中枢神经系统（CNS）多个部位的病变，包括脑干、基底节、丘脑或皮质，都可产生共济失调。与这些病变相关的共济失调存在差异。感觉性共济失调通常会出现 Romberg 试验（或上肢的类似试验）阳性。神经科医师可以在患者睁开和闭上眼睛的情况下评估指鼻试验，类似于手臂的 Romberg 试验。

脑干体征伴随共济失调

脑干参与几乎所有的疾病过程，不仅会影响脑干核团，也会影响负责感觉和运动的神经束，或影响小脑的传入和传出。有多种方式的脑干损伤可以产生共济失调。共济失调可表现为四肢和（或）步态的共济失调，通常伴随脑神经功能缺损体征，如眼球运动、面部运动或感觉功能障碍，或口咽肌功能障碍。

例子

更多的例子将在本书的其他地方讨论，但这里有一些说明性的例子。

小脑卒中

小脑卒中会产生单纯的小脑功能缺陷，也会影响脑干，在这种情况下，会有脑干损伤的征象。小脑缺陷的表现包括同侧肢体的指鼻（FNF）和跟膝胫（HKS）试验共济失调。小脑梗死通常是双侧的。一些小脑卒中的病灶很小，小脑对应的躯体组织结构不是很明确，所以小病变不容易定位。这些小卒中引起的不平衡或共济失调症状可能是轻微的或未明确的异常。

特发性震颤

特发性震颤（essential tremor，ET）有动作性和姿势性震颤，没有静止性震颤。特发性震颤是一种临床诊断，没有实验室或影像学改变，其病变的定位尚不确定，但人们认为这可能是由于脑干和小脑对丘脑皮质回路的控制紊乱引起的，可能和神经变性相关。ET 通常是家族性的，并可能与晚年步态共济失调的发展有关。

帕金森综合征

帕金森综合征包括帕金森病和许多其他具有类似症状的疾病。这些问题将在第 5.7 章中进行更详细的讨论。其主要特征是张力增高、强直、静止性震颤和弯腰姿势。不同种类的帕金森综合征有不同的症状比例。诊断主要依靠临床表现，缺少协助诊断的实验室检查。在多巴胺转运体扫描（DaTscan）中，一种放射性示踪剂与多巴胺转运体结合，在帕金森病和一些相关疾病的患者中发现多巴胺转运体减少。DaTscan 将这些帕金森样疾病与正常或 ET 患者区分开来，但它不能区分帕金森病、多系统萎缩、进行性核上性麻痹或皮质基底节变性（CBD）。

第 4.6 章

步态

Karl E. Misulis，Howard S. Kirshner
（孙溢阳　译　王安　刘诗蒙　审校）

步态生理学与定位

双足步态很复杂，和神经系统几乎所有部分的活动有关。根据运动是有意的还是反射性的，步态以不同的方式启动。步态一般起源于大脑皮质。步态的有意启动受到多种方式感觉输入的影响。感觉-运动皮质的最终输出投射到运动前区和辅助运动区。这些区域进而产生步态的程序化运动，并将这些运动反馈到皮质延髓和皮质脊髓中枢以激活运动。

大脑输出可能部分投射到中脑运动区，该区域在步态协调（包括行走和跑步）中发挥着重要但鲜为人知的作用。输出投射到运动系统，特别是中轴肌和近端肢体肌肉。尽管这种功能在动物中更易于理解，但这种功能被认为与人类步态相关。

步态是精确的，因为有躯体感觉和前庭的感觉反馈，这些反馈数据累积后，会以反馈的方式修饰效果。是否发生了预期的运动，或者是否需要进行修正？小脑有助于这种修正。

步态异常类型

仔细分析步态可以识别步态异常的类型。以下是一些重要的步态异常类型。

痉挛步态

任何水平的双侧皮质脊髓束功能障碍都可能导致痉挛步态。其特点是腿僵硬，步基窄，因不能充分抬脚而在双足前行时画圈。

偏瘫步态

可见于痉挛步态，但为单侧，通常是由于大脑或脑干病变，有时也可见于脊髓病变。患者通常远离偏瘫侧倾斜，以便使受影响的腿画圈前进。

小脑性共济失调

通常为宽基底步态，且定位障碍明显，可能会让患者有较大的摔倒风险。缺乏痉挛状态使得运动比皮质脊髓束功能障碍时更快，因此摔倒更常见。如果小脑损伤累及中间和外侧，那么肢体共济失调也会存在。

感觉性共济失调

感觉输入不足会导致反馈受损，从而影响步态。这可能看起来类似于小脑性共济失调，但其一个明显的区别特征是，当患者睁开眼睛时症状减轻，而闭上眼睛时症状表现明显。

帕金森步态

患者通常呈窄基底步态、驼背、手臂摆动减少，并伴有静止性震颤和齿轮样强直。这些患者也可能没有帕金森病，但他们可能患有其他一些具有帕金森病类似表现的退行性疾病。

额叶共济失调

患者出现小碎步，可能被误认为是帕金森步态，甚至可能有一些僵硬，尽管不应该出现震颤或齿轮样强直。这些都是用来区分的特点。

功能性步态

不是由于器质性异常引起的步态有各种各样的名称。我们倾向于称其为“功能性异常”，因为缺陷在于过程中的表现或功能，而不是神经系统病变。我们并不常规称其为“心因性”或“人为性”，尽管这些术语已经被使用过。即使对于经验丰富的临床医生来说，区分某些功能性步态和器质性步态障碍也很困难。功能性步态的线索包括奇特步态，这需要令人印象深刻的协调性才能表现出来。Astasia-abasia 的意思是无法独立站立（astasia）和无法行走（abasia）。这通常是一种转换障碍，尽管一些器质性步态障碍可能有类似的表现。有些人可能同时有功能性和器质性的表现。

步态障碍

卒中

涉及大脑半球的卒中会产生偏瘫步态，患者对侧腿僵硬，对侧骨盆抬高以帮助患腿摆动前进。涉及小脑的卒中会导致单侧或双侧肢体放置困难，导致步态笨拙。患者不得不对不准确的肢体放置进行纠正。如果是小脑卒中的话，姿势经常会摇摆不定。

肌营养不良

肌营养不良有多种形式。当近端肌无力时，步态的特点是骨盆向前倾斜加重，膝盖抬起并伴有髋关节外展。

帕金森综合征

步基窄，俯身弯腰状，可能与缺乏自发运动有关。患者表现为起步困难，在以短距步态行进前可能需要缓冲几步。随着时间的推移，步伐可能会变快，患者向前倾斜直到失去平衡（慌张步态）。

周围神经病

步态通常是感觉性共济失调，除非有明显的运动障碍。由于存在本体感觉缺陷，患者经常误判地面，因此落脚不准确，而且往往大力落脚。如果运动受累则引起足下垂，将会出现跨阈步态，脚会多次碰击着地。

第 4.7 章

反射异常

Karl E. Misulis，Martin A. Samuels
（孙溢阳　译　王安　刘诗蒙　审校）

反射生理学

反射用于检查目的，但它们显示出神经系统的整体功能，有时甚至是复杂的功能。反射可以是生理性的，也可以是病理性的。生理反射使用的通路是在特定年龄和状态的患者中正常运作的通路。病理反射可能是反射通路中发生错误，也可能是对患者年龄和状态的不适当反应。

腱反射是通过敲击特定姿势的肢体来短暂延长肌腱而引起的。肌肉收缩是正常反应。在神经功能正常的个体中，腱反射是以一定的特征和强度引发的。引起这些反射的环路通常用于精确控制运动。

如果支配这些纤维的皮质脊髓束受损，那么由于下行输入的丧失，腱反射所受影响明显减弱，然后由于节段反射通路功能的增强而反射增强。这会导致反射亢进，反应增强，如果严重的话会引起阵挛。当反射如此亢进时，通常不受腱反射影响的肌肉也会激活（即泛化）。

由于传入信号的幅度和同步性降低，负责反射的感觉传入神经受损将导致反射减弱。运动传出神经的损伤也会导致反射减弱。区分运动缺陷和感觉缺陷可能很困难，一般来说，感觉缺失时，肌力应该是正常的；如果运动神经损伤，肌力就会降低。

额叶释放征通常存在于婴儿期，成人时则会消失。在存在严重脑损伤，尤其是额叶损伤的情况下，它们可能会再次出现，因此有时被称为额叶释放征。眉间、掌颏、噘嘴和抓握反射是最常见的额叶释放征。觅食反射不太常见且不太可靠，但也被提及。

Romberg 试验测试了站立的稳定性，本质上是对本体感觉的测试。因此，它检查后索的完整性。小脑病变的情况下患者睁眼时也影响站立。

反射结果的定位和诊断

腱反射

肱二头肌反射

肱二头肌由肌皮神经支配，主要由 C6 神经根支配。在没有其他异常的情况下，肱二头肌反射减弱提示 C6 神经根病变，特定的肌皮神经损伤并不常见。肱二头肌反射亢进提示皮质脊髓束损伤，几乎总是伴随肱三头肌和肱桡肌反射亢进。

肱三头肌反射

肱三头肌反射由 C7 神经根和桡神经支配。反射减弱可能是由于 C7 神经根或桡神经受损。皮质脊髓束功能障碍引起的反射亢进通常会产生其他手臂反射的亢进。

肱桡肌反射

肱桡肌反射由 C6 神经根和桡神经支配。反射减弱通常是由于 C6 神经根损伤所致，但桡神经损伤也会产生反射减弱。皮质脊髓束损伤引起的反射亢进通常也会影响肱三头肌和其他上肢反射。

膝反射

膝反射也被称为髌骨反射，但检查者实际上并没有敲击髌骨。除了偶尔的直腿膝反射（例如外伤或其他无法活动的患者），其反射是通过检查者的手指敲击髌骨的上方而引起的。该反射由股神经和 L2～L4 神经根支配。反射减弱通常是由股神经损伤引起的，因为单一的神经根病变不太可能显著使反射减弱。皮质脊髓束受累引起的反射亢进使膝反射增强。

跟腱反射

跟腱反射是由腓肠肌跟腱的激活而引起。该反射由坐骨神经介导，主要是 S1 神经根。反射减弱通常是由 S1 神经根损伤引起，反射亢进在卒中患者中很常见。反射可能引起阵挛，膝反射通常增强。

额叶释放征

额叶释放征通常用于评估痴呆和脑病患者，但其临床实用性有待研究。尽管这些评估技术被广泛使用，但仅抓握反射有良好的支持数据。

眉间反射

检查人员轻敲患者的眉间，同时确保他们的手不在患者的视线内，这样就不会因视觉威胁造成眨眼。异常反应是患者无法抑制地眨眼。

噘嘴反射

检查者轻敲患者上唇和鼻子之间的皮肤，异常反应是噘起嘴唇。其他名称包括口轮匝肌反射（但这名称有点长）、口腔反射（但这个术语用于婴儿的一系列反射）。

掌颏反射

检查人员用手指划过患者的手掌。异常反应是同侧口周肌肉收缩。

抓握反射

检查者触摸患者的手掌，然后患者手指弯曲，仿佛要抓住检查者的手指。手可能不会直接握持，且手指可能仅轻微弯曲。

皮质脊髓束征

跖反射

专业术语比较复杂，且不同文献中也有区别。因此，我们使用跖反射这一术语。一些作者使用 Babinski 反射指代临床操作而不考虑结果如何，Babinski 征指代异常反应；而其他人用 Babinski 反射或 Babinski 反应作为异常反应。检查者自足底中部向前沿足底划至足趾根部，并转向内侧。踇趾和其他足趾的屈肌（向下）反应是正常的，异常反应是踇趾的伸肌（向上）反应和其他足趾扇形展开。跖反射的有效性数据不如预期那样良好，但我们认为这与检查者的手法相关。

手指和足部敲击

重复的手指敲击或足部敲击的速度和连贯性似乎是对皮质脊髓束功能的相当敏感和特异的评估。然而，为了严格起见，需要进行多次试验，而这些试验不能在常规神经检查期间进行。一次简短的试验达不到常规实践所需的既定有效性。

霍夫曼征

检查人员轻划患者中指的末节指甲，观察是否有拇指和示指屈曲的异常反应。这种反应在正常患者中很常见，因此它并不是对皮质脊髓束功能障碍的有效试验。

如果单有此项异常，而没有皮质脊髓束功能障碍的其他临床证据，则不应过度解释。

临床相关性

痴呆

几乎任何原因的痴呆，尤其是额颞叶痴呆，都会产生多种额叶释放征，尤其是抓握、噘嘴反射以及可能性较低的掌颏反射。

帕金森综合征

帕金森综合征通常在没有其他额叶释放征的情况下产生活跃的眉间反射，除非有严重的痴呆症。

卒中

卒中会在受影响的肢体中产生活跃的腱反射。反射会波及邻近关节。如果涉及腿部，则会出现跖伸反射。

多发性硬化

多发性硬化几乎可以影响身体的任何部位，因此诊断的线索是反射异常和其他神经系统检查异常，这些异常不能用单一病变来解释。例如，如果对侧手臂具有绝对正常的功能和反射，那么预计偏瘫伴对侧腿部无力不会由单一病变引起。

脊髓病变

急性脊髓病变可导致脊髓休克，反射受到抑制。病变水平以下的反射很快（数小时至 2 天）变得过度活跃，伴有双侧跖伸反射。病变水平以上的反射是正常的，除非受到其他病变的影响。

第 4.8 章

疼痛

Karl E. Misulis，Martin A. Samuels
（邓博　译　车锋丽　张亢　审校）

疼痛是神经系统定位的一个重要方面。它也比运动功能更难定位。这一点与感觉功能检查类似，感觉缺失的判断完全是主观的。疼痛定位的第一步是确定问题是在周围神经、脊髓、脑神经还是脑组织。

在神经系统疾病患者中，除了正在接受专门针对头痛或神经病理性疼痛诊疗的患者外，疼痛是少数患者的主要症状。对于以疼痛为主诉的患者，需要对疼痛重视和进行定位。对于主诉与疼痛无关的患者，询问与疼痛相关的问题有助于定位病变。这些问题不仅涉及感觉功能，还与功能丧失导致的代偿机制引起的继发性疼痛有关。

神经科医师须了解中枢和周围神经系统的解剖结构，并通过询问疼痛的分布情况，以确定疼痛是中枢性还是周围性的，以及最可能的分布情况。

确定疼痛性质有助于明确产生疼痛的损害类型，也有助于诊断。疼痛是神经性的、内脏性的还是肌肉骨骼性的？

疼痛的分类不同，但一般来说疼痛分为：

- 神经病理性疼痛
- 伤害感受性疼痛
- 炎症性疼痛
- 功能性疼痛

神经病理性疼痛是由轴内或轴外神经受刺激引起的。三叉神经痛和糖尿病痛性感觉神经病均属于神经病理性疼痛范畴。

伤害感受性疼痛是由组织损伤引起的，创伤和其他结构性损伤引起的疼痛属于典型的伤害感受性疼痛。

炎症性疼痛发生在特定组织出现炎症时，脓肿周围炎症就是一个例子。从巨细胞动脉炎到偏头痛，以及一些疼痛综合征等许多疾病也有炎症成分。

本章以疼痛机制和通路的基本知识为前提，讨论了一些重要的疼痛综合征。

头痛

头痛有多种类型。所有疼痛的最终共同途径都是神经性的，但其基础可能是血管性、神经病理性或炎症性。

偏头痛被描述为血管性头痛，但其最初的变化是扩散的皮质抑制，这可能是偏头痛先兆的原因。随后出现炎症变化，通过降钙素基因相关肽（CGRP）激活三叉神经产生疼痛。因此，偏头痛似乎具有神经病理性疼痛和血管性疼痛的特征，并伴有炎症性疼痛的成分。虽然并非所有偏头痛都有先兆，但先兆、恶心和搏动性疼痛等特点是偏头痛诊断的标志。单侧头痛更倾向于偏头痛诊断，但偏头痛也可见双侧头痛，常伴有搏动性疼痛、恶心、畏光和畏声。因此患者希望处在安静、黑暗的环境中。

丛集性头痛与偏头痛有相似之处，因为它涉及三叉神经被激活，并可能涉及海绵窦炎症反应。丛集性头痛的诊断特征是单侧眶周和（或）颞部疼痛的刻板样发作，这种疼痛持续时间短且以丛集性方式出现。

枕神经痛是一种神经病理性疼痛，通常发生在一侧枕神经分布区域，有时也会发生在双侧。诊断的依据是疼痛的发作性神经病变特征，通常通过触摸枕大神经或枕小神经引起。

巨细胞动脉炎（giant cell arteritis，GCA）是一种炎症性疾病，通常会引起头痛，并伴有相关区域的压痛。下颌跛行（jaw claudication）有助于诊断，但仅见于大约一半的患者。GCA 的最大风险是视力丧失，尤其是在 GCA 未经治疗的情况下；但即使 GCA 得到了治疗，视力丧失也可能发生。GCA 的病因尚不完全清楚，但它涉及动脉的炎症性变化，可导致受累血管闭塞。GCA 也被称为颞动脉炎，但这一名称并不被推荐，因为疼痛并不总是发生在颞部。如果出现单侧颞部或区域性头痛，同时伴有乏力、有时发热、近期体重减轻以及受累部位压痛，就需要考虑 GCA 的诊断。任何视力丧失都是强有力的支持证据，应尽快治疗。

神经病理性疼痛

在神经病理性疼痛中，疼痛的起源来自神经本身，而不是作为组织疼痛到神经系统传递的神经通路。

神经病理性疼痛可以是中枢性的，也可以是周围性的。中枢性疼痛是由中枢神经系统（CNS）结构受损引起的，其中最显著的是丘脑。丘脑疼痛综合征是一种常见的、持续性的、非常痛苦的病症。卒中、脱髓鞘性疾病、肿瘤以及几乎所有其他结构性 CNS 受损的疾病都可能导致中枢性疼痛。

卒中后丘脑疼痛在卒中初期表现为单侧感觉缺失；随着感觉缺失开始恢复，疼痛也随之出现，分布与感觉缺失大致相同。疼痛可能是自发的，但也可能是由通常不会引起疼痛的刺激诱发（痛觉超敏）。

神经病理性疼痛有两种主要类型，即大纤维性疼痛和小纤维性疼痛。

临床综合征

几乎任何原因引起的感觉神经病都会产生神经病理性疼痛，这种疼痛通常是长度依赖性的。糖尿病性感觉神经病就是一个典型的例子。足部疼痛且有糖尿病病史的患者需要考虑此病。如果患者没有糖尿病，则感觉神经病的鉴别诊断范围更广，包括 HIV 感染、副肿瘤综合征、淀粉样变性等。

三叉神经痛的典型特征是在三叉神经分布区（尤其是下支），出现剧烈的刀刺样疼痛，疼痛大多数情况下只出现在一侧。诊断主要依靠临床，但也需要进行影像学检查以排除其他病因。

舌咽神经痛是一种神经病理性疼痛，具有刺痛或枪击样痛的特征。疼痛位于咽喉后部，并经常延伸到耳部。发作呈阵发性和短暂性。诊断主要依据临床表现，但需要进行影像学检查以排除其他咽部和颅底病变。

带状疱疹是水痘带状疱疹病毒（VZV）再激活造成，表现为皮节分布区的疼痛，疼痛通常发生在疱疹出现之前。当出现疱疹时，即可考虑此诊断。疼痛开始时，还需要考虑引起神经根病的其他原因。

第 4.9 章

多系统疾病

Karl E. Misulis，Eli E. Zimmerman
（邓博　译　车锋丽　张亢　审校）

概述

多系统疾病的诊断往往取决于神经系统和非神经系统表现的组合。例如，神经病变合并巨幼红细胞性贫血应考虑维生素 B_{12} 或叶酸缺乏症的可能。意识错乱、神经病变和胃肠道不适可能会引发对铅中毒的关注。癫痫发作伴有肌束震颤和大量流涎则提示胆碱酯酶中毒（神经毒剂）。

本章将讨论一些重要的多系统疾病。这并不是一份完整的疾病列表，但可以说明疾病的表现类型及其所提示的诊断。

营养缺乏

维生素 B_{12} 缺乏症

维生素 B_{12} 缺乏症的诊断率很低。老年人、素食者（尤其是纯素食者）和吸收障碍的人群都可能罹患此病。患者会出现认知、运动和感觉异常。恶性贫血是指由于自身免疫原因引起的贫血。巨幼红细胞性贫血是维生素 B_{12} 缺乏症的特征，其表现与叶酸缺乏症非常相似。

神经系统并发症可发生在多个部位，特别是周围神经、脊髓和大脑。这里讨论的是维生素 B_{12} 缺乏症的常见表现。

认知功能障碍，记忆障碍和情绪障碍是最常见的认知异常。可出现精神错乱（巨幼细胞性狂躁）。

神经病既有明显的运动障碍，也有明显的感觉障碍。感觉异常具有长度依赖性，因此下肢远端会先于近端和上肢受到影响。这种变化是感觉缺失和感觉异常。受影响的感觉包括皮肤感觉和本体感觉。

脊髓病主要累及后索和侧束，导致后索感觉缺失和皮质脊髓束功能障碍，表现为肌无力和痉挛。因此，缺乏维生素 B_{12} 会导致上、下运动神经元功能障碍。

硫胺素缺乏症

硫胺素（维生素 B_1）缺乏症最常见于酗酒者，但也见于因全谷物和含硫胺素高的肉类摄入较少而导致摄入不足的人群。妊娠剧吐或接受胃旁路手术的患者也可能缺乏硫胺素。神经病是维生素 B_1 缺乏症最常见的并发症，Wernicke 脑病和 Korsakoff 综合征也是重要的并发症。心肌病也可发生，可因心力衰竭和毛细血管渗漏导致远端水肿。这被称为湿性脚气病。

硫胺素缺乏性神经病

神经病通常表现为逐渐进展的感觉症状，这可能类似于急性炎症性脱髓鞘性多发性神经病（AIDP）。症状可包括感觉异常和灼热痛，随后会出现运动障碍，表现为肌肉无力和痉挛。多达 25% 的硫胺素缺乏性神经病患者会并发 Wernicke 脑病。

Wernicke 脑病和 Korsakoff 综合征

之所以将这两种疾病放在一起考虑，是因为它们经常同时存在，而且临床分辨不清。Wernicke 脑病通常表现为脑病、眼球运动障碍和步态共济失调三联征。完全的三联征很少见。脑病是最常见的症状。典型的症状包括意识模糊、记忆力减退和注意力不集中。如果不及时治疗，就会出现典型发作的脑病。眼球运动异常包括眼球震颤、凝视麻痹和展神经麻痹的任何组合。共济失调是中枢性和周围性病变的联合，包括神经病变和小脑性共济失调。Korsakoff 综合征是 Wernicke 脑病的延续，通常发生在一次或多次脑病发作之后。Korsakoff 综合征表现为步态困难、更严重的记忆丧失、顺行性和逆行性遗忘。虚构症虽然不是普遍现象，但也很常见。Wernicke 脑病是一种医疗急症，如果不尽快识别和治疗，它可能会发展为 Korsakoff 综合征，而 Korsakoff 综合征通常是不可逆的。

叶酸缺乏症

叶酸缺乏症的表现与维生素 B_{12} 缺乏症相似，最常见的是认知障碍，而周围神经和脊髓受累则较少见。患者常伴有巨幼红细胞性贫血。神经科医师在考虑患者可能存在维生素 B_{12} 缺乏时，也应检查叶酸水平。

中毒性和代谢性疾病

多种中毒性和代谢性疾病都可能出现神经系统并发症。最常见的表现是脑病。当患者因不明原因精神状态改变而就诊时，中毒性和代谢性疾病以及同时发生的感染是需要考虑的潜在原因。几乎所有器官系统病变都可能涉及。患者可能有肝功能或肾功能不全，并可隐匿进展。神经系统症状与这些器官功能异常的组合是诊断这一类疾病的线索。

肝性脑病（hepatic encephalopathy，HE）表现为脑病，程度从轻微的行为改变（Ⅰ级）到昏迷（Ⅳ级）不等。重症患者没有显著特征。在较轻的脑病中，患者通常表现为意识模糊并伴有扑翼样震颤。这提示患者可能有肝性脑病，但并不具有特异性。反射可能活跃，眼球震颤也很常见。脑病通常由并发疾病（尤其是消化道出血）、药物（包括镇静剂或乙醇）或饮食中摄入大量蛋白质引起。血氨水平升高并不总是见于肝性脑病，没有肝性脑病者也可能出现血氨水平升高。

肾功能不全可直接导致尿毒症脑病，并影响某些药物的清除，从而产生认知障碍。临床表现可能是轻微的意识模糊，也可能是严重的脑病。除认知障碍外，还可出现扑翼样震颤，这可能会误诊为肝性脑病。肾功能不全恶化的患者通常会出现不宁腿综合征症状。

神经毒剂——胆碱酯酶抑制剂中毒。神经毒剂是一种虽不常见但重要的多系统中毒合并神经系统受累的原因。这些药物最常见的是乙酰胆碱酯酶抑制剂，可造成一系列中枢神经、周围神经和自主神经异常。神经毒剂暴露通常是由于过度接触某些杀虫剂。神经毒剂也是一种化学武器，曾被用于恐怖袭击。

自主神经受刺激后会产生流涎、流泪和出汗等早期症状。根据对交感神经节的影响，可出现瞳孔缩小或瞳孔散大、心动过缓或心动过速。急性中毒常见呼吸衰竭。神经系统并发症包括肌无力和肌束震颤，并可发展为痫性发作和昏迷。

乙醇中毒是急诊科中毒性脑病常见的病因之一。乙醇中毒的一系列症状可能会被误认为是卒中、痫性发作、中枢神经系统（CNS）感染或头部受伤。常见的症状有意识模糊、行为紊乱、步态和躯体性共济失调以及眼球震颤。诊断复杂化的一个因素是共存其他并发状况，例如伴随醉酒的交通事故或跌落头外伤等。因此与头部受伤相比，患者表现的症状究竟多少是由乙醇引起的，区分较为困难。另外，同时合并其他物质中毒也很常见。

成人**铅暴露**通常是职业性的，但在水源方面也存在风险。神经系统症状通常为认知障碍，表现为注意力不集中和记忆力减退，以及情感障碍，表现为激动或抑郁。神经病变主要影响运动神经，可导致手腕下垂和（或）足下垂。急性中毒除了会引起消化道不适外，还会产生脑水肿，这种症状组合是诊断的线索。

汞中毒很少见，但会造成肌无力、震颤、意识模糊和易怒等症状。汞暴露通常是在工业领域，且并不常见。

自身免疫性疾病

许多自身免疫性疾病会影响神经系统的不同部位，从而可能造成定位困难。此外，一些疾病还可能涉及非神经系统受累，这些特点可为诊断提供额外帮助。

系统性红斑狼疮（systemic lupus erythematosus，SLE）患者会出现一系列神经系统并发症。其中最重要的并发症包括卒中、认知障碍和痫性发作。引起血管病变的病理机制多种多样，但几乎所有类型卒中（缺血性和出血性）的发病率都会增加。高血压是主要病因，但抗心磷脂抗体或瓣膜异常（Libman-Sachs 心内膜炎）偶尔也是病因。脑病可独立于卒中发生，症状从轻度意识模糊到精神错乱不等。其病理生理学机制尚不完全清楚，可能多种多样。如果患者正在使用免疫抑制剂治疗 SLE，脑病的发生也可能是由于机会性感染导致，因此必须考虑到这一点。狼疮可引起脑炎。

干燥综合征（Sjögren 综合征）患者可能会出现各种类型的神经病变。神经系统受累的范围尚存在争议，目前记录的包括多发性神经病、单神经病、多发性单神经病和脑神经病。中枢神经系统受累症状可包括意识模糊，但也可表现为局灶性和多灶性脱髓鞘症状，并且具有复发性；这与多发性硬化（MS）的表现相似。除大脑受累外，视神经和脊髓也可能受累。

结节病常伴有神经系统并发症，并且从一开始就可能表现出神经系统症状。可出现多种形式的神经系统受累，包括中枢神经系统肉芽肿性炎症、脑神经病变或周围神经病变。诊断通常要通过确定神经系统外（如肺或淋巴结）受累来确诊。

遗传性疾病

遗传性疾病可源于多种类型的基因改变，包括点突变、拷贝数变化和染色体数目变化。点突变可导致目标蛋白中的氨基酸编码错误、转录终止或基因表达调控改变。

神经遗传病不是根据基因突变的类型进行分类，而是根据综合征或遗传模式进行分类。为了便于定位和诊断，我们将采用综合征的方法。

询问家族史很重要，对于遗传背景突出的疾病尤为重要。

痴呆症。阿尔茨海默病（Alzheimer disease，AD）是最常见的痴呆症，具有很强的遗传性或遗传关联易感性。在美国人群中，三种常染色体显性突变可导致早发性 AD，但较为罕见。额颞叶痴呆（frontotemporal dementia，FTD）比 AD 少见且发病也较早，与额颞叶痴呆相关的基因包括 tau 蛋白基因、progranulin 基因和 *C9ORF 72* 基因，但超过 50% 的病例为散发性。

运动障碍。亨廷顿病是最受关注的遗传性运动障碍，帕金森病也有遗传易感性。特发性震颤通常为常染色体显性遗传。

癫痫。多种癫痫都有很强的遗传易感性，不仅见于其他部位和神经系统表现的患者，也见于癫痫是唯一主要表现的患者。

多发性硬化是否存在遗传倾向仍存在争议，但多发性硬化的发病似乎与其亲属患有多发性硬化和其他免疫介导性疾病有一定相关性。

卒中的发病有一定的遗传因素参与，但不如其他生活方式和医疗风险因素明显。最近的全基因组关联研究（genome-wide association studies，GWAS）结果发现缺血性卒中、心房颤动和冠状动脉疾病之间存在联系，这些疾病本身都易导致卒中发生。

随着 GWAS 和相关研究的开展，以及包含遗传信息的医学数据库的日益普及，许多具有神经系统表现疾病的遗传关联会逐渐被发现。

第 4.10 章

精神疾病

Karl E. Misulis，Martin A. Samuels
（邓博　译　车锋丽　张亢　审校）

神经科医师经常被要求评估那些被认为可能具有神经系统表现但最终被确认为精神疾病的患者，其中包括：

- 紧张症
- 精神病
- 精神性反应迟钝
- 非癫痫性事件
- 精神性运动障碍

有神经系统表现的精神疾病

紧张症的表现是患者一动不动，看起来毫无反应。具体表现各不相同，常表现为肌张力增加，并且四肢可以保持被摆放的姿势，即“蜡样屈曲”。Bush-Francis 紧张症评定量表（Bush-Francis Catatonia Rating Scale）通常用于评估紧张症。检查有助于区分精神性紧张症和病理性紧张症。精神性紧张症患者的反射完全正常，没有结构性中枢神经系统受损的征象，也没有服用过量药物导致反应迟钝的征象。潜在的精神障碍可能是抑郁症、精神病、双相情感障碍或其他原发性精神障碍。劳拉西泮试验有助于诊断紧张症，静脉注射 1～2 mg 劳拉西泮可在 5～10 min 内恢复反应能力，如果试验结果呈阳性则有助于诊断，但如果呈阴性也不能排除诊断。病理性紧张症可能与多种疾病相关，其中自身免疫性脑炎是一个重要的考虑因素。患有抗 N- 甲基 -D- 天冬氨酸（anti-NMDA）受体脑炎的患者会出现紧张症，且治疗困难。

功能障碍性疾病将在第 5.12 章中讨论；它们可以表现得很隐匿，也可以表现得很显著，包括非癫痫性事件和运动障碍，如站立行走不能（astasia-abasia）可能比较突出。功能性运动障碍的危险因素包括心理创伤事件、身体损伤或疾病以及性虐待。

精神病患者可能会出现帕金森综合征，通常是由抗精神病药物引起。较新的非典型抗精神病药物较少引起帕金森综合征，但这种并发症也偶有发生。

情绪障碍，包括焦虑和抑郁，在癫痫患者中比在普通人群中更为常见。

精神疾病患者的神经系统并发症

物质使用（substance use）在精神疾病患者中更为常见。他们可能会因过量服用可卡因或类似药物导致脑出血或缺血而紧急就诊于神经科。

药物诱发的帕金森综合征常见于抗精神病药物的使用，而大多数新型抗精神病药物则较少见。

5- 羟色胺综合征是 5- 羟色胺活性明显增加的一种疾病，可由选择性 5- 羟色胺再摄取抑制剂（SSRI）和其他 5- 羟色胺能药物引起。临床诊断包括精神状态改变、躁动不安、肌张力增高（如震颤或肌阵挛）或自主神经症状（如烦躁不安、出汗、心动过速、高血压和高热）。这种将精神状态、神经运动和自主神经症状结合在一起的临床表现非常典型。

不遵医嘱在精神疾病患者中比较常见。例如，双相情感障碍患者可能时而服药，时而停药；如果他们出现发作，这可能会造成问题。对于有暴发性发作的患者，不遵医嘱是需要考虑的原因之一。

神经阻滞剂恶性综合征（neuroleptic malignant syndrome，NMS）主要见于因精神障碍而服用抗精神病药物的患者，但在服用包括某些止吐药在内的其他相关药物时也会发生。在突然停用或减少某些抗帕金森病药物时也会出现 NMS 症状，但许多人认为这是一种虽然相似但却截然不同的疾病。NMS 表现为精神状态改变、发热、僵直和相关的自主神经不稳定。

缺氧性脑病是自杀未遂的一种潜在并发症。详细情况取决于自杀机制，一般体检结果支持自缢和静脉注射毒品。自缢可能导致静脉性和动脉性卒中。

第 5 篇

疑似疾病的诊断

篇目录

第 5.1 章

精神状态障碍

Howard S. Kirshner，Karl E. Misulis
（刘洋　译　刘琪　张亢　审校）

精神状态障碍可表现为单一的神经功能缺损综合征，如失语、失用、失认和忽视等。此外，谵妄、痴呆等广泛神经功能异常也包括在内。其中失语症将在第 5.2 章中进行讨论。

失用症：习得性运动神经病学

失用症是一种习得性运动行为障碍：患者充分理解指令，却不能按照指令执行已掌握的运动动作，但在不同情境下却能完成相同的运动动作；这不是由瘫痪、共济失调、感觉功能障碍或认知障碍所导致的。德国临床医生 Liepmann 描述了三种类型的失用症：观念运动性失用症、观念性失用症和肢体运动性失用症。

区分几种不同的运动现象是很重要的，这些现象常与失用症的主要种类相混淆。它们是结构性失用、穿衣失用、眼动失用和步态失用。

结构性失用以视空间困难为特征，与右半球病变有关。结构性失用患者表现为无法临摹时钟或房屋。在大多数情况下，这种缺陷与忽视左侧空间或未能理解物品的空间关系有关，而与运动计划缺陷无关。因此，失用症对于它可能并非最好的命名。

穿衣失用患者表现为难以将衣服的空间方面与身体联系起来，该症状也与右半球病变有关。穿衣失用也属于视空间缺陷，而不是真正的运动性失用症。

眼动失用是指凝视时眼睛自发定位困难，与控制眼球运动的脑干神经受损有关。

步态失用是指无法通过原发肌力下降、共济失调或感觉缺失来明确解释的行走不能。目前没有简单的方法可以证明同样的顺序动作可以在不同的情境中正常执行。因此，尚不清楚这种步态障碍是否为真正的失用症。

另一个例子是**言语失用**，将在第 5.2 章中进行讨论。失语症专家对言语失用是否真正的失用症存在争议。

观念运动性失用症

观念运动性失用症是指在接收到口头命令后无法执行运动行为，尽管患者可理解这一命令并且在其他情境中具备执行相同动作的运动能力。Liepmann 理论认为，这种症状是由于 Wernicke 区（负责运动想法）与额叶前运动皮质（负责运动执行）的联系中断所造成。病变位于左侧大脑半球的患者其观念运动性失用症常伴有失语症，只有一小部分观念运动性失用症患者的病变位于右侧。观念运动性失语症患者通常无法按照口头指令完成所要求的动作，模仿检查者动作时表现仅略有改善，但当给予实物时，其执行能力显著提高。

左侧颞叶的损伤（也会导致失语症）阻止与运动信息有关的神经纤维到达左侧前运动皮质。观念运动性失用症可能是 Wernicke 失语症的一部分，但理解能力的受损使得医生很难确定患者是否理解指令。在传导性失语症和 Broca 失语症中，观念运动性失用症可能会妨碍患者依照指令完成双侧肢体运动，这类患者可能会被误认为有理解力障碍，因此询问患者是或否的问题或者给出简单的指示命令以确定听觉理解力是否完好是十分必要的。最后，胼胝体的病变会阻止运动信息到达右半球运动区。这种胼胝体失用症仅影响左侧肢体的运动。胼胝体失用症的存在意味着左半球不仅在言语方面，在习得的运动行为方面也占据主导地位，因为右半球无法独立熟练调控运动的完成。

失语症和失用症之间的关系反映了言语和手势表达的潜在象征性质，它也在一定程度上反映了言语功能中心和习得运动行为中心在解剖学上的邻近性。失用症和失语症之间的关联解释了为什么大多数失语症患者无法学习复杂的手势语言，例如美国手语。

观念性失用症

观念性失用症是一种比观念运动性失用症更复杂的现象，Heilman 也将其称为“概念性失用症”。观念性失用症有两种定义。第一种定义是指对真实物体的失用。Ochipa 及其同事描述了一名患者，他可以说出物体的名称，但无法展示其用途，就好像他已经无法回忆物体的用途（工具使用失用症）。观念性失用症的第二种定义是指患者丧失执行多步骤活动的能力，尽管他可以完成独立的步骤。例如，患者可能无法填充、点燃和抽烟斗，或者无法组装咖啡渗滤器和煮咖啡。无法执行一系列动作可能反映出运动规划困难，就像额叶病变患者一样。对于失用症来说，这可能是比单一运动命令更敏感的测试。无论哪种定义，观念性失用症都与左半球损伤有关，通常出现在大面积颞顶叶损伤伴有严重失语症的患者中。一部分阿尔茨海默病（AD）患者也会出现观念运动性失用症和观念性失用症。

肢体运动性失用症

Liepmann 失用综合征的第三种类型是肢体运动性失用症，即仅涉及一侧肢体的精细运动障碍。锥体束轻度受损的患者可能不会出现肢体粗大运动的无力，但手指的快速或精细运动可能有困难。这种失用症可能是皮质脊髓束不完全受损伴轻度无力的一种征象。Heilman 及其同事将这种类型的失用症称为“灵活性丧失”。左半球病变可能与双手的肢体运动性失用有关，而右半球病变通常仅与左手的肢体运动性失用有关。

失认症：认知神经病学

失认症是认知障碍。大多数影响单一感觉系统（视觉、听觉或触觉失认症），而另一些涉及某种模式内的特定类别项目［面容失认症（对面孔的失认）和声音失认症（对熟悉声音的失认）］。失认症的诊断必须建立在患者具有正常的初级感官知觉，一旦识别则具有正常的物体命名能力，并且没有广泛的认知功能下降或痴呆。

例如，患有视觉失认症的患者可能无法通过视觉识别钟，但可以通过钟声或通过触摸来识别和命名它。每种感觉方式在原发性感觉皮质缺陷和失认症之间都有某些任意的划分。失认症大多发生在双侧皮质损伤的患者，因为双侧感觉纤维到左半球语言中枢的联系被切断。

在视觉系统中，双侧枕叶病变可能导致皮质盲；部分病变可能允许物体或图片成分的初级视觉感知存在，例如患者可以画出线条或角度来代表该物体，但无法识别该物体。向患者展示一副眼镜的图片时，患者会报告图片上画了两个圆圈，并将其识别为自行车。

面容失认症或无法识别面孔是视觉失认症的一种亚型，表现为患者无法识别家人或朋友，尽管他们可以描述家人的外貌，如头发颜色、胡须或配饰（如帽子或眼镜）。通常患有面容失认症的患者通过声音或步态模式来识别人。Oliver Sacks 在《错把妻子当帽子的男人》（*The Man Who Mistook His Wife for a Hat*）一书中描述了面容失认症，这可能是一种更严重的视觉失认症。

听觉失认症也与双侧颞叶皮质损伤引起的皮质性耳聋综合征表现相似。一些双侧颞叶病变的患者保留了纯音听力，但无法理解口语。正如第 5.2 章所讨论的，这种缺陷被称为纯词聋（pure word deafness）。Geschwind 认为，纯词聋是由于从初级听觉皮质（Heschl 回）到左半球 Wernicke 区的双侧传入纤维中断所致。极少数情况下，患者的听觉理解力得以保留，但非语言听觉识别能力受损，例如无法识别动物声音或与钟声等物体相关的特征性声音。这种缺陷称为听觉非语言失认症。另外，双颞叶综合征是声音失认症，即无法识别熟悉的声音。

在触觉方式中，顶叶病变常常会破坏通过触觉识别物体的能力，这种缺陷称为实体感觉缺失。一种相关的缺陷，即图形觉缺失（agraphesthesia），是无法识别手上画的字母或数字。如果患者可以描述物体的感觉特征但不能识别它，这也可以称为触觉失认症。在极少数情况下，双侧顶叶病变的患者无法通过触摸物体的两侧来识别物体。

谵妄

在神经病学中，没有哪种疾病比谵妄或急性脑病更引人注目或给患者、家庭和医务人员带来更多困扰。根据范德比尔特（Vanderbilt）大学医学中心的数据，谵妄是仅次于卒中的神经科就诊的第二大原因。

谵妄被定义为“一种短暂的认知和注意力障碍，伴有睡眠–觉醒周期和精神运动行为的紊乱”。大脑不同区域的多种认知功能受到影响。

谵妄通常涉及以下特征的改变，尽管这些特征并非出现在所有患者中或并非同时出现：

- 意识障碍
  - 嗜睡
  - 高度警觉
  - 激越
- 感知障碍
  - 幻觉
  - 错觉
  - 妄想
- 精神运动异常
  - 不安
  - 激越
  - 睡眠–觉醒周期紊乱
- 自主神经系统过度活跃
  - 心动过速
  - 高血压
  - 发热
  - 出汗
  - 震颤

在当前临床实践中，“谵妄”这一术语的诊断可涵盖患者处于激越状态、警觉度正常或嗜睡状态的情况。

谵妄是一种常见的神经行为综合征，发生在 30%～50% 的 70 岁以上住院患者中。由于几乎 50% 的住院患者是老年人，因此估计在任何时间，住院的内科和外科患者多达 10% 处于脑病状态。尽管谵妄通常会在数天到数周内缓解，但相当一部分患者存在持续的认知障碍。

一些已确定的可导致谵妄的特定危险因素有：

- 先前存在的认知缺陷
- 年龄在 80 岁以上
- 既往患脑部疾病
- 听力丧失
- 视力丧失
- 入院时骨折
- 有症状的感染
- 应激
- 环境变化
- 药物包括
  - 精神安定药
  - 麻醉镇痛药
  - 镇静药
  - 抗胆碱能药
- 医疗操作包括
  - 使用约束装置
  - 膀胱导尿术
  - 外科手术

谵妄的鉴别诊断

谵妄的鉴别诊断包括：

- 精神病
- 痴呆
- 局灶性脑综合征

幻觉通常指视觉上的谵妄，但精神疾病的幻觉更常见的是听觉上的。妄想思维可以发生在谵妄中，但与精神病的慢性妄想相比，这种妄想的表现更加多样且短暂。

痴呆通常是逐渐起病，并且缺乏谵妄中所见的精神运动性躁动、睡眠–觉醒周期异常和自主神经过度活跃。

局灶性脑综合征有时可能与谵妄重叠：

- 额叶病变
- 左侧颞顶叶病变伴急性 Wernicke 失语症

- 右侧颞顶叶病变
- 双侧内侧颞叶丘脑病变
- 颞枕叶病变伴遗忘症

额叶病变可能涉及意志缺失或运动不能性缄默症、不恰当的幽默感和近似答案综合征（Ganser 综合征）。这些症状可以在额叶损伤患者中看到，也可见于精神病、癔症或诈病的患者。

Wernicke 失语症，继发于左侧颞顶区卒中或其他病变，可能会被误认为是谵妄。

遗忘综合征可以模仿谵妄，表现为短期记忆丧失，由双侧大脑后动脉区域卒中、双侧丘脑病变、Wernicke-Korsakoff 综合征或前交通动脉瘤破裂引起。

右侧颞顶叶病变可引起真正的谵妄。

面容失认症可能因面部识别缺陷而被误诊为谵妄。

Capgras 综合征中，患者无法识别亲戚和朋友，甚至称他们为冒名顶替者。尽管这种情况可能发生在精神障碍中，但也有报道称它与双侧颞叶损伤有关。

谵妄的临床特征

谵妄的临床特征各不相同。有些患者表现为焦虑、烦躁不安、嗜睡或失眠、多梦等前驱症状，随后出现认知 / 注意力障碍、睡眠–觉醒周期中断、活动增加或减少以及精神状态波动，通常伴有夜间恶化（日落现象）。

认知障碍涉及感知、思维、记忆、定向和注意力。

错误感知可能表现为幻觉，例如将静脉注射管误认为是蛇，或者看到墙上的昆虫或动物。

记忆丧失涉及即时记忆和短期记忆，这可能与地点和时间定向障碍有关，但通常不涉及人物。失去个人身份或自称名人通常是精神病的征兆。

注意力障碍在谵妄中尤为突出。患者极易分心，无法对简单的问题保持注意力，更不用说集中精力判断哪些刺激是重要的。尽管谵妄中通常不会强调语言障碍，但已有描述认为在命名和书写上存在缺陷。

谵妄的其他临床特征包括：

- 情绪变化（恐惧、愤怒）；
- 睡眠–觉醒周期的中断，表现为过度嗜睡或睡眠不足；
- 精神运动性变化可能涉及激越或嗜睡；
- 自主神经紊乱，如心动过速和心律失常、高血压、出汗、潮红、瞳孔散大、竖毛和震颤。

这些特征将谵妄与痴呆区分开来，在痴呆中，主要突出的表现是消极的认知症状。

谵妄的病因学

谵妄的病因有很多，必须对每个患者进行仔细的检查。病因包括以下几种：

- 代谢性
  - 低钠血症
  - 高钙血症或低钙血症
  - 高血糖或低血糖
- 器官衰竭综合征
  - 肝功能不全
  - 肾功能不全
  - 肺功能不全
  - 卟啉症
- 内分泌失调
  - 甲状腺功能减退症和甲状腺功能亢进症
  - 甲状旁腺功能亢进症
  - 库欣综合征
- 营养不良
  - 维生素 B_1 缺乏
  - 叶酸缺乏
  - 维生素 B_{12} 缺乏
- 中毒性因素
  - 乙醇
  - 药物滥用

    苯丙胺

    可卡因
  - 化学毒素，如铅
- 药物
  - 抗胆碱能药
  - 过量镇静药物
  - 多种物质和药物戒断
  - 多重用药，尤其是老年痴呆患者
- 影响神经系统的感染
  - 脑炎
  - 脑膜炎
  - 脑脓肿
- 影响全身器官的感染

    - 尿路感染
    - 肺炎
- 结构性原因
    - 脑积水
    - 创伤性脑损伤
- 自身免疫性疾病
    - 自身免疫性脑炎
    - 狼疮性脑炎
- 癌症相关
    - 多发性转移瘤
    - 肿瘤性脑膜炎
    - 副肿瘤性脑炎
    - 放射性白质脑病
- 癫痫发作（见后文讨论）
- 卒中（见后文讨论）
- 术后状态（见后文讨论）

关于癫痫发作，显著意识障碍可能发生在癫痫活动期间，而无其他明显征兆。这可能是在亚临床癫痫发作期间或作为发作后状态。

关于卒中，患者通常会表现出卒中综合征的临床表现，除非他们有明显的脑病，或者卒中损伤是由多灶性缺血或出血引起的，这会导致脑功能弥漫性损害。颅内静脉窦血栓形成可表现为无明显局灶性的认知改变，通常与头痛有关。

术后患者可能会出现谵妄。涉及体外循环的心脏手术可能与脑部微栓塞有关，并且手术后此类并发症很常见。其他因素，例如手术期间的低血压和缺氧，也可能是造成术后谵妄的原因。重症监护病房以及随之而来的压力和恐惧、睡眠不足、环境变化以及持续的外部刺激，都会导致谵妄的发生。

痴呆

痴呆指由脑部疾病导致的原本正常的认知功能逐渐恶化。痴呆可能始于一种皮质缺陷，然后发展为多种缺陷。在阿尔茨海默病（最常见的痴呆症），记忆丧失通常是第一个症状，随后会出现其他缺陷。

痴呆可由多种疾病过程引起，可分为三大类：全身性疾病，主要累及中枢神经系统以外的器官系统；神经系统疾病，主要表现为系统退行性变以及高级皮质功能缺陷；主要表现为认知能力丧失的疾病。

继发于全身性疾病的痴呆

大多数引起痴呆的全身性疾病是可以治疗的，因此正确诊断这些疾病十分重要。对于许多代谢性疾病，例如电解质紊乱（低钠血症）、肝或肾衰竭以及钙紊乱，患者会出现急性精神错乱或谵妄，而不是慢性痴呆，但这两种综合征有重叠。

中毒性疾病包括化学制品、重金属、乙醇和药物的影响。长期饮酒加上营养不良可能会导致维生素 B_1 缺乏的症状（Wernicke-Korsakoff 综合征）。这种综合征涉及纯粹的记忆丧失而不是痴呆，但有证据表明长期酗酒者也可能发展成真正的痴呆。在毒性因素相关痴呆中，处方药引起的痴呆是最常见的可治疗原因之一。多种药物的镇静作用可能共同导致慢性精神障碍。一些药物也可直接导致精神错乱，包括抗胆碱能药、三环类抗抑郁药、抗组胺药和精神安定药。痴呆的营养原因是维生素 B_{12} 缺乏。

感染是痴呆的一个罕见但重要的原因。最可治疗的原因是传染性脑膜炎。病毒性脑炎是一种更为急性的综合征，可能会导致痴呆。痴呆也是艾滋病的一个表现。尽管继发的感染和肿瘤也会影响神经系统，但 HIV 本身似乎会引起慢性脑炎，从而导致痴呆（AIDS 痴呆综合征）。多次卒中也会导致痴呆。血管性认知障碍常与阿尔茨海默病（AD）混合存在，是继 AD 本身之后导致痴呆的第二常见原因。

与痴呆相关的神经系统疾病

第二组痴呆涉及导致认知能力下降的神经系统疾病。正常压力脑积水和基底节病变是最常见的例子。

正常压力脑积水的特征是进展性精神迟缓、后期显著的痴呆症状、步态困难和尿失禁。脑成像研究表明，脑室扩张的程度超出了脑萎缩的程度。一些患者对分流手术反应显著，在分流手术中，脑脊液从脑室改道进入腹部，患者的认知功能和步态、尿失禁有所改善。

大多数与痴呆相关的其他神经系统疾病都属于神经退行性疾病，其中特定的神经元发生退行性变。影响基底节的几种疾病都会产生皮质下痴呆模式。最常见的是帕金森病，其特征是运动迟缓、僵硬、静止性震颤、面具样表情或无表情以及构音障碍。患者表现出思维缓慢。具有帕金森样表现的一种认知障碍是路易体痴呆，其中精神变化发生在帕金森综合征的运动表现之前或同时发生。这些患者具有快速的认知波动、明显的视幻觉以及以睡眠期间说话或移动为特征的睡眠障碍［快速眼动（REM）睡眠行为障碍］。在尸检中，路易体可能不仅存在于黑质中，而且还存在于大脑皮质中。帕金森综合征以及皮质基底节变性、进行性核上性麻痹和多系统萎缩也与痴呆有关。其他将运动障碍与痴呆相结合的疾病包括亨廷顿病和肝豆状核变性。这里不再详细讨论。

另一种通常不被认为痴呆的神经系统疾病是多发性硬化（MS）。最近的研究（包括神经心理学测试）发现，大多数慢性多发性硬化患者都有明显的认知障碍。有些迹象表明，在这些患者的脑部磁共振成像（MRI）研究中经常看到的深部脑室周围白质中的 MS 斑块，可能与认知和情绪障碍的相关性比与身体残疾的相关性更为密切。

原发性退行性痴呆

阿尔茨海默病

有一些疾病主要导致缓慢的进行性痴呆。AD 是最常见的，占据 50%～60% 的痴呆尸检病例。该病的病理表现为大脑皮质神经纤维网中存在老年斑，以及大脑皮质、海马和基底核神经元中存在神经原纤维缠结（银染丝）。该病并不是真正的弥漫性疾病，而是一种倾向于特定结构的多灶性疾病。海马及其邻近结构对于记忆存储和提取至关重要。基底核将胆碱能纤维投射到大脑皮质的广泛区域。

阿尔茨海默病的病理变化与正常衰老的区别更多的是在数量上而非质量上。最近的研究发现，近 50% 的 80 岁以上老人符合痴呆的临床标准。因此，如前所述，仔细检查和测试可治疗因素对于诊断 AD 至关重要。尽管许多药物正在进行 AD 治疗的临床试验，但神经元变性的最终原因仍不清楚，主要病理变化是 β-淀粉样蛋白沉积和神经元核内的神经原纤维缠结。在早发、显性遗传的病例中发现了基因突变，但这些病例只是少数。载脂蛋白 E4 似乎是发生 AD 的危险因素。

正如之前提到的，AD 最常见的表现是短期记忆丧失。已经描述了 AD 的三种变异型。AD 的额叶变异型表现为性格和行为的变化，类似于之前额叶疾病中描述的情况以及稍后讨论的额颞叶痴呆。第二种变异型是进行性失语症，其中命名和复述能力在早期受影响。这将在进行性失语症中进行讨论。第三种变异型是后皮质萎缩，表现为视觉障碍。患者会到眼科就诊，眼部检查无异常，但在估计距离、视觉识别物体等方面存在困难。

AD 治疗的讨论超出了本书的范围，有一些药物可以改善 AD 患者的记忆和功能，但疗效有限；在几个月到一两年内，患者病情逐渐加重。针对淀粉样蛋白或 tau 蛋白的抗体治疗仍在研究中。预防痴呆最有效的方法可能是健康饮食、锻炼、避免吸烟或过量饮酒，以及治疗血管危险因素，如高血压和高血脂。

额颞叶痴呆

另一类原发性痴呆疾病是额颞叶痴呆（FTD），其特征是大脑一侧或两侧的额叶和颞叶选择性退化。

有两个主要临床表现：

- 性格和行为的改变；
- 进行性失语，通常为非流利性。

FTD 的这两种亚型均与额叶受累有关。在非流利性原发性进行性失语（primary progressive aphasia，PPA）亚型中，通常左额叶受到影响，并与 tau 蛋白病理改变有关。

语义性痴呆是另一种进行性、流利性失语伴命名障碍的综合征。它会产生严重的理解缺陷，即使是单个单词。它不属于 tau 蛋白病，常与 progranulin 基因突变有关。

还有一种进行性失语的少词型亚型被描述，其主要缺陷为命名障碍和复述障碍。这种 PPA 亚型常与 AD 和大脑中淀粉样蛋白沉积有关。

Pick 病是 FTD 的一种亚型，其中存在称为 Pick 小体的银染神经元内包涵体，但很少或没有 AD 中所见的老年斑和神经原纤维缠结。现在通常将其纳入 FTD 诊断中。

克雅病

克雅病是一种快速进展的疾病，其特征是情绪变化、痴呆、癫痫发作、肌阵挛和过度惊吓反应。尽管病因是传染性的，但它是一个退行性过程。疾病从首次出现症状到死亡的进程在 6～12 个月或更短的时间内。这种疾病很罕见，全球每年约每 100 万人中有一例。研究发现该病可通过受污染的手术器械、角膜移植物和垂体提取物进行组织接种传播。它也可能自发发生或由于遗传疾病发生。被认为导致这种疾病的病原体是一种蛋白质感染颗粒（朊病毒），而不是含有 DNA 的病毒。

MRI 研究和特定脊髓液测试（RT-QuIC、脑脊液 tau 水平和 14-3-3 蛋白）的早期变化可能有助于诊断。这种疾病的一种亚型是牛海绵状脑病（bovine spongiform encephalopathy，BSE），即疯牛病，它是通过受感染的牛肉传播。对于这些朊病毒疾病，目前没有有效的治疗方法。

创伤性脑损伤

创伤性脑损伤（traumatic brain injury，TBI）是死亡和残疾的主要原因，尤其是年轻人。头部受到剧烈打击可能会导致瞬间意识丧失和短暂的逆行性遗忘，以致患者不记得导致意识丧失的打击。

轻度 TBI

“脑震荡”一词指头部损伤并伴有短暂的意识丧失和短暂的逆行性遗忘，但没有其他脑结构性损伤的证据。大量研究集中在这些轻微的头部损伤和由此产生的脑震荡后综合征方面。这类患者的脑部影像学检查，包括颅骨 X 线片、计算机断层成像（CT）、MRI 检查和脑电图等，通常是正常的。

患者常表现为头痛、注意力不集中、记忆力差、失眠、烦躁、情绪波动，有时甚至出现眩晕或头晕。反复脑震荡造成的损伤是竞技体育中一个需要关注的问题，最近推出的指南旨在避免此类重复性损伤。

严重 TBI

更严重的脑损伤可能会导致昏迷，并在 MRI 上显示出结构性损伤，例如大脑挫伤或瘀伤、剪切性出血以及硬膜下或硬膜外血肿。此类患者比脑震荡患者的损伤更为严重，并且经常出现运动障碍和认知障碍。此类患者需要长期康复治疗。

记忆力和注意力受损是常见的伴随症状，额叶综合征如冲动或激动行为也很常见。高级语言障碍频繁出现，尤其是在话语组织方面。有时，TBI 后会出现与卒中患者类似的失语症，尤其是左侧大脑半球局灶性外伤的患者。

慢性创伤性脑病

有多次脑震荡或严重脑损伤病史的患者可能会出现一种慢性痴呆性疾病，现在称之为慢性创伤性脑病（chronic traumatic encephalopathy，CTE）。这种疾病的病理学已被清楚地描述，但临床表现的多样性仍在探索中。

第 5.2 章

言语和语言障碍

Howard S. Kirshner，Martin A. Samuels
（陈翰林　常曹文静　译　赵媛　张亢　审校）

引言

言语和语言对人类至关重要，它们影响着我们与他人进行交流的能力。言语涉及通过发音器官清晰发出语言的声音，而语言涉及在交流的产生和理解中对符号的运用。

失语症是由脑部疾病引起的获得性语言障碍，表现为语言功能受左侧大脑半球病变影响而产生的特定综合征。这些综合征的诊断需要通过对言语和语言进行床旁检查，详见第 1.3 章。

失语症患者的评估

在评估有言语或语言问题的患者时，神经科医生的首要任务是确定患者是否患有失语症。失语症的定义有助于区分获得性语言障碍与其他三种语言交流障碍：

- 排除发育性语言障碍，因为失语症是一种获得性障碍，患者先前具有正常的言语和语言功能。
- 排除构音障碍等运动性言语障碍，因其仅影响口头语言表达，书面语言表达和理解保持正常。
- 排除心理障碍，因为精神疾病患者的异常语言内容是由于思维过程紊乱而不是语言缺陷。

与精神疾病相比，失语症以言语错乱和新词（不存在的词汇）更为突出，虽然有些未经治疗的精神分裂症患者也会偶尔产生“词语杂拌”，或处于躁狂状态的双相情感障碍患者也会产生“发音联想”。失语症与精神病的一个重要区别在于患者的行为；失语症患者通常表现得很得体，尽管无法交流。失语症患者会出现其他左侧半球局灶病变的体征，这也有助于确定是神经病学问题而不是精神病学问题。

运动性言语障碍

运动性言语障碍是指不存在语言功能障碍的情况下，言语表达存在异常。在床旁的精神状态检查中，自发言语、复述、命名和朗读可能存在异常，但听觉理解、阅读理解和书写能力保持正常。一般来说，如果检查医生将构音障碍患者的言语记录下来，然后大声朗读出来，听起来应该是正常的。运动性言语障碍通常分为构音障碍和言语失用症。

构音障碍

构音障碍是指由于中枢或周围神经系统损伤导致控制言语的肌肉紊乱而产生持续的音节发音错误。根据定义，构音障碍是一种神经功能障碍。它不包括像唇腭裂或喉切除术这样的局部结构性疾病。构音障碍的类型有助于中枢和周围神经系统疾病的诊断。

构音障碍的分类

构音障碍根据神经病变的解剖学定位分为六个亚型，但临床医生可以通过床旁检查中的听觉特征来区分。表 5.2.1 总结了梅奥诊所的构音障碍分类。构音障

表 5.2.1　构音障碍的分类

类型	定位	听觉特征	诊断
弛缓型	下运动神经元	带呼吸声的、鼻音，辅音不清	卒中、重症肌无力
痉挛型	双侧上运动神经元	紧张、扼喉感，刺耳的声音，语速慢，辅音不清	双侧卒中、肿瘤、原发性侧索硬化症
单侧上运动神经元型	单侧上运动神经元	辅音不清，语速慢，刺耳的声音	卒中、肿瘤
共济失调型	小脑	不规则的发音中断，广泛且均等的重音	卒中、退行性疾病
运动减少型	锥体外系	语速快，音量减弱，音调单一，音量单一	帕金森病
运动过多型	锥体外系	音素延长，语速不稳定，不适当的停顿，声音中断	肌张力障碍、亨廷顿病
痉挛-弛缓型	上运动神经元和下运动神经元	鼻音过多，紧张-扼喉感，刺耳的声音，语速慢，辅音不清	肌萎缩侧索硬化症、多次卒中

Darley FL，Aronson AE，Brown JR. Differential diagnostic patterns of dysarthria. J Speech Hear Res. 1969，12：246-269，and Duffy JR. Motor speech disorders. Substrates，differential diagnosis，and management. St. Louis：Mosby；1995.

碍的六种类型包括弛缓型、痉挛型、共济失调型、运动减少型、运动过多型和混合型。其后，梅奥诊所研究小组增加了一种痉挛型构音障碍的亚型，称单侧上运动神经元型构音障碍。

弛缓型构音障碍是由双侧下运动神经元病变或延髓性麻痹引起的，累及脑神经、神经-肌肉接头或肌肉。其听觉特征包括：

- 呼吸音质，
- 鼻音过多，
- 辅音不清晰（辅音发音错误或失真）。

弛缓型构音障碍可能由脑干卒中、创伤性脑损伤或神经肌肉疾病（如重症肌无力、延髓性小儿麻痹或吉兰-巴雷综合征）引起。

痉挛型构音障碍是由双侧上运动神经元病变引起的，也称为假性延髓性麻痹。其听觉特征包括：

- 嘶哑的、刺耳的音质，
- 语速慢，
- 辅音发音不准确，通常伴有鼻音。

痉挛型构音障碍的原因包括双侧大脑半球卒中、肿瘤和退行性疾病（如原发性侧索硬化症）。

单侧上运动神经元（unilateral upper motor neuron，UUMN）型构音障碍是由单侧上运动神经元病变引起的。听觉特征与痉挛型相似，但症状较轻。其听觉特征包括：

- 声音粗糙，
- 语速慢，
- 辅音不准确。

UUMN 型构音障碍的常见原因是单侧大脑半球卒中或脑肿瘤。

共济失调型构音障碍是由小脑或其连接部位的损伤引起的。其听觉特征包括：

- 发音不规则中断，
- 过多而均匀的重音，也称为扫描式言语（scanning speech）。

可能的原因包括小脑变性、卒中和肿瘤。多发性硬化常引起共济失调型构音障碍，但它可能与弛缓型、痉挛型或 UUMN 型构音障碍的特征混杂在一起。

运动减少型构音障碍与锥体外系或基底节疾病相关。其听觉特征包括：

- 语速快，
- 音量减弱，
- 单一音调（音调水平不变），
- 单一音量（音量水平不变）。

运动减少型构音障碍最常见的原因是帕金森病。偶有基底节卒中会出现与之相似的模式。

运动过多型构音障碍与运动增多（而非减少）的锥体外系疾病相关。其听觉特征包括：

- 音素延长（单个发音被拉长），
- 变化的语速（有时过快，有时过慢），
- 刺耳的音质，
- 不恰当的停顿或静默，
- 声音中断（不恰当的发音缺失）。

运动过多型构音障碍的常见原因包括肌张力障碍（如变形性肌张力障碍）、约瑟夫病和亨廷顿病等。

混合型构音障碍有几个亚型。其听觉特征变化不等，取决于涉及哪些神经系统。

痉挛-弛缓型构音障碍是由上、下运动神经元系统受损引起的。其听觉特征包括：

- 鼻音过多，
- 紧张-窒息样湿性音质（发音时伴有咯咯声）
- 非常缓慢的语速，
- 严重的辅音不准确。

痉挛-弛缓型构音障碍通常由肌萎缩侧索硬化（ALS）引起，也可见于反复多次卒中。

多发性硬化可能导致混合型共济失调-痉挛-弛缓型构音障碍，这是由于小脑、上运动神经元和下运动神经元受损所致。共济失调型的特征（过多而均匀的重音，语速缓慢）可能最为显著。

言语失用症

言语失用症是介于构音障碍和失语症之间的一种障碍。言语失用症是一种快速音素序列编程的障碍。患者没有言语器官的显著无力、缓慢或不协调。根据这一定义，言语失用症是一种运动性言语障碍，而不是语言障碍或失语症。

言语失用症与构音障碍的区别在于，其发音不准（misarticulation）是不一致的；患者可能会在不同的表达中以不同方式发音同一个词，有时发音是正常的。例如，患者试图重复单词“catastrophe”时可能会产生五种不同的表达，其中一种是正确的。

言语失用症与失语症的区别在于其没有语言障碍。言语失用症很少单独出现，常与失语症混合出现，有时还伴有构音障碍。

言语失用症的关键特征包括

- 费力、反复尝试、摸索发音的动作，并试图自行纠正；

- 言语声律障碍，或者言语的节奏、重音和语调混乱；
- 不一致性，如单词“catastrophe”的发音；
- 启动言语困难。

言语失用症的定位和病因

言语序列运动编程的解剖学基础可能是左侧额下回的经典 Broca 区，因为患有 Broca 失语症的患者经常伴有言语失用症。该障碍可由卒中、创伤性脑损伤、退行性疾病、肿瘤和其他原因引起。

缄默

没有言语输出的患者可能患有严重的构音障碍（构音不全）、严重的言语失用症、非神经性障碍如喉部梗阻、额叶综合征伴无动性缄默症、锥体外系障碍如重度帕金森病、心因性状态如紧张症、单纯不合作或昏睡。

缄默必须与失语症进行区分：

- 失语症必须存在一定程度的语言输出尝试，以便检查者诊断失语症。
- 正常的写作和语言理解能力不支持失语症的诊断。
- 其他左大脑半球损伤的表现，如右侧偏瘫和右侧偏盲，可指向失语症。
- 一般来说，失语症患者会尝试通过手势、咕哝声或指指点点来交流；患者只是难以用言语表达，但可通过其他行为表达。

失语症

失语症分为涉及初级语言皮质的综合征和其他涉及皮质和皮质下中枢的综合征。初级语言皮质围绕左外侧裂呈环行排列，涉及额叶、顶叶和颞叶岛盖（或外侧裂顶盖）。

自失语症首次被描述以来，已经引入了失语症的几种临床分类。现已可以通过标准化的测试来支持失语综合征的诊断，如波士顿诊断性失语症检查（Boston Diagnostic Aphasia Examination，BDAE）或西方失语症成套测验（Western Aphasia Battery，WAB）。

人们倾向以二分法对失语症进行分类：表达型与接受型，运动型与感觉型，流利型与非流利型，前部失语症与后部失语症。表达型与接受型以及运动型与感觉型二分法的问题在于，失语症很少是纯表达型或纯接受型的，实际上所有失语症患者的语言表达都是异常的。而流利型与非流利型失语症是描述性的，容易被理解。

经典的失语综合征分为八种：

- Broca 失语症
- Wernicke 失语症
- 完全性失语症
- 传导性失语症
- 命名性失语症
- 经皮质运动性失语症
- 经皮质感觉性失语症
- 混合性经皮质失语症

混合性经皮质失语症也称为言语区孤立综合征，其亚型包括纯词哑、纯词聋和皮质下失语综合征。

Broca 失语症

Paul Broca 描述了两名患者，他们在表达发音方面有困难，但能够理解口头语言。在现代描述中，典型的 Broca 失语症患者讲话很少或讲话不流利。Broca 失语症可以从完全无言到犹豫地发出单个词或短语和短句。这种疾病是失语症，而不是运动性言语障碍，因为它的语法结构受到扰乱。表达出的言语是不符合语法的，读起来像电报。例如，一名 Broca 失语症患者想要表达他的妻子将要来医院，可能会说“妻子……来……医院。”参见表 5.2.2。

在 Broca 失语症中，命名能力受损。患者通常对名称有一些概念，并会发出首字母或音节，即所谓的“舌尖现象（tip of the tongue phenomenon，tot）”。在一些患者中，动作（动词）的命名比物体（名词）的命名差。

Broca 失语症中的复述能力通常只比自发言语略好，表现出相同的发音困难和犹豫。

听觉理解基本上是保留的，但带有复杂语法的句子会引起理解问题。例如，“玛丽送给比尔的雕塑很美”这句话可能会混淆谁送出雕塑和谁收到雕塑。现代证据证实 Broca 区域参与了复杂句法的短语的产生和理解。

在 Broca 失语症中，阅读通常比听觉理解受到更大影响。

患者的写字能力也受到影响。大多数患者的右上肢无力，使右利手患者难以用优势手写字。患者可能拒绝用左手写字，但如果他们尝试写字，只会出现几个笨拙的字母。右上肢无力的人可以很快学会用左手笨拙地写字，但易于理解。因此，Broca 失语症的书写障碍不仅仅是一种运动障碍，而是影响书写的中枢性语言障碍。

与 Broca 失语症相关的缺陷包括右面部、右臂和右腿的无力，通常身体右侧的部分感觉也会丧失。视野通常是完好的。一些研究发现，卒中后抑郁症与大脑半球左前部卒中有关。在行为方面，Broca 失语症患者似乎会关注他们的卒中导

表 5.2.2 Broca 失语症、Wernicke 失语症和完全性失语症

特征	Broca 失语症	Wernicke 失语症	完全性失语症
自发言语	不流利，犹豫，从无言到语法错误；常伴有构音障碍	流利，伴有音素和言语错误	不流利，无言或仅限于一种刻板的短语
命名	受损（舌尖现象）	受损，常有言语错误	受损
听觉理解	对简单事物理解正常，对复杂的句法结构有理解障碍	受损，甚至对简单问题也常有理解困难	受损
复述	受损，犹豫不决	受损	受损
阅读	朗读困难，通常阅读比听觉理解差	通常受损，但有时也有例外	受损
写作	难以书写，即使用左手	结构良好，但有书写错误	受损
相关体征	右侧偏瘫，右侧偏身感觉丧失；左侧肢体失用	有或没有右侧偏盲，通常没有运动或感觉异常	大多数患者有右侧偏盲、右侧偏瘫、右侧感觉丧失，常伴有失用症
行为	感到沮丧、抑郁，但行为适当	经常意识不到自身缺陷；可能会不恰当地感到快乐，随后有时会感到愤怒、多疑	通常感到抑郁

致的缺陷；他们感到沮丧但完全能够意识到。一些 Broca 失语症患者可能出现左侧肢体失用，无法听从指令使用左侧肢体。临床医生应该识别这种失用症，不要误以为它是理解能力的缺失。

Broca 失语症的病变通常涉及额下回的后 2/3，即三角部和岛盖部。准确的病变定位对临床有重要意义：

- 仅限于皮质 Broca 区的梗死通常数周内恢复良好。
- 具有 44 区和 45 区病灶的患者主要有言语启动障碍，而无真正的失语。
- 仅下运动皮质损伤的患者只有构音障碍和言语犹豫。
- 44 区、45 区和下运动皮质均受损，才能产生经典的 Broca 失语症。

图 5.2.1 显示了一名患有短暂 Broca 失语症和言语失用症患者的磁共振成像（MRI）扫描。通常，持续性 Broca 失语症的患者脑损伤较大，不仅涉及 Broca 区，还涉及大部分额顶岛盖。

Broca 失语症的康复预后取决于卒中后患者接受检查的时间。Naeser 及其同事报告称，与言语流利性恢复差相关的病变总是包括两个皮质下区域：①位于 Broca 区深部的胼胝体下束；②沿左侧侧脑室体部的脑室周围白质。额叶皮质-

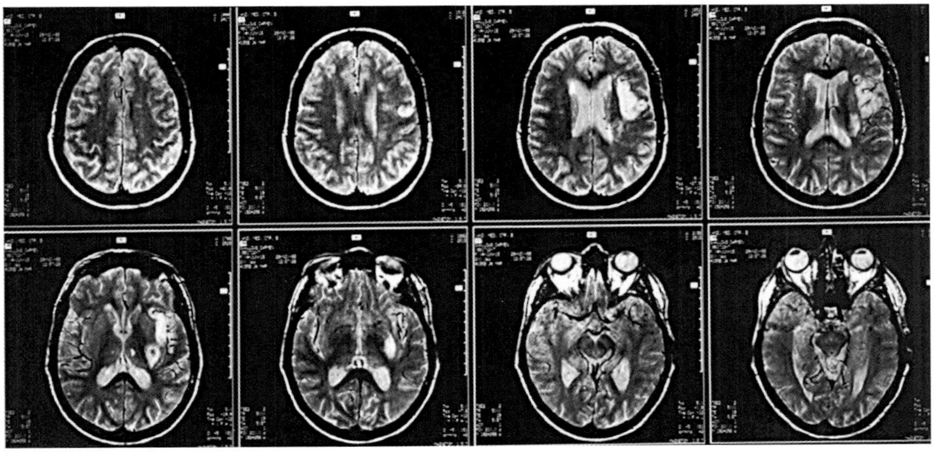

图 5.2.1　Broca 失语症和言语失用症的磁共振成像（MRI）。一例左额叶卒中伴 Broca 失语症患者的 MRI

皮质下联合病变似乎是持续性失语的必要条件。

纯词哑

尽管 Broca 最初使用“纯词哑（aphemie）”一词来描述现在以他名字命名的失语症，但纯词哑现在用于指代更为狭义的言语不流利而理解和书写正常的综合征。通常患有纯词哑的患者最初呈哑巴样，几天后开始出现犹豫不决的言语。

纯词哑中的缺陷基本上同于单纯性言语失用症。纯词哑和单纯性言语失用症都是罕见的综合征，它们通常在数周内几乎完全康复。

Wernicke 失语症

可以将 Wernicke 失语症视为 Broca 失语症的反面。患有 Wernicke 失语症的患者说话轻松流利，经常使用正常或甚至更多的词汇（多言症）。然而，言语的内容中很少包含有意义的名词和动词。有很多字词错用，既有字面（音素）的，也有语义的。如果言语中充满了无意义的字词，以至于无法辨认其含义，那就被称为混乱型失语症。在较轻的情况下，句子开始可能是正常的，但随后字词变得混乱。对于不熟悉 Wernicke 失语症患者母语的听众，可能不会注意到有什么问题，因为患者讲得非常流利，听起来很像说话者的母语。然而，母语听众却只能听到很少有意义的名词和许多言语错误。理解能力严重受损。

Wernicke 失语症的特征列在表 5.2.2 中和下列概要中：

- 命名能力受损，经常发出的词句与目标词语不相似，甚至不是词。
- 复述通常会受到错词替换的干扰。

- 阅读理解通常严重受损，类似于听觉理解，但偶尔患者可能在阅读方面比听觉理解更好，反之亦然。

这些差异可能很重要，因为利用未受影响的方式可以促进与患者的交流。具有 Wernicke 失语症但具有完好阅读能力的患者类似于典型的纯词聋综合征（见后文讨论），而保留听觉理解力的患者类似于失读症伴失写症的患者。Wernicke 失语症的书写显示出形状良好的字母，但书写充满了空洞的短语、拼写错误和无意义的字词。

Wernicke 失语症的相关缺陷通常很小。患者可能有右侧视野缺损，但通常没有明显的肌肉无力或感觉丧失。患有 Wernicke 失语症的患者可能被误认为是精神病或精神错乱。他们通常意识不到自己的缺陷，最初不会表现出沮丧。后来，他们可能因为无法被理解而感到愤怒，有报道称 Wernicke 失语症患者会出现焦虑甚至偏执的想法和行为。

Wernicke 失语症的病变通常涉及左侧颞上回。现代研究利用 CT 和 MRI 扫描技术已经在很大程度上证实了这一定位，然而也有一些学者将顶下小叶（缘上回和角回，Brodmann 第 39 和 40 区）划分为 Wernicke 区的一部分。

Kirshner 及其同事发现 Wernicke 失语症的症状特征存在差异，这取决于病变是否累及颞叶或顶叶。颞叶病变对听觉理解的损害程度大于阅读，而顶叶病变对阅读的损害程度大于听觉理解。

图 5.2.2 显示了一名左侧颞叶病变、Wernicke 失语症但阅读理解能力完好的患者 MRI 扫描结果。

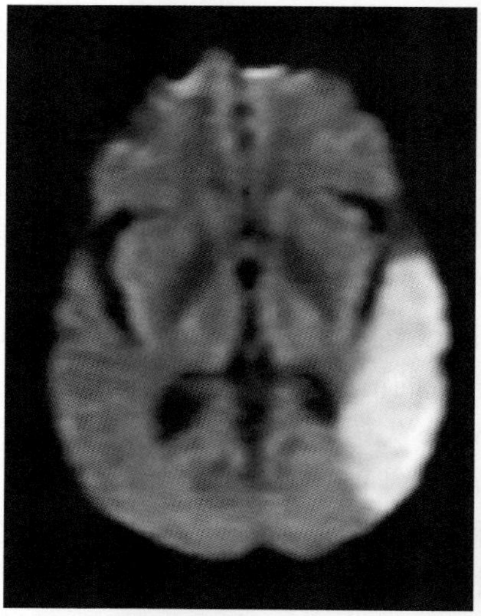

图 5.2.2　Wernicke 失语症和颞叶病变的磁共振成像（MRI）。一例急性脑卒中伴 Wernicke 失语症患者的 MRI 弥散加权成像

Wernicke 区的不完全病变可能会恢复，随着理解能力的改善，病变会向传导性失语症或命名性失语症发展（后文将讨论）。

纯词聋

纯词聋（pure word deafness）是听语言的选择性失聪。表达性的语言、写作、命名和阅读一般正常，但患者不能理解口头语言且不能复述。患者对语言充耳不闻，但对诸如犬吠声的其他声音并非如此。许多患者有轻微的语言缺陷，特别是言语错乱和命名性失语。

大多数纯词聋患者没有其他神经功能缺陷，尤其没有力弱或视觉缺陷。纯词聋经典地被解释为完整的 Wernicke 区和两个听觉皮质之间的联系中断。已有伴随双侧颞叶病理改变的纯词聋病例报道，如单纯疱疹病毒性脑炎和双侧大脑半球卒中。累及双侧颞横回的双侧颞叶破坏性病变，会导致皮质性耳聋综合征，包括单词理解和非语言声音识别能力的丧失。

完全性失语症

完全性失语症可以被认为是 Broca 失语症与 Wernicke 失语症的总和。其包括所有基本语言功能的丧失（见表 5.2.2）；患者的表达能力同 Broca 失语症患者，理解能力同 Wernicke 失语症患者，是这两种失语症的最坏结合。有些患者只能说口语化的刻板短语，比如“wawawa”。如果不是所有缺陷都严重的话，这种综合征也被称为混合性失语症。

大多数完全性失语症患者都有严重的右侧偏盲、偏瘫和偏身感觉丧失，但也有例外。大多数完全性失语症患者有广泛的损伤，涉及左额叶、颞叶和顶叶。最常见的病因是由大脑中动脉栓塞和颈内动脉闭塞引起的卒中。该综合征也可由左侧基底节和皮质下白质的肿瘤或出血所导致。

完全性失语症通常会随时间改善，逐渐向另一种失语症演变。最常见的即为从完全性失语症向 Broca 失语症演变，数周至数月之内患者的理解能力逐渐改善。

传导性失语症

传导性失语症比 Broca 失语症、Wernicke 失语症或完全性失语症更为少见，约占失语症病例的 10%。传导性失语症被认为是一种复述障碍。传导性失语症患者不能复述单个单词或短语；例如，一个患者不能复述“男孩”这个词，但他会自发地说：“我更喜欢女孩。”

尽管许多传导性失语症患者存在文字上的用语错误，但他们通常言语流利。尽管言语相对流利，他们自我纠正的尝试使得言语犹豫、断续。命名能力变化不定。传导性失语症的听觉理解必须是完整的。患者的阅读能力通常保留，但大声朗读可能会产生错误。书写能力也是变化不定的。表 5.2.3 总结了这些特征。

传导性失语症的功能缺损比其他失语综合征更为多变。许多患者有右侧运动和感觉障碍，通常不严重，许多患者有失用症。

传导性失语症的病变累及颞上叶，但不破坏 Wernicke 区或顶叶下区。正如 Wernicke 最初的假设，传导性失语症的 Broca 区和 Wernicke 区完好无损，病变是由于它们之间的连接中断。

命名性失语症

命名性失语症是一种以命名困难为主要表现的综合征。自发言语流畅，有自发的找词停顿和语言冗长。命名能力损害与其他语言功能不成比例，包括听觉理解、复述、阅读和书写（表 5.2.3）。相关功能缺损是可变的或者缺乏。几乎所有失语症患者都存在一定程度的命名障碍。

与命名性失语症相关的病变位置多变。复述功能保留提示从颞横回到 Wernicke 区再到 Broca 区的外侧裂周围语言回路是完整的。病变多位于该回路之外。在很多从失语症恢复的患者中，命名性失语症是最轻的阶段。命名性失语症可能是包括传导性失语症、Wernicke 失语症甚至 Broca 失语症在内的各种失语综合征恢复的最后阶段。命名障碍可能是阿尔茨海默病患者早期主要的语言功能缺损，它也发生在急性意识错乱的状态。因此，命名性失语症是失语综合征中最少被定位的。

经皮质失语症

三种传统的经皮质失语综合征在下文描述，这些综合征表明外侧裂周围语言回路的解剖保留，而大脑皮质的其他区域有损伤。这就解释了为什么复述能力得

表 5.2.3　传导性失语症和命名性失语

特征	传导性失语症	命名性失语症
自发言语	流利，但有文字上的用语错误	流利，但是有找词停顿和语言冗长
命名	可变，大致完整	受损
听觉理解	完整	完整
复述	差	完整
阅读	大声朗读有问题，理解力完整	完整
书写	可变，大致完整	完整，除了找词困难之外
相关功能缺损	右侧偏瘫，右侧偏身感觉丧失，视野缺损，多有失用症	可变，通常缺乏
行为	无特征	无特征

以保留。三种经皮质失语综合征的特征见表 5.2.4。

经皮质运动性失语症

经皮质运动性失语症（transcortical motor aphasia，TCMA）类似于 Broca 失语症，但保留了复述能力。患者可能言语较少；有时他们会在延迟后做出回答，或者只说一两个字，但可以正常复述句子。命名能力多变，但听觉理解和阅读能力通常保留。患者在书写上如同讲话那样存在同样的犹豫不决。大多数患者至少伴有部分右侧偏瘫。

TCMA 是一种影响语言的额叶综合征。额叶疾病通常导致运动缺乏或运动启动困难；在这种情况下，局部的左额叶病变导致言语启动减少。左额叶病变常位于大脑前动脉供血区域内。损伤部位可能在 Broca 区前方，皮质下额叶白质深处，或在辅助运动区附近额叶的内表面。在大脑前动脉卒中综合征中，右侧偏瘫累及手臂多于腿，肩膀多于手；这与更常见的大脑中动脉卒中的偏瘫模式相反。一些患者的患侧手表现出不自主的抓握反应。

经皮质感觉性失语症

经皮质感觉性失语症（transcortical sensory aphasia，TCSA）类似 Wernicke 失语症，除了复述能力保留外。言语流利而错乱，命名也出现错乱。听觉理解和阅读理解能力严重受损。TCSA 是一种少见的卒中综合征，尽管有少数病例报告了颞枕交界处附近的病变，但 Wernicke 区本身不受损。该综合征被描述为 AD 患者语言恶化的一个阶段。

混合性经皮质失语症

混合性经皮质失语症（transcortical aphasia，TCA）类似于完全性失语症，

表 5.2.4　经皮质失语症

特征	经皮质运动性失语症	经皮质感觉性失语症	混合性经皮质失语症
言语	不流利	流利	不流利
命名	受损	受损	受损
复述	保留	模仿言语	模仿言语
理解力	保留	受损	受损
阅读	保留	受损	受损
书写	减弱	分段式的	差
相关体征	右侧下肢无力重于上肢无力，意志力丧失	可变，通常没有	右侧或双侧瘫痪

除了保留完整的复述能力。患者经常过度重复或回声般模仿言语。语言模式损害程度较轻的患者可出现混合性经皮质失语症。这种综合征，像 TCSA 一样，被描述为 AD 患者语言恶化的后期阶段。

这种八分法的分类过于简化，但它对失语症的诊断是有用的。这些失语综合征不仅与容易观察到的语言行为相关，而且与已确定的脑损伤定位相关。

皮质下失语症

我们认为失语症代表左半球语言皮质受损。近年来，有许多皮质下病变导致失语症的报道。顾名思义，皮质下失语症更多地是依据脑损伤的位置来定义，而非特定的语言特征。皮质下病变患者的几种语言障碍模式已被描述。

丘脑失语症

丘脑失语症的最早报道见于左侧丘脑出血患者。其失语模式是流利的，常有言语错乱，但理解和复述能力的受损少于 Wernicke 失语症。

丘脑失语症可以反映大脑优势半球的存在。在左利手患者中，右侧丘脑出血导致失语症，这表明该半球的语言优势包括丘脑在内。

前皮质下失语综合征

尾状核、壳核和邻近白质的病变也与失语症有关。外侧基底节区，包括壳核、苍白球和内囊，是高血压性脑出血最常见的部位。外侧基底节出血所导致的失语症特征随出血的位置和出血量多少而不同；症状从构音障碍和轻微失语症，到严重的完全性失语症不等。最常见的皮质下失语症见于缺血性卒中。前皮质下失语综合征见于缺血性卒中，累及尾状核头、内囊前肢和大脑中动脉分支豆纹动脉供血区域的壳核前部。

这种综合征的特征包括构音障碍和流利性降低。理解能力受到轻微影响，复述能力保留。许多患者有相关的右侧偏瘫。语言功能的恢复通常较好。

左利手患者失语症

左利手患者在卒中后出现失语症的比例大于右利手患者，无论卒中在哪一侧。这表明左利手患者在双侧大脑半球都有一定的语言表征关系。虽然失语症在左利手患者中更常见，但他们可能康复得更好，这表明左利手患者的半球优势可能不那么突出。大多数左利手的失语症患者存在左半球病变，少数有右半球病变。偶尔出现非典型综合征，如大面积右侧大脑中动脉流域卒中的患者，言语不流利但理解能力保留，提示理解相关的语言中枢位于左半球，而表达性言语的中枢位于右半球。一般来说，左利手患者在卒中后也有类似的失语综合征，但在语言特征和康复方面有更多的变异性。

交叉性失语症

虽然 99% 以上的右利手失语症患者有左侧大脑半球病变，但一些右利手患者的失语症继发于右侧大脑半球病变。与左利手人群相似，大多数“交叉性失语症”病例的临床表现类似于左半球对应区域卒中引发的失语症。

说一种以上语言的失语症

早期的语言理论认为，通晓多种语言的人在卒中后其原始的母语比新获得的语言表现得更好，但一种相反的理论认为，卒中前最常用的语言会恢复得更好。这两种理论都不能始终成立。

同时学习两种语言的患者，例如在加拿大法语区，或两种语言有同等熟练度的患者，卒中后有更相似的失语症模式，在语言任务中有相似的大脑激活模式。熟练程度可能比习得这两种语言的时间更加重要。

失读症和失写症

不伴有失写症的纯失读症

失读症是指后天获得的无阅读能力。患者可以写作，但不能阅读自己写的字。在床旁检查中，言语、听觉理解和复述都是正常的。命名可能存在缺陷，尤其对于颜色。

患者开始可能无法阅读，但随着时间的推移，他们学会了一个字母一个字母地阅读，一个单词一个单词地拼读。他们不能像普通的读者那样，一眼就读懂单词。相比之下，他们能理解大声拼写出的单词，并且可以正常拼写。相关缺陷包括大多数患者具有右侧偏盲或右上象限视野缺损，通常还存在一些短期记忆障碍。大多数患者没有偏瘫或感觉丧失。

左大脑后动脉供血区的卒中导致纯失读症，同时伴有枕叶内侧梗死，常有胼胝体压部或颞叶内侧梗死，有时有丘脑梗死。

失读症伴失写症

失读症伴失写症可以被认为是一种后天性文盲，以前受过教育的患者变得无法阅读或写作。言语、命名、听觉理解和复述等口语模式基本完好，但许多患者存在言语流利而言语错乱、命名受损。

这种综合征与 Wernicke 失语症重叠，但它描述的是阅读能力比听觉理解能力受损更严重的患者。相关缺陷包括右侧偏盲和 Gerstmann 综合征的症状：失写症、失算症、左右定向障碍和手指失认症。

病变常累及顶下小叶，尤其是角回。病因包括左大脑中动脉角回支流域的卒中，尽管同一区域的占位性病变也可产生该综合征。

失语性失读症

许多失语症患者都伴有阅读困难。

失读症有四种模式：逐字阅读和深度、语音和表面失读。

不伴有失写症的纯失读症是逐字阅读，前面已讨论过。

深度阅读障碍是一种严重的阅读障碍，患者只能识别和大声朗读熟悉的单词，尤其是具体的、可想象的名词和动词。他们在阅读时出现错误，不能读无意义的音节或非单词（nonword）。字母阅读不受单词长度或拼写规律的影响；例如，患者可以读“ambulance”，但不能读“am”。大多数患者伴有深度失读症和广泛的左额顶叶损伤。

语音失读症与深度失读症相似。患者无法阅读非单词，但可以充分阅读单个名词和动词。

表面失读症保留了通过字素-音素转换的阅读能力，但不能一眼识别长单词或不规则单词。这些患者会读一些无意义的音节，但不能读拼写不规则的单词，如“colonel”或“yacht”。他们的错误往往是语音上的，而不是语义上的或视觉上的（例如，发音“rough”和“though”一样）。

失写症

与阅读一样，书写可能单独受到影响（纯失写症）或与失语症相关（失语性失写症）。此外，运动障碍、失用症和视觉空间缺陷也会损害书写能力。孤立性失写症已被描述为左额叶或顶叶病变。失写症可以用与失读症相同的方式进行分析。

深度失写症是指在有能力写出熟悉单词的情况下，无法将音素转换成字素或写出可发音的无意义音节。

语音失写症与此相似，但患者写名词和动词的能力比冠词、介词、形容词和副词更好。

患有**表面或词汇失写症**的患者可以写出拼写规则的单词和可发音的无意义单词，但不能写出拼写不规则的单词。这些患者具有完整的音素-字素转换能力，但不能用“整个单词”或“词汇策略”来书写。

第 5.3 章

脑卒中和其他血管疾病

Howard S. Kirshner，Eli E. Zimmerman
（董建宇　译　段春苗　审校）

引言

脑卒中是最常见的严重神经系统疾病，位居美国第五位死因、世界第二位死因，也是成人神经功能残疾最常见的病因。美国每年有超过 80 万例脑卒中患者，平均每分钟就有一例。此外，还有许多轻型卒中可能没有症状，美国每年约有 1100 万例，但累积的影响可以导致血管性痴呆。

脑卒中是大脑功能局灶性异常的一种病症，由动脉闭塞所致血流障碍（缺血性卒中）或血管破裂所致出血（出血性卒中）引起。80%～85% 的脑卒中是缺血性卒中，15%～20% 为出血性卒中。卒中患者的管理基于症状和体征所做出的诊断。要理解卒中需结合其危险因素、既往短暂性脑缺血发作（TIA）、既往卒中以及卒中本身的发展症状和演变模式。神经系统检查有助于确定病变部位，之后的影像学检查可以进一步证实诊断。治疗包括静脉注射组织型纤溶酶原激活剂（tPA）、机械取栓术在内的急性期卒中管理，以及二级预防措施和卒中康复。

临床表现：症状和体征

一般来说，脑卒中症状反映了由缺血或出血导致的脑内局灶性功能障碍。这种在意识清醒的患者中出现的局部功能缺失，尤其是在老年或已知存在危险因素的患者身上出现局灶性功能障碍的表现，对大多数人来说，包括没有接受过医学培训的家庭成员，都能立即识别为脑卒中。

TIA 涉及短暂的局部脑缺血，通常在数分钟或数小时内完全缓解。TIA 可能是脑卒中的预警信号。颈动脉系统 TIA 包括短暂性单眼视物模糊（短暂性单眼失明或一过性黑矇）或大脑半球缺血症状，例如言语不清、语言障碍或对侧肢体麻木、无力。椎基底动脉系统 TIA 与头晕、复视、言语不清、一侧或双侧肢体麻木或无力、共济失调和意识水平下降等症状相关。TIA 症状通常在 24 h 内缓解。关于 TIA 概念的一个最新修改指出如果短暂性症状与磁共振成像（MRI）上的急性梗死灶相关，则被认为是脑卒中而不是 TIA。TIA 是脑卒中的一个重要预警信号，且与即将发生卒中的风险密切相关。

美国心脏协会还列出了突然的剧烈头痛作为脑卒中的预警信号。突然的、剧烈的头痛，尤其是患者一生中最严重的头痛，应该考虑蛛网膜下腔出血（subarachnoid hemorrhage，SAH）的可能，这通常是由脑动脉瘤破裂引起的。颈强直更支持 SAH 的诊断。虽然大多数头痛不一定是 SAH，但这种诊断是一种医学急症，临床医生应该尽量避免漏诊。

一般来说，脑卒中的症状与 TIA 的症状相同。缺血性症状出现 1～2 h 后到急诊科就诊的患者很可能已经发生了卒中，因为大多数 TIA 在数分钟至数小时内就会开始缓解。

就脑出血而言，出血的位置是确定卒中综合征的重要因素。颅内出血（intracranial hemorrhage，ICH）可发生在四个不同的腔隙中：硬膜外腔、硬膜下腔、蛛网膜下腔和脑实质内。硬膜外出血通常发生在年轻患者头部外伤后；最常见的原因是颅骨骨折导致硬脑膜动脉撕裂，如脑膜中动脉。这是一种进展迅速的急性综合征，通常需要紧急神经外科手术。有时在头部受伤和症状发展之间会出现一个清醒期，随着血液积聚，症状进展可能会很快，及时诊断和神经外科会诊至关重要。

硬膜下出血（subdural hemorrhage，SDH）也常发生在外伤后，但 SDH 可能是急性、亚急性或慢性的。亚急性或慢性 SDH 的症状可能会逐渐出现，有时并没有明确的创伤史。慢性 SDH 在老年患者中更常见，因为脑萎缩使得大脑和颅骨之间存在间隙，其中有易损的桥静脉穿过。嗜睡和轻微的神经症状和体征是 SDH 的典型表现，临床医生必须保持高度警惕，及时为患者进行诊断性 CT 或 MRI 扫描。

蛛网膜下腔出血（SAH）通常是由脑动脉瘤破裂引起，尽管也有许多患者是创伤性 SAH。头痛和颈强直是 SAH 最常见的症状，也可能出现各种其他症状。

第四种出血类型，即脑实质内出血，直接发生在脑组织内部。这种出血类型的表现最类似于缺血性卒中。脑实质内出血最常见的病因是高血压，往往是大脑深部出血，最常见的位置是壳核和基底节，其次是丘脑、脑干和小脑。小脑出血最适合神经外科治疗，因此早期诊断尤为重要。这种出血常常引起看似非特异性的症状，如头晕、恶心、呕吐和头痛等。早期出现的步态共济失调是诊断的关键。因前庭功能障碍而眩晕的患者通常可以行走，但小脑出血的患者通常不能行走。CT 扫描有助于诊断。脑桥出血往往会导致双侧偏瘫和昏迷。除非出血量很小，否则预后不良。基底节出血通常会导致偏瘫。偶尔，尾状核或丘脑出血会破入脑室系统，并引起颅内压（intracranial pressure，ICP）升高的症状，但没有明显的局灶性症状和体征。大脑皮质-皮质下的出血，称为脑叶出血，可能与高血压有关，但更多是与凝血功能障碍（如抗凝治疗）或随年龄增长在小动脉中发生的结构性变化（脑淀粉样血管病）有关。

缺血性卒中是由脑部血流受阻所致，其发病机制多样。按照广泛使用的分类法，常见的有：①大血管，动脉粥样硬化血栓性卒中；②小血管或腔隙性卒中；③心源性卒中；④多种临床明确但不常见的发病机制引起的脑卒中；⑤隐源性卒中，或未发现确切机制或病因的脑卒中。在最后一类中，那些具有栓塞特点、表现为突发性、皮质-皮质下分布且未能找到栓子来源的卒中，被称为不明原因栓塞性卒中（embolic strokes of unknown source，ESUS）。

特定卒中综合征的定位

前几章讨论了大脑特定区域的功能解剖，包括大脑、基底节、丘脑、脑干和小脑。本章将介绍有助于定位和诊断特定卒中综合征的特征。

血管解剖学

从血管解剖学的角度来看，两条颈内动脉（internal carotid artery，ICA）为大脑半球提供大部分血液供应。颈动脉属于前循环，而椎基底动脉属于后循环。

颈总动脉分出颈内动脉（ICA）和颈外动脉（external carotid artery，ECA）的分支处是动脉粥样硬化脂质斑块积聚的常见部位，该部位病变通常是大血管血栓性 TIA 和脑卒中的病因。较少见的是，ICA 的狭窄发展延续至 ICA 的颅内部分。

颅内大血管病变随着动脉粥样硬化的进展而发展，通常见于有慢性危险因素（如高血压、糖尿病、高脂血症、阻塞性睡眠呼吸暂停和吸烟）的人群中。颅内动脉粥样硬化在非洲裔和亚洲裔人群中更为常见。ICA 分为大脑前动脉（ACA）和大脑中动脉（middle cerebral artery，MCA）。由于 MCA 从 ICA 直接分出，栓塞常见于此部位，偶尔累及 ACA 或大脑后动脉（PCA）区域。一般来说，MCA 疾病更常见的是由栓塞引起，而不是局部的动脉粥样硬化，而 ACA 疾病则栓塞和局部疾病均可见到。MCA 区域卒中比 ACA 区域卒中更常见。ICA 还发出了后交通动脉，将颈动脉系统与 PCA 连接起来，PCA 发自于后循环的基底动脉。偶尔，后交通动脉给一侧或两侧的 PCA 提供大部分血液供应，这是一种正常的变异，有时被称为胚胎型 PCA。

大脑中动脉梗死

MCA 分为上干和下干；左侧 MCA 的上干供应运动性言语中枢（Broca 区）、中央前回的运动区（面部和上肢）和中央后回的感觉区，左侧 MCA 卒中导致常见的 Broca 失语症和右侧偏瘫综合征。如果只涉及单个分支，可能会出现更为局限的缺陷，如仅伴随右侧面瘫的 Broca 失语症。下干受累可导致 Wernicke 失语症（见第 5.2 章），有时伴右上象限视野缺损。左侧 MCA 上干和下干均受累，如左侧 MCA 主干栓塞，会导致完全性失语症和右侧偏瘫，这是一种严重的致残性卒中综合征。视空间缺陷和忽视行为通常与右侧 MCA 有关。任一侧 MCA 深穿支的受累均会导致上肢和下肢的无力，因为来自皮质下肢支配区域的下行纤维通过 MCA 供应区进入内囊，内囊也主要由 MCA 深穿支供血。然而，随着时间的推移，在左侧 MCA 卒中后，下肢通常比上肢改善明显。

内囊梗死

发生在大脑中动脉（MCA）深穿支豆纹动脉分支区域的小血管腔隙性梗死，可导致内囊后肢的局灶梗死，引起单纯运动性偏瘫的卒中综合征，而没有感觉症状、皮质行为或认知障碍或者视野异常。豆纹动脉区域较大的梗死会导致更复杂的综合征，包括运动和感觉联合缺陷、构音障碍，甚至认知和语言障碍。

丘脑梗死

丘脑腔隙性梗死通常由 PCA 穿支动脉供血，会导致纯感觉性卒中，表现为对侧感觉异常和麻木，有时伴神经病理性疼痛（Dejerine-Roussy 综合征）。

基底节梗死

基底节主要接受来自 MCA 豆纹动脉分支的血液供应。基底节出现腔隙性梗死可引起对侧肢体无力和笨拙。

基底节区小梗死灶，未累及内囊，可以无明显临床症状，仅在患者的脑部影像学检查中被发现。

椎基底动脉解剖学

后循环由两条椎动脉组成，这两条动脉分别从两侧的锁骨下动脉发出，并在入颅后汇合形成单一的基底动脉。动脉粥样硬化病变好发于椎动脉的近端（起源于锁骨下动脉处）或远端。椎动脉也是动脉夹层的好发部位，通常发生于椎动脉更远端。

小脑后下动脉梗死

椎动脉在颅内有一个重要分支，即小脑后下动脉（PICA）。PICA 供应延髓外侧和小脑的下部、外侧和后部。椎动脉或 PICA 闭塞引起的卒中综合征即 Wallenberg 综合征（也称延髓背外侧综合征），是最常见的、也是最重要的脑干卒中综合征之一。

同侧面部和对侧肢体的交叉性感觉缺失是该综合征的特征之一，此外还伴有同侧 Horner 综合征（上睑下垂和瞳孔缩小）、同侧软腭麻痹和吞咽困难、同侧共济失调和同侧倾倒（坐位或立位时向病灶侧倾斜的趋势）。PICA 区域梗死引起孤立的小脑梗死。Wallenberg 综合征的症状和体征如下：

- 同侧体征
  - 面部麻木
  - Horner 综合征
  - 共济失调
  - 同侧倾倒
  - 言语障碍、软腭无力
- 对侧体征
  - 上肢、下肢和躯干麻木
- 非定位体征
  - 眩晕、恶心、呃逆

基底动脉及其分支

在脑桥延髓交界处水平，两条椎动脉汇合形成基底动脉。基底动脉有两个长的环状分支：小脑前下动脉（AICA）和小脑上动脉（SCA）。

基底动脉终止于 PCA，并在途中发出多个穿支。这些分支的闭塞可能会导致一系列综合征。其中大部分在第 3.4 章中进行了讨论。

基底动脉闭塞

由于基底动脉闭塞引起的脑卒中会根据受累部位的不同而产生多种综合征。最常见的是脑桥处闭塞。病变通常不对称，但仔细检查通常会发现双侧皮质脊髓束功能障碍。如果肌力允许进行协调性测试，通常还会出现肢体共济失调。区分脑干损伤而非高级（大脑）或低级（脊髓）损伤的一个主要线索是延髓症状，包括构音障碍和吞咽困难。眼动异常可以包括多种综合征，如水平凝视麻痹伴垂直（尤其是向上）凝视相对保留，单侧或双侧的核间性眼肌麻痹（INO），或者是伴有凝视麻痹的 INO，即所谓的“一个半综合征”。

基底动脉尖综合征会相对保留下部脑干分支，但常有累及中脑的梗死，可以出现 Parinaud 综合征（见第 3.4 章）。眼球运动异常很常见，表现多样。在缺乏足够侧支代偿的情况下，PCA 闭塞可能导致皮质盲。

小脑前下动脉（AICA）

AICA 综合征常包括同侧脑神经（CN）Ⅶ（面神经麻痹）和Ⅷ（听力丧失）异常、同侧共济失调，以及对侧运动和感觉障碍。AICA 综合征有许多变异，许多都有传统的命名。

小脑上动脉（SCA）

SCA 综合征包括同侧共济失调和对侧感觉缺失。其他各种相关症状包括构音障碍、恶心和呕吐、同侧震颤、腭肌阵挛和部分性耳聋。

基底动脉穿支

基底动脉发出许多小的穿支动脉，供应部分脑干。脑干的卒中综合征变化多样。脑干解剖学在本书的其他部分进行了讨论，特定的功能障碍与缺血受累的穿支或分支相关。

大脑后动脉（PCA）

PCA 多为基底动脉的一个分支，尽管部分个体的 PCA 起源于前循环。最常见的症状是视野缺损，根据受累严重程度、位置和解剖结构，半侧视野可以部分或完全缺损。中央黄斑视觉有时会被保留，因为相应的枕叶皮质是由 MCA 的分支供血。

颅内出血

颅内出血（ICH）通常由高血压、凝血功能障碍、创伤或易于出血的结构病变（如肿瘤、动脉瘤或其他血管畸形）引起。ICH 不常见的原因是脑静脉血栓形成。

ICH 的线索包括急性头痛发作，或早期出现意识障碍，或已知的促发因素（如脑转移瘤、已知动脉瘤或血管畸形、创伤或抗凝治疗）。对于定位有帮助的也包括出现不符合明确缺血性卒中综合征的神经功能缺损，即神经功能缺损不能定位到单一血管闭塞。

脑实质内出血（intraparenchymal hemorrhage，IPH）最常见的病因是高血压未控制，但创伤和凝血功能障碍也可引起 IPH。患者表现为与出血部位相应的局灶性神经功能障碍，并伴有嗜睡。恶心和呕吐的发生率高于缺血性卒中。

蛛网膜下腔出血（SAH）通常由动脉瘤破裂引起，但创伤也是常见原因。动脉瘤出血的患者常表现为头痛、颈痛、嗜睡或昏迷，伴有明显高血压（病因性或反应性）。除眼球运动障碍外，其他局灶性表现不常见。

硬膜下出血（SDH）最常见的病因是头部外伤，尤其是在跌倒或受袭击后。常见临床表现为头痛和意识模糊，如果出血量大，可以出现昏迷。除了脑病表现外，还出现局灶性体征，如一侧肢体肌张力降低，缺乏随意运动，而另一侧正常时，应考虑诊断为 SDH。

鉴别诊断

脑卒中需与短暂性脑缺血发作（TIA）进行鉴别。TIA 是脑梗死的前兆症状，应被视为一种急症，迅速进行诊断性检查并寻找发病原因，从而启动适当的预防性治疗。TIA 的鉴别诊断还包括其他引起短暂性症状或发作的原因，如偏头痛、癫痫发作和其他短暂意识改变等。

伴有明确危险因素的清醒患者突然出现局灶性神经功能缺损表现，在大多数情况下，脑卒中诊断是显而易见的。然而，偶尔其他脑部病变与脑卒中类似。偏头痛的症状可能会与脑卒中和 TIA 的症状混淆，尽管大多数情况下，偏头痛的局灶性症状发生在先兆期，然后随着严重头痛的来临而改善。偏头痛伴发持续性先兆可能会与脑卒中类似，偶尔真正的脑梗死可能会在患者典型的偏头痛先兆之后发生（偏头痛性卒中）。其他局灶性脑病变，如肿瘤、脓肿或炎症性疾病（如多发性硬化）偶尔也会表现为急性发作。老年人中，硬膜下出血（SDH）也常被误诊为脑卒中。症状突然发作的明确病史通常支持脑卒中诊断；病史越不明确，如患者在家中“被发现倒地”，就越有可能是其他诊断。大约 15% 的急诊医务人员首次作出的脑卒中诊断是错误的［类卒中（stroke mimics）］。

目前已开发了多种快速筛查工具用于脑卒中的诊断。其中最容易记忆的是在美国辛辛那提大学开发的 Think FAST 量表。“F”代表面肌无力，“A”代表上肢无力，“S”代表言语不清或者不能讲话或理解语言，“T”代表时间，强调卒中治疗的紧急性。最近对“FAST”的修改是“BE FAST”，增加了平衡问题和眼部体征，即视野缺损或眼外肌运动异常，通常发生在后循环卒中。

实验室和影像学检查

在临床诊断之后，脑卒中诊断的第一步，就是脑影像学检查。

计算机断层成像（CT）

CT 扫描作为主要传统诊断手段，具有早期检测出血和明确缺血性病变部位和范围的能力，但脑梗死可能需要 2～3 天才会在 CT 上清晰可见。偶尔，CT 上可见闭塞性大脑中动脉（MCA）中的血栓影（超急性 MCA 征象），有经验的阅片者可以看到脑卒中早期微妙的缺血征象。然而，总的来说，CT 对于早期脑梗死的敏感性不如 MRI。

CT 血管成像（CTA）

CT 设备的扩展包括 CT 血管成像（CTA），通过对比剂注射使脑和颈部血管成像，以及 CT 灌注成像，即在对比剂注射后绘制脑血流区域，从而确定极低血流区域可能已经发生不可逆梗死。如果核心梗死区域较小，而低灌注区域较大（缺血半暗带），则可以通过机械取栓术等介入治疗来避免潜在的卒中损伤。图 5.3.1 展示了一例有缺血半暗带但未发生梗死的 CT 灌注成像检查。

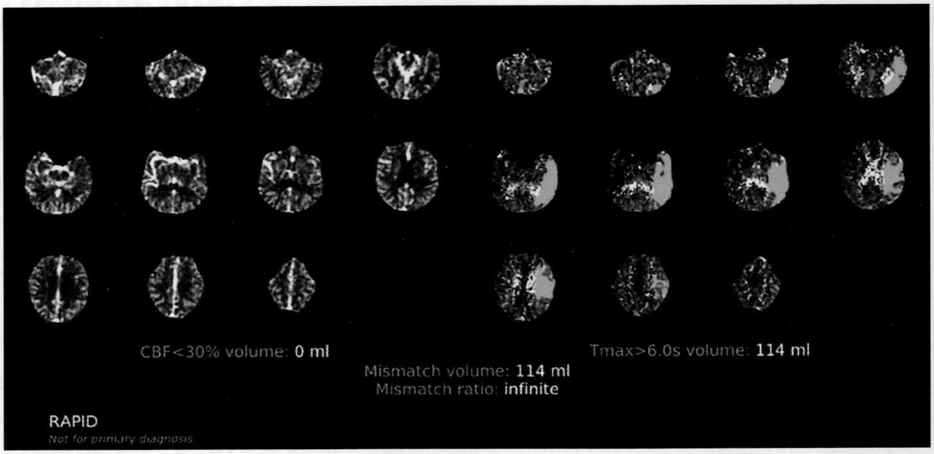

图 5.3.1（扫二维码看彩图） 脑卒中 CT 灌注成像。该图显示的是一例脑 CT 灌注图像。左侧显示的是脑血流量减少区域（无），右侧显示的是血流通过时间延迟的区域（绿色）。这提示该患者存在大量缺血半暗带组织，而没有可见的梗死灶。该图像来自 RAPID 灌注成像方法

彩图

该图显示了脑 CT 灌注图像。左侧是脑血流量减少的区域（无），右侧是血流通过时间延迟的区域（绿色）。这表明存在大量缺血半暗带组织，且没有可见的梗死灶。这些图像来自灌注和弥散快速处理（rapid processing of perfusion and diffusion，RAPID）灌注成像方法。这些证据对计划机械血栓切除术至关重要。

CT 静脉成像

CT 静脉成像的操作方式与 CTA 类似，在注射碘化剂后进行 CT 扫描，但采集时间与 CTA 不同，以便显示静脉。这种方法最常用于怀疑颅内静脉窦血栓形成的情况。

磁共振成像（MRI）

少数中心使用急性 MRI 扫描，通过弥散加权成像（diffusion weighted imaging，DWI）模式，可在缺血性卒中早期（数分钟到 1 h 之内）显示出缺血区域。如果再加入定时对比剂注射，灌注加权成像（PWI）可以识别尚未梗死的缺血区域，与 CT 灌注方法类似。最后，磁共振血管成像（MRA）可以使脑部动脉成像，与 CTA 类似。MRI 还可以在 T2* 或梯度回波序列中显示脑出血，急性和慢性血液产物均显示为黑色信号。

PET 和 SPECT

其他脑成像技术，如单光子发射计算机断层成像（single photon emission

computed tomography，SPECT）和正电子发射断层成像（positron emission tomography，PET）主要用于脑卒中的研究性检查。SPECT 扫描（用或不用血管扩张剂如乙酰唑胺）可以显示脑灌注是否受到血管扩张剂的影响，从而提示脑血管储备降低。新型 MRI 技术如 MR 波谱分析，也可检测与缺血相关的生物化学变化。

另外两种技术允许可视化脑部血管。多普勒超声技术允许实时超声成像颈动脉分叉处，并对血流的多普勒信号进行分析。这种相对廉价、非侵入性的血管成像技术在检测颈动脉狭窄方面几乎与 MRA 和 CTA 一样准确，不过对椎动脉的成像较为困难。MR 血管壁成像也可用于区分颅内动脉粥样硬化性改变与血管炎，不过这项技术仍处于试验阶段。

经颅多普勒（transcranial Doppler，TCD）可以可视化颅内主要动脉的血流。

脑血管造影

传统的脑动脉造影是血管诊断的金标准。通常通过股动脉插管，碘化对比剂可以直接注射到脑血管中，运用标准放射成像技术对颈部和脑部的动脉进行成像。动脉造影在检测诸如动脉瘤或脑血管炎所致的小动脉改变等非常微小的病变方面优于其他方法，但它的缺点是具有侵袭性，可能出现血管损伤并发症（如动脉夹层、血栓或斑块破裂导致远端栓塞）；此外，碘化对比剂的作用也可能导致不适。

心脏成像

脑卒中病因的完整评估还包括对心脏的检查，寻找脑栓塞的来源。心电图（ECG）和心律监测有助于脑卒中患者病因筛查，因为像心房颤动等心律失常可能会间歇性发作，它们会带来栓塞性卒中的严重风险。超声心动图可以成像心脏，有助于发现左心房或左心室内血栓、心室收缩功能不良、瓣膜病变或心脏左右两侧异常分流。房间隔缺损或更常见的卵圆孔未闭在人群中占比 25%。这些异常分流通道使得静脉循环中的血栓可以从右心跨至左心，然后栓塞至脑部［矛盾性栓塞（paradoxical embolization）］。通过向静脉内注射激发盐水，气泡可被可视化从右心房跨至左心房，从而增强超声心动图成像效果。经食管超声心动图（transesophageal echocardiography，TEE）是将超声探头放置在心脏后面的食管中，使心脏病变的诊断更为准确。TCD 也可与静脉注射激发盐水结合，从而检测进入脑部的微栓子。

实验室检查

脑卒中患者临床检测的另一重要领域涉及血液检测。全血细胞计数（complete blood count，CBC）在脑卒中患者总是有必要进行的。偶尔，血小板增多症或红细胞计数增加可能会导致脑卒中，严重贫血亦然。血小板计数升高（血小板增多症）可能导致脑部血管局部凝血，而血小板减少可能导致出血。凝血功能检查如凝血酶原时间（prothrombin time，PT）和部分凝血活酶时间（partial thromboplastin time，PTT）可以检测导致脑出血的凝血障碍。为了检测增加的血栓倾向或高凝状态，已经开发了许多血液检测方法。狼疮抗凝剂或抗心磷脂抗体可能与动脉血栓和脑卒中综合征有关。大多数其他高凝状态检测与静脉血栓和肺栓塞更为相关，包括蛋白 C 和 S、抗凝血酶Ⅲ、因子Ⅴ Leiden、凝血酶原基因突变等。这些主要在卵圆孔未闭时与脑卒中相关。血同型半胱氨酸水平升高也与脑卒中风险增加有关。最后，内分泌（尤其是糖尿病）、代谢和器官功能的血液检测在脑卒中的诊断中也很重要。血脂对于评估心肌梗死和脑卒中的风险很重要，空腹总胆固醇、高密度脂蛋白（HDL）、低密度脂蛋白（LDL）和甘油三酯应在几乎所有脑卒中患者中进行检测。

治疗概述

本书并未重点关注脑卒中的治疗。然而，尽管脑卒中的诊断技术取得了诸多进步，但治疗方面的进展也同样令人瞩目。本章将进行简要概述。

脑卒中的治疗可分为急性干预和慢性预防性治疗。急性缺血性卒中的急性治疗包括溶栓治疗。静脉 tPA 是一种血栓溶解剂。接受静脉注射 tPA 治疗脑卒中患者的良好预后的比值比（OR）为 1.7∶1。所需治疗人数（number needed to treat，NNT）是指观察到一例干预有效所需治疗的患者人数。对于 tPA，NNT 约为 5；似乎应该有更多的人对干预措施有效，但实际上这是一个不错的数字。相比之下，阿司匹林预防急性缺血性卒中复发的 NNT 约为 79。目前，tPA 正被另一种溶栓剂，即替奈普酶所替代，后者的优势在于它是一次性团注。

机械血栓切除术的应用日益增多，其 NNT 约为 2。有多种不断改进的取栓技术，包括将导管送入闭塞或狭窄的动脉，并利用机械和局部溶栓治疗改善灌注。对于符合治疗标准的患者，如果给予的治疗足够早，无论是静脉溶栓还是血管内治疗，都是急性缺血性卒中的最佳治疗手段。

急性卒中治疗后，下一个任务是预防再发；由于这是在卒中发生后开始的，因此称为二级卒中预防。所采取的策略包括药物的联合应用，如抗血小板药物或抗凝剂，以及其他危险因素的最佳管理，包括高血压、高脂血症、心律失常、吸烟、睡眠呼吸暂停以及其他因素控制等。

美国心脏协会 / 美国卒中协会近期更新了急性卒中治疗的指南。美国卒中协会还发布了卒中或 TIA 后的二级预防指南。由于这是一个发展迅速的领域，因此应查阅最新文献和专家意见以获取当前的最佳实践。

第 5.4 章

痫性发作和癫痫

Karl E. Misulis，Eli E. Zimmerman
（李艳芳　译　崔颖　审校）

痫性发作和癫痫的分类

痫性发作（seizure）是由于大脑异常电活动引起的一组临床症状；而癫痫（epilepsy）是一类综合征，指反复出现无明显诱因的痫性发作，或仅有单次无诱因的痫性发作，但有证据表明，其再次出现痫性发作的风险与出现过两次无诱因痫性发作的患者再次痫性发作的风险相当。因此，所有癫痫患者都有痫性发作，但并非所有出现痫性发作的患者都患有癫痫。

痫性发作类型多种多样，不同类型各具临床特征。痫性发作的分类方法不断更新，但一些作者和临床医师仍坚持沿用已被淘汰的既往分类方法。因此，神经内科医师除需掌握公认的最新分类标准外，还应同时了解旧版标准中相应的专业术语。

痫性发作首先可分为全面性或局灶性起源的发作。全面性发作指异常放电起源于双侧脑部，而非起源于局部脑组织进而扩布至其他脑组织。全面性发作可进一步细分为运动性起病和非运动性起病的痫性发作。前者包括全面性强直-阵挛发作（generalized tonic-clonic，GTC），后者包括失神发作。

虽然癫痫分类十分复杂，但阐明其各种类型有助于定位及定性诊断，因此掌握其分类方法至关重要。

癫痫分为局灶性癫痫、全面性癫痫、局灶性和全面性混合型癫痫、不明起源的癫痫。此种分类方法以形成痫性发作的异常放电起源为依据。也可根据其病因对癫痫进行分类分层，如分为结构性、遗传性、代谢性、感染性、免疫性或不明原因性，但此种分类方法对于疾病定位意义不大。

痫性发作分类如下：

- 局灶性起源
  - 意识状态
    - 意识清楚
    - 意识受损

- 起病方式
  - 运动性起病
  - 非运动性起病
- 局灶性进展为双侧强直-阵挛发作

- 全面性起源
  - 运动性起病
  - 非运动性起病（失神发作）
- 未知起源
  - 运动性起病
    - 强直-阵挛发作
    - 癫痫样痉挛发作
    - 非运动性起病
    - 不能归类的发作

癫痫分类如下：

- 癫痫类型
  - 局灶性
  - 全面性
  - 局灶性和全面性混合型
  - 未知起源
- 按病因分类
  - 结构性
  - 遗传性
  - 感染性
  - 代谢性
  - 免疫性
  - 不明原因
- 癫痫综合征
  - 特发性全面性癫痫
    - 儿童期失神癫痫
    - 青少年期失神癫痫
    - 青少年肌阵挛性癫痫
    - 全面性强直-阵挛癫痫
  - 自限性局灶性癫痫
    - 伴有中央颞区棘波的癫痫
    - 自限性枕叶癫痫
    - 其他自限性额叶、颞叶、顶叶癫痫

痫性发作的临床特征

全面性强直–阵挛发作

全面性强直–阵挛发作（GTC）通常突然发病，伴意识丧失，随后出现双侧肢体强直、然后阵挛的活动。如果 GTC 发生在青少年肌阵挛性癫痫（juvenile myoclonic epilepsy，JME）患者，GTC 可能是继发于肌阵挛性癫痫发生。患者通常眼睑半开半闭、口张开。头部可转向任何一侧，不被认为是局灶性起病的类型。发作后患者可表现为嗜睡、意识模糊。

失神发作

失神发作表现为正在进行的活动突然停止，伴意识丧失、呼之不应，患者一般不会摔倒，能保持发病时的姿势。可同时伴自动症，如咂嘴、舔唇或反复摸索手中的物品。每次发作通常不超过 15 s，一般无癫痫发作后状态。

局灶性意识清楚的癫痫发作

局灶性意识清楚的癫痫发作起源于局部脑组织，不伴意识障碍，最常表现为局灶性运动活动和（或）感觉症状。患者也可表现为情绪和认知改变，但在整个事件期间患者保持意识清楚；否则，则考虑为局灶性意识受损的癫痫发作。

局灶性意识受损的癫痫发作

局灶性意识受损的癫痫发作也起源于局部脑组织，发作起始即可表现为意识障碍，也可在起始表现为局灶性意识阶段。由于意识受损，患者通常与外界完全失去联系，呼之不应。对于部分患者，意识改变并不显著，可仅表现为意识模糊。

局灶性进展为双侧强直–阵挛发作

局灶性进展为双侧强直–阵挛发作的异常放电通常起源于局部脑组织，并逐渐扩布到双侧大脑半球，出现强直–阵挛发作。此类发作可继发于局灶性意识清楚或局灶性意识受损的癫痫发作。

癫痫的定位及诊断

全面性起源的癫痫没有明确的定位；诊断方面，特定类型的癫痫以其临床表现和脑电图（EEG）表现为特征。

局灶性起源的癫痫定位明确，依据临床特征和病灶位置进行分类。

局灶性癫痫综合征

颞叶癫痫（temporal lobe epilepsy，TLE）通常以上腹部先兆（如上腹部胃气上升感）开始，偏精神性的先兆如“似曾相识感”也可发生。意识受损通常伴随凝视，也可表现为自动症，如咂嘴。TLE 是最常见的局灶性癫痫综合征，其表现形式多种多样，以上仅为最常见的症状。

额叶癫痫通常会以先兆起病，尽管此种情况更多见于 TLE。患者有时会出现难以名状的头部不适感或类似于 TLE 中出现的上腹部感觉。对侧局灶性运动性发作可以是阵挛性或强直性发作。发作的特点有助于癫痫的定位；例如，上肢的运动性发作提示运动皮质的外侧面激活，而下肢的运动性发作则提示运动皮质的内侧面受累。一种起源于额叶辅助感觉运动区的癫痫发作常易被误诊，可表现为姿势性和强直性运动，可累及双侧肢体但通常不影响意识，因此，经常被误诊为非癫痫性事件。

顶叶癫痫可以进展性感觉先兆起病，表现为刺痛感、麻木感或各种类型的疼痛及不适感。本体感觉障碍为少见的先兆表现。感觉症状通常是进展性的，虽然大多出现在病灶对侧，但偶尔也表现为双侧甚至同侧受累。眩晕有时也发生。此外，大多数顶叶癫痫由于异常放电扩布至额叶、颞叶甚至枕叶，患者可表现为相应脑叶的症状。当累及额叶时，可出现局限性强直或阵挛活动、姿势性运动及头眼偏转；当累及颞叶时，可出现凝视及口-消化道自动症。

枕叶癫痫通常以视觉先兆起病，可以为单纯性或复杂性视觉先兆，患者眼前可看到持续性或移动性的发光、闪光。有些患者可看见复杂的画面如一些场景，尤其当异常放电扩散至颞叶时。运动性发作可表现为眨眼、眼震，或向病灶对侧的眼球偏转。

全面性癫痫综合征

全面性强直-阵挛癫痫通常 10～20 岁发病，一天中任何时候均可发生，但常见于觉醒过程中，睡眠剥夺可使之加重。

儿童期失神癫痫好发于 10 岁以内的儿童，尤其在 4～10 岁儿童中多见，每日可发作数次。此类癫痫在发病初期不易被他人察觉，多数患者至 30 岁时发作可逐渐缓解，但并不绝对。儿童期失神癫痫可进展为青少年肌阵挛性癫痫。

青少年期失神癫痫通常 10～20 岁起病，临床表现与儿童期失神癫痫相似。除失神发作外，青少年期失神癫痫的患者更易出现全面性强直-阵挛发作（GTC）。此类型癫痫可能发生缓解，但更可能持续至成年。

青少年肌阵挛性癫痫（JME）常于 10～20 岁发病，多见于 12～18 岁青少年。肌阵挛发作通常在觉醒过程中出现并被察觉。睡眠剥夺可导致病情加重。大多数患者也会出现 GTC。首发症状为肌阵挛发作，往往不易被察觉，直至出现 GTC 才引起重视。惊吓可诱发此类癫痫发作。

非癫痫性事件

非癫痫性事件不是癫痫发作，是一组不存在神经元异常放电但又与癫痫发作十分相似的事件。推荐称其为非癫痫性事件，而不是假性癫痫发作或非癫痫性发作。

痫性发作患者的诊断思路

尽管有些痫性发作与局灶性结构损伤、认知发育迟缓或认知功能下降这些潜在病因相关，但大多数痫性发作患者的神经系统查体并无异常。诊断的关键是临床表现，包括患者本人对于病史的讲述以及旁观者对于发病过程的描述，因为患者通常无法察觉或准确描述自己发作的过程。

几乎所有最初表现为可疑痫性发作的患者都需进行脑电图（EEG）检查，一些重要的癫痫综合征的临床表现及 EEG 特点详见表 5.4.1。需要注意的是，癫痫患者发作间期的 EEG 通常是正常的，因此 EEG 正常并不能完全排除癫痫的诊断。另外，小部分人群虽然 EEG 显示局灶性尖波或棘波，但由于患者并无痫性发作，因此并不能依据这些波形作出癫痫的诊断，神经科医师也无须干预，此种现象虽然少见但仍不容忽视。癫痫患者的脑电图异常可表现为局灶性、全面性、局灶性和全面性混合型以及多灶性。一些特殊的脑电图异常可提示特定的癫痫类型，例如失神癫痫或青少年肌阵挛性癫痫。

当患者出现痫性发作且表现为持续发作后状态或局灶性神经功能缺损体征时，需紧急完善 CT 检查，以明确是否存在结构性病变，如肿瘤、出血或梗死。

表 5.4.1　癫痫的临床特征和脑电图（EEG）表现

癫痫	临床特征	EEG
失神癫痫	发作性呼之不应，有时伴自动症	每秒 3 Hz 棘慢复合波
全面性强直-阵挛癫痫	发作性全身强直和抽搐伴意识丧失	每秒 5～6 Hz 的多棘波
局灶性癫痫	发作性局灶性阵挛或强直性运动活动	运动症状对侧出现局灶性放电
非癫痫性事件	痫性发作的临床表现多样：愣神，局部或双侧抽搐	正常的脑电活动，EEG 上肌肉和运动伪影

非紧急情况下，MRI 对于结构性病变的发现优于 CT 检查。大多数局灶性起源的痫性发作需要完善 MRI 检查，但对于不存在局灶性结构异常且表现为全面性起源的特定癫痫综合征患者（如儿童期失神癫痫或 JME），可不进行此项检查。

高级诊断性检查如正电子发射断层成像（PET）并非常规检查，除非患者因临床难治性癫痫考虑外科手术干预时需要完善此项检查，这应是癫痫科专家所擅长的领域了。

第 5.5 章

神经肌肉疾病

Karl E. Misulis，Eli E. Zimmerman
（陈思琪　纪孜硕　译　黄远翔　审校）

神经肌肉疾病的临床表现

神经肌肉疾病可导致运动和（或）感觉障碍，诊断此类疾病的关键依据是病史和体格检查。以下将基于不同场景来说明神经肌肉疾病的诊断过程。

场景 1：腿部乏力。在已知表现仅有腿部乏力的前提下，病因可能定位到大脑中线病变、胸段脊髓病变、主要影响下肢的神经病变或肌肉病变等。若主要表现为远端肢体乏力并且伴有远端感觉缺失及踝反射减弱，诊断主要考虑周围神经病，特别是当有下肢更早较上肢受累的特点。若主要表现为近端肢体乏力但不伴感觉缺失，则诊断更偏向于肌肉病变。

场景 2：手部乏力。在缺乏额外信息时，病变可能定位到大脑皮质、皮质下结构、颈椎、神经根、神经丛或周围神经（影响一条或多条神经）。若查体提示手腕和手指伸展受限及伸肘受限，更倾向于诊断桡神经病变。

场景 3：手臂及腿部乏力。一侧肢体痉挛性瘫痪而没有感觉障碍提示局灶性脑部病变。四肢痉挛性瘫痪而无感觉障碍提示下行的皮质脊髓束神经元变性，因为足以使双侧肢体运动功能受累的高位脊髓损伤会影响感觉功能。

考虑神经肌肉病因的依据包括：

- 局限于单一神经肌肉结构分布区的神经功能缺损，或者
- 不能用中枢神经系统病变解释的功能缺损。

疑似神经肌肉疾病的诊断思路

病史和体格检查

病史收集需关注主要症状和伴随症状。主要症状是患者本次就医的直接原因，通常包括乏力、感觉缺失或疼痛。伴随症状可能被患者提起，但也可能被患者忽略，因此需要详细询问。伴随症状可能与患者主诉没有明显的关联性。例如，如果患者主诉乏力不伴感觉症状，并且提到他们更容易感到疲累，检查者应

询问是否有眼睑下垂、复视或吞咽障碍。这些症状可能很轻微而不足以作为主诉，但有助于诊断肌无力。另外，检查者应询问是否有肌肉抽搐和痉挛的情况，以除外运动神经元病。

病史收集可包括感觉和运动功能缺损。

- 感觉功能缺损：神经科医师应询问感觉功能缺损的分布、发病及进展的速度、是否伴有疼痛和（或）乏力。
- 运动功能缺损：神经科医师应询问运动功能缺损的部位、病情进展速度及模式，以及是否伴有感觉症状、肌束震颤或痉挛和延髓相关症状。

对于以运动和（或）感觉障碍为主诉的患者，体格检查可包括以下几点：

- 运动功能检查
  - 测试主诉所涉及肌肉的肌力，每一肢体至少测试一组近端和远端肌群的肌力。
  - 观察患者有无肌束震颤或痉挛。
- 感觉功能检查
  - 检查者应将患者主诉中的感觉障碍细化为多种模式，常包括轻触觉、针刺觉、振动觉、本体感觉和温度觉，两点辨别觉较少用。
  - 检查者应以轻触的方式筛查患者四肢和面部无症状的部位，必要时在特定区域扩大检查范围。
  - 如果能定位到具体的感觉平面（如怀疑脊髓损伤时），应当探查上下皮节。
- 反射检查
  - 检查踝关节、膝关节、肱二头肌、肱三头肌和肱桡肌的腱反射，作为基础神经系统检查的一部分。如果发现皮质脊髓束受累的征象，应额外检查胸肌、交叉内收肌等腱反射。
  - 应常规进行跖反射检查，常与踝阵挛检查联合。
  - 病理反射如眉间反射、鼻口反射等不是神经肌肉疾病体格检查的常规组成部分。
- 脑神经检查
  - 眼球运动功能，包括眼球活动和眼睑功能，应当常规检查。
  - 观察并检查患者面神经（CN Ⅶ）的功能。
  - 测试面部轻触觉，应包括三叉神经的所有三个分支。
  - 应详尽检查患者的言语运动功能，包括舌（让患者发“ta”音，检查舌下神经）、唇（让患者发“pa”音，检查面神经）和腭（让患者发“ka”音，检查迷走神经）

患者回答感觉检查的许多问题时会容易感到疲惫而导致回答不可靠，因此感觉检查必须高效并且目标导向明确。

诊断性检查

神经传导检查（NCS）、肌电图（EMG）、肌肉活检、神经活检和实验室检查在表 3.6.1. 中已讨论。

几乎所有神经肌肉疾病患者都需要进行 NCS 和 EMG 检查。这些检查是体格检查的精准延伸，有助于对神经肌肉疾病进行分类。

当诊断考虑肌营养不良、炎症性肌病或其他肌病时应进行肌肉活检。

神经活检由于其侵入性和破坏性，并不是神经病变的常规检查。神经活检只适用于需要活检结果来指导治疗者。病因不明的多灶性神经病考虑血管炎时，可进行神经活检。

应对疑似诊断进行特定的实验室检查。如果确诊神经病变但病因不明，应进行代谢、营养和免疫相关的实验室检查。如果怀疑神经肌肉接头疾病，应考虑肌无力或 Lambert-Eaton 肌无力综合征相关的实验室检查。如果怀疑肌病，应检查肌酶、肌酸激酶（CK）和醛缩酶。

特定疾病

神经病

糖尿病性神经病

常见的糖尿病性神经病包括以下几类：

- 感觉运动轴突性神经病
- 单神经病
- 多发性单神经病
- 糖尿病性多发性神经根病
- 感觉神经病
- 自主神经病

糖尿病相关单神经病包括脑神经麻痹，尤其是 CN Ⅲ和 CN Ⅵ，这些在第 3.4 章中已进行了讨论。

糖尿病相关感觉运动性神经病是一种轴突变性，在临床中与其他感觉运动轴突性神经病难以区分。在美国，糖尿病是轴突性神经病最常见的病因。此类疾病早期可出现呈袜套和手套样分布的肢体远端麻木。乏力症状出现较晚且常累及远端肌肉，特别是足部、胫骨前部和手部的内在肌。

多发性单神经病　糖尿病是最常见的引起多发性单神经病的病因。尺神经常受累，导致其支配的手内在肌萎缩以及第 4 指尺侧半和第 5 指麻木。同时正中神经和腓神经也常受累。脑神经病变包括动眼神经麻痹（见第 3.4 和 4.2 章）。

糖尿病性感觉神经病主要影响支配痛觉和温度觉以及较小程度支配轻触觉的无髓鞘 C 纤维和小的有髓鞘纤维，主要症状为远端灼烧样疼痛。足部最先受累，之后疼痛逐渐加剧，可能会影响到手部，患者常在晚上入睡时注意到这种疼痛。体格检查显示触觉刺激的阈值增高；当感知到刺激时，常感觉疼痛。振动觉和本体感觉在病变初期不受影响，但随病变进展最终会丧失。神经传导速度（NCV）检查显示病变早期运动和感觉 NCV 保持正常，但感觉神经动作电位（sensory nerve action potential，SNAP）幅度减少。随病变进展，感觉 NCV 减慢，SNAP 最终消失。运动 NCV 最终也会减慢，因为糖尿病性感觉神经病实际上是以感觉特征为主的感觉运动轴突性神经病。

糖尿病性多发性神经根病　患者会出现相应受累水平的疼痛、感觉丧失和肌无力。若发生在颈部区域，则称之为 Parsonage-Turner 综合征。若累及上腰部区域，则出现糖尿病性肌萎缩的临床综合征（Brun-Garland 综合征）。疼痛常发生在下背部和大腿；肌无力常发生在股四头肌和腰大肌，伴股四头肌反射减弱；感觉丧失常在 L2～L4 分布区，而感觉阈值升高可被感觉异常性疼痛所掩盖。一些临床医生认为，股神经会直接受累。

糖尿病性神经根病可发生在胸部皮节区域，这种情况下需对脊柱病变进行全面评估。对病变区域的 MRI 检查必不可少，因为其对椎间盘突出、脊柱肿瘤和退行性疾病具有重要的鉴别诊断作用。

吉兰–巴雷综合征

吉兰–巴雷综合征（Guillain-Barré syndrome，GBS）是一组自身免疫性神经病，其中最常见的是急性炎症性脱髓鞘性多发性神经病（AIDP）。此类病变影响施万细胞，导致周围神经脱髓鞘，近端髓鞘首先受累。患者表现为除眼外肌之外的全身乏力，面肌乏力可能较为突出。感觉症状包括多种类型的感觉障碍，远端最为显著。反射几乎总是消失，即使在病变早期。

运动和感觉 NCV 减慢，并且波形离散。波幅较低、持续时间较长，反映出传导速度变异增大。但是，在病变超早期，NCV 表现可正常。几乎所有患者的 F 波都缺失或明显延迟，并且常在远端周围神经传导受影响之前出现异常。EMG 显示运动单位募集减少，随后出现轴突变性，产生纤颤电位，但这在病变早期并不常见。GBS 患者脑脊液（CSF）呈现蛋白质升高、极少或没有白细胞（WBC）的特点，这种现象称为蛋白–细胞分离。

轴突变异型是罕见的 GBS 类型，症状和体征与 GBS 类似，但神经生理学研究显示其多数为轴突变性，脱髓鞘病变较少。

GBS 需要与能引起亚急性无力的其他病因进行鉴别，如蜱麻痹、急性卟啉症、肉毒中毒、低磷血症、低钾血症和罕见的中毒性神经病（如有机磷杀虫药、正已烷或砷中毒）。目前 HIV 相关 GBS 越来越受到关注。

许多专家使用术语“多发性神经根神经病（polyradiculoneuropathy）”来代表 AIDP 和慢性炎症性脱髓鞘性多发性神经病（CIDP）中的“P”，它可能比术语“多发性神经病（polyneuropathy）”更准确，但本章中使用了更常见及简短的术语。

慢性炎症性脱髓鞘性多发性神经病

CIDP 是一种周围神经的自身免疫疾病。尽管 CIDP 有时被认为是 GBS 的一种慢性形式，但两者间可能在免疫学方面存在较大差异。患者常表现为近端和远端无力、反射消失及远端感觉缺失。脑脊液显示高蛋白质而很少或没有白细胞。NCV 检查显示多灶性传导减慢，同时复合肌肉动作电位（CMAP）和 SNAP 潜伏期延长。病变早期 EMG 显示运动单位募集减少。继发性轴突变性时可出现肌肉去神经支配。CIDP 的鉴别诊断包括遗传性脱髓鞘性神经病、副肿瘤性神经病、HIV 神经病和伴有单克隆免疫球蛋白病的脱髓鞘性神经病。

急性运动轴突性神经病

急性运动性轴突性神经病（acute motor axonal neuropathy，AMAN）是 GBS 的一种罕见亚型，主要见于中国和日本。与 AIDP 相反，它是轴突性而不是脱髓鞘性的；它是单纯运动性的，不累及感觉神经。

患者表现为快速进行性的弛缓性瘫痪。当 NCV 检查显示运动神经动作电位幅度减低和正常的感觉传导时，可怀疑此诊断。预后和治疗与 AIDP 相似，大多数患者恢复良好。

急性运动感觉轴突性神经病

急性运动感觉轴突性神经病（acute motor sensory axonal neuropathy，AMSAN）是 GBS 的一种亚型，既影响运动神经又影响感觉神经，但它是轴突性而不是脱髓鞘性的。这种疾病进展迅速；与 AIDP 和 AMAN 不同，它的预后恢复较差。当神经传导检查显示动作电位幅度减小而不具有 AIDP 中所见的明显减慢和波形离散时，可怀疑此诊断。

遗传性神经病

遗传性神经病的分类已经发生了演变。最突出的是一系列被称为夏科-马里-图思（Charcot-Marie-Tooth，CMT）病的疾病。患者表现为足下垂和弓形足（由于足部肌肉不平衡引起的足高拱）、锤状趾和脚踝扭曲。即使没有综合征的其他表现，弓形足也可见于 10% 左右的正常人，尽管其中一部分被怀疑有未诊断的神经肌肉疾病。弓形足并非 CMT 病所特异的，其他神经疾病也可以导致这种畸形。CMT 病有许多类型，但本章只考虑其中最常见和最具代表性的类型。它们的遗传方式通常是常染色体显性遗传，外显率不定，但也有常染色体隐性遗传的变异型。大多数被分类为遗传性感觉运动性神经病的疾病现在被归类为 CMT 病；然而，越来越多的权威出版物将其按照基因缺陷分类。由于神经学家在神经疾病的定位诊断时并不知道基因缺陷类型，本章将始终按照综合征进行分类。

- CMT 1 型以脱髓鞘为主。
- CMT 2 型以轴突损伤为主。
- CMT 3 型是早发脱髓鞘性神经病，包括 Dejerine-Sottas 病和先天性低髓鞘性神经病。
- CMT 4 型是一组常染色体隐性感觉运动脱髓鞘性疾病。

CMT 1 型是一种常染色体显性遗传疾病，以脱髓鞘为主。神经传导速度慢。EMG 常显示远端失神经支配，但以脱髓鞘性表现为主。这被称为肥大型 CMT 病。

CMT 2 型同样是一种常染色体显性遗传疾病，但以轴突功能障碍为主。远端肌无力明显，感觉症状较少。神经传导速度接近正常，但 EMG 显示明显的失神经支配。

遗传性压迫易感性神经病（hereditary neuropathy with liability to pressure palsies，HNPP）表现为压迫性神经病的发作。这是由于与 CMT1 型相同的突变基因 *PMP22* 基因缺失所致（但 CMT 1 型为 *PMP22* 基因重复突变所致）。神经功能缺陷通常会缓解，但可能出现静态损伤。

遗传性感觉和自主神经病包括五种类型的疾病，共同特点是感觉丧失和自主神经症状，而无运动症状。类型 1 为常染色体显性遗传，其余为隐性遗传或遗传方式不确定。感觉神经传导速度缓慢，SNAP 幅度减小；在许多患者中，SNAP 可能无法记录。大多数患者的运动神经传导速度和 CMAP 正常，尽管在类型 3（家族性自主神经功能异常或 Riley-Day 综合征）中，运动神经传导速度可能略有减慢，表明类型 3 主要是感觉神经病，但并不单纯是感觉神经病。许多感觉神经病都有自主神经受累，表现为无汗、直立时低血压和体温波动。类型 4 是先天性无痛伴无汗症。

单神经病

颈神经根病　大多数颈神经根病是由椎间盘外侧突出引起的。偶尔，骨赘或脊椎炎性骨赘也可能引发相同症状（如神经压迫）。

C5 神经根病不常见，但表现为桡侧前臂的感觉丧失。如果有运动功能障碍，则表现为三角肌和肱二头肌的运动障碍。肱二头肌反射可能减弱。神经传导检查通常正常。EMG 可能显示三角肌、肱二头肌和相关椎旁肌的失神经支配。

C6 神经根病会导致第 1 和第 2 指的感觉缺失，并可能导致肱二头肌和肱桡肌无力。肱桡肌反射常减弱。神经传导检查通常正常。EMG 可能显示肱二头肌和椎旁肌的失神经支配。

C7 神经根病是颈神经根病最常见的一种。患者出现第 3 和第 4 指的感觉缺失。腕伸肌和肱三头肌可能出现肌无力。肱三头肌反射常减弱。神经传导检查通常正常。EMG 可能显示指总伸肌、肱三头肌和椎旁肌的失神经支配。

C8 神经根病可能表现为第 5 指的感觉缺失和手内在肌无力。神经传导检查通常正常。EMG 可能显示手内在肌、肱三头肌和椎旁肌的失神经支配。

臂丛神经病　最常见的臂丛神经病包括臂丛神经炎、肿瘤浸润、放射性臂丛病和创伤。臂丛的示意图如图 2.6.2 所示（参见第 2.6 章）。

臂丛神经炎是一种肩部和上臂疼痛的综合征，逐渐发展为部分臂丛神经功能障碍，通常涉及上臂丛 C5～6，尽管下臂丛也可能大部分受累。随着疼痛减轻，无力程度加重。

创伤是最常见的病因。由于肩部相对于颈部受到向下的压力，通常会影响上臂丛 C5～6。下臂丛损伤尤其可能发生在手臂过度伸展越过头部的情况下。创伤可能导致牵拉损伤或者神经根撕脱，前者预后较好，后者通常预后不良。

肿瘤浸润最常来自肺癌或乳腺癌，通常影响下臂丛。随着肿瘤浸润的发展，患者会有明显的疼痛，这有助于同癌症患者常容易患的放射性臂丛炎相鉴别。肿瘤浸润通常影响由 C8 和 T1 神经根构成的下臂丛。可能会出现 Horner 综合征。

放射性臂丛炎发生在接受治疗的癌症患者。其更多地涉及上臂丛而不是下臂丛，这是与肿瘤浸润鉴别的一个重要特征。还有一些电生理学变化可以帮助进行区分。

尽管存在相互矛盾的病理生理数据和观点，新生儿臂丛神经麻痹（neonatal brachial plexus palsy，NBPP）被认为可能与牵拉有关。这包括 Erb 麻痹和 Klumpke 麻痹，前者累及上神经干并影响 C5 和 C6 神经根，后者累及下臂丛并影响 C8 和 T1 神经根。

正中神经病　最常见的正中神经病是腕管综合征，其次是骨间前神经卡压综合征、旋前圆肌综合征和 Struthers 韧带综合征。

腕管综合征是指正中神经在腕部受到卡压。患者表现为腕部疼痛和手掌鱼际侧感觉丧失。在严重的病例中，可能会出现拇短展肌和拇对掌肌的肌无力。神经传导检查显示通过腕部的运动远端潜伏期延长和通过腕部的感觉 NCV 减慢。在严重病例，可能会出现拇短展肌的失神经支配。

骨间前神经卡压综合征是指骨间前神经在前臂离开正中神经主干时受损。患者表现为前臂疼痛，常伴有拇指和示指活动的无力。神经传导检查显示旋前方肌远端潜伏期延长。EMG 显示旋前方肌、拇长屈肌和指深屈肌的正中神经支配部分失神经支配。

旋前圆肌综合征是指正中神经在近端前臂穿过旋前圆肌时受到压迫所致。患者表现为肌肉压痛和远端正中神经支配的肌肉无力。NCV 检查显示通过近端前臂的传导速度减慢，并且远端正中神经支配肌肉，包括拇短展肌、指浅屈肌和指深屈肌的失神经支配，但旋前圆肌本身没有失神经支配。旋前圆肌在损伤部位的近端存在神经支配，尽管它常常会有压痛。

Struthers 韧带综合征是由位于内上髁之上的纤维韧带对正中神经压迫引起的。临床上，这类似于旋前圆肌综合征，不同之处在于旋前圆肌本身去神经支配。

尺神经病　尺神经最常在肘部受损，跨越尺神经沟并延伸至肘管。尺神经远端损伤可能产生不同的症状和体征。骨间肌无力但小指展肌和感觉功能正常提示掌部深支损伤，这种损伤可见于骑自行车的人。浅表感觉支的压迫可能会引起第 5 指的感觉异常而无运动表现。

肘部尺神经卡压通常是由肘部的机械性损伤引起；如果有其他神经病变的易感因素，则更易出现卡压。其表现为第 4 和第 5 指的麻木感，常伴有肘部严重疼痛，在屈肘时加重。神经传导检查显示通过肘部的运动 NCV 减慢。EMG 显示指深屈肌的尺侧半和小指展肌失神经支配。

Guyon 管处的尺神经卡压是尺神经从前臂到手的部位受到压迫。患者通常感到该区域的疼痛，手掌尺侧感觉丧失但前臂感觉保留。可能会出现小指展肌的肌无力，但不会出现更近端的前臂肌肉无力。神经传导检查显示腕部的尺神经传导速度减慢。EMG 显示小指展肌和第一背侧骨间肌的失神经支配。

桡神经病　最常见的桡神经病是周六夜晚麻痹，这是指桡神经在肱骨桡神经沟处受压迫。它通常发生在深度睡眠中将手臂搁在床或椅子上时，尤其是在酒精中毒时，因此得名。手臂中的所有远端桡神经支配肌肉都可能会受到影响。如果压迫是在其支配区域的近端，肱三头肌也可能受到影响。患者表现为手腕下垂，手指屈肌和手内在肌力量保持不变。如果手可以位于屈曲位置，则手腕和手指屈肌可能会显得无力；检查者必须强制将手腕至少伸至中立位置，以准确测试这些肌肉。

骨间后神经损伤发生在桡神经进入前臂时。此时，浅表感觉分支已经分离，因此感觉通常保留。EMG 显示手腕和手指伸肌的失神经支配，但旋后肌和桡侧腕长伸肌的神经支配保留，这些肌肉的神经支配来自损伤部位以上的分支。

腰骶神经根病　腰骶神经根病通常会产生背部疼痛并向下放射到腿部，其分布与受累神经根相对应。

S1 神经根病是最常见的腰骶神经根病。通常在足外侧、第 4 和第 5 趾以及足底外侧出现感觉丧失。腓肠肌和臀大肌可能会出现肌无力，但由于这些肌肉通常很强壮，因此可能难以检测到肌无力。踝（跟腱）反射通常减弱。神经传导检查通常正常。EMG 显示受影响肌肉的失神经支配。

L5 神经根病是第二常见的腰神经根病。通常没有反射异常。腓骨长肌和胫骨前肌的肌无力对此诊断非常有帮助。检查胫骨后肌活动可以区分 L5 神经根病和腓神经病，因为该肌肉受胫神经的一个分支支配。

L2、L3 和 L4 神经根病比 L5 和 S1 要少见得多。它们会导致大腿和小腿相关区域的感觉丧失。神经传导检查通常正常。EMG 可能显示股四头肌和椎旁肌的失神经支配。

腰骶丛神经病　腰骶丛神经病最常见的病因是来自椎旁转移的肿瘤浸润和腹部肿瘤（如胃肠道和肾肿瘤）的局部扩展。

腰丛神经炎很少见，其病程和表现与臂丛神经炎相似。患有腰丛神经病的患者表现为跨单一皮节或神经分布区的肌无力，如股四头肌和内收肌。NCV 通常正常。EMG 可能显示失神经支配，但病程早期进行检查通常是正常的。腰骶丛的示意图如图 2.6.3 所示（见第 2.6 章）。

肿瘤性腰骶丛神经病通常是由原发部位或转移性肿瘤的直接压迫和侵袭引起的。原发肿瘤以肺癌和乳腺癌常见。各种类型的腹腔和盆腔肿瘤也会损伤腰骶丛神经。通常表现为严重的神经性疼痛，尤其是射痛，并具有体位相关性。

放射性腰骶丛神经病通常很少表现为疼痛，而更多地表现为相应分布区的肌无力和感觉丧失。

创伤性腰骶丛神经病通常伴随严重的身体损伤，有时继发于局部骨损伤。许多有显著创伤性腰骶丛损伤的患者无法幸存。

围生期腰骶丛神经病是由胎儿和子宫的机械性作用引起的。在下降和分娩过程中，神经丛更容易受到损伤，这可能导致近端和远端腿部无力和感觉丧失。

坐骨神经病　坐骨神经损伤通常发生在其出骨盆处。典型病因包括肌内注射、骨盆骨折、臀部或大腿后部的钝伤，以及创伤或手术导致的拉伸。

坐骨神经的腓神经支比胫神经支更容易受到创伤性损伤的影响；因此，一些坐骨神经病变被误认为是腓神经麻痹。患者表现为胫骨前肌无力。腓肠肌的肌无力很难评估，因为即使在较小的个体，该肌肉的力量也非常强大；因此检测到腓肠肌无力所需的无力程度相对较重。

腓神经病　腓神经病最常由于神经在腓骨颈处受压而引起。坐骨神经的腓神经支损伤可产生类似症状。患者表现为胫骨前肌和腓肠肌无力，导致足背屈和外翻受损。通过腓骨颈处的 NCV 减慢。EMG 显示胫骨前肌和腓骨长肌的失神经支配。通过对股二头肌短头的 EMG 检查，可以区分腓骨颈处的腓神经病变和更近端的腓神经损伤；该肌肉在腓神经与胫神经分离后但在穿过腘窝之前，受腓神经的一个分支支配。

胫神经病　胫神经病不常见，通常是由创伤性损伤引起；枪伤、针头注射和机动车事故导致的下肢骨折是常见病因。大多数患有近端胫神经病的患者也有腓神经支的功能障碍。患者表现为腓肠肌和比目鱼肌无力，表现为无法踮脚或跖屈相对无力。

跗管综合征是一种不常见的疾病；它是由胫神经远端分支在穿过内踝后方时受到卡压所致。患者表现为足部疼痛和感觉异常，同时在受压迫区域出现压痛。

NCV 检查显示胫神经的末梢分支——足底内侧和外侧神经传导减慢。EMG 检查可能显示展肌和小趾展肌的去神经支配，伴随足底内侧和外侧神经的卡压。

股神经病　股神经在盆腔中穿过腹股沟韧带下方时或在腿部会受到损伤。因为股四头肌非常强壮，所以最容易检查到的无力部位是在腰大肌。膝反射缺失是常见表现。感觉丧失分布在大腿前面和小腿内侧面；这种隐神经分布区的感觉丧失有助于区分股神经病和腰神经根病。股神经的 NCV 检查在偏瘦的个体中较易进行，但在较重的患者中可能不容易。EMG 检查显示股四头肌去神经支配，但内收肌的神经支配得以保留（由闭孔神经支配）。

股外侧皮神经病　股外侧皮神经在穿过腹股沟韧带下方时会受到卡压。肥胖和怀孕患者易罹患此病。患者表现为大腿外侧麻木，常伴有疼痛。神经功能缺损不会延伸到膝盖以下。通过判断是否存在外侧感觉缺失，但不存在运动功能障碍，可以将股外侧皮神经病与股神经病区分开来。该神经的 NCV 检查在偏瘦的个体中能可靠进行，但在容易发生股外侧皮神经卡压的较重患者中存在技术困难。这种疾病被称为感觉异常性股痛（meralgia paresthetica）。

闭孔神经病　这是一种非常罕见的疾病，通常是由闭孔疝或骨盆骨折引起的。患者表现为髋关节内收肌群无力。通常不对该神经进行 NCV 检查。EMG 显示内收肌去神经支配，而由股神经支配的肌肉得以保留。

运动神经元病

运动神经元病不影响感觉神经，必须与肌病区分开来，后者同样只产生运动症状。以下将讨论三种最重要的运动神经元病。

肌萎缩侧索硬化

在肌萎缩侧索硬化（ALS）中，上、下运动神经元退化发生在中年或更晚期。患者表现为乏力但无感觉丧失，同时伴有上运动神经元损害征象，包括反射亢进和跖伸反射（Babinski 征）。EMG 显示广泛的肌束震颤和去神经支配。

脊髓性肌萎缩

脊髓性肌萎缩（SMA）是一种下运动神经元退化性疾病，上运动神经元不受影响，这一过程始于胎儿期。患者表现为乏力和肌张力减退，没有感觉症状或上运动神经元征象。晚发型 SMA 必须与 ALS 和肌营养不良区分开来。

脊髓灰质炎

在脊髓灰质炎（小儿麻痹症）中，一种肠道病毒在急性疾病期间影响下运动神经元，其特征为不适、发热和不对称瘫痪。其临床表现经典且与其他运动神经元病不同，但必须将脊髓灰质炎与吉兰-巴雷综合征（GBS）和感染后脑脊髓炎相区分。EMG 显示去神经支配而无感觉神经受累，运动 NCV 仅轻度减慢，与 GBS 的发现相反（参见前文讨论）。

多灶性运动神经病是一种容易与其他运动神经元病相混淆的疾病。与神经元退化不同，病理改变是影响运动轴突的多灶性脱髓鞘。实验室检查可能显示神经节苷脂抗体的滴度升高。多灶性运动神经病通过 NCV 和 EMG 来与其他运动神经元退化相鉴别。

肌病

肌营养不良

肌营养不良的特征是肌纤维退化伴结缔组织浸润。患者通常表现为特定疾病相关的不同分布区域的乏力。EMG 显示肌病模式。神经传导检查通常正常。通过临床综合征进行诊断，并通过 EMG 确诊为肌病。肌肉活检或基因分析通常可以确认具体类型。

进行性假肥大性肌营养不良（Duchenne muscular dystrophy，DMD）是一种 X 连锁隐性遗传病，表现为以腿部为主的乏力。小腿的假性肥大现象经常可见。Gower 征常见，即患者须先转为俯卧位，然后伸直双臂以双手支撑地面，逐渐用双手扶住膝部，依次向上攀附大腿直至站立。

贝克肌营养不良（Becker dystrophy）在化学和遗传上与进行性假肥大性肌营养不良（DMD）相关，也是 X 连锁隐性遗传。临床表现与 DMD 相似但程度较轻。

面肩肱型肌营养不良（facioscapulohumeral dystrophy，FSH）是一种常染色体显性遗传疾病，表现为面部无力，随后是上肢无力。

肢带型肌营养不良是一类通常表现为上肢和肩部无力的疾病。这种疾病的遗传方式各不相同。

强直性肌营养不良是一种常染色体显性遗传疾病，临床检查和 EMG 可见乏力和肌萎缩，以及肌强直体征。临床上这常通过用反射锤轻敲鱼际肌，并观察持续收缩来引发。相关表现可能包括白内障、葡萄糖不耐受，以及一种特征性肌萎缩模式，形成特有的面部外观。

Emery-Dreifuss 肌营养不良是一组遗传方式各异的疾病。其共同点是肱腓骨区域，包括上肢近端和下肢远端的肌无力和萎缩。这种肌营养不良常伴有心肌病。

眼咽型肌营养不良是一种常染色体显性遗传疾病，表现为眼睑下垂，可能严重到影响视力。面肌无力是典型的症状。吞咽困难也可能很严重。

肩腓肌营养不良是一组与 FSH 相关但具有不同基因位点的常染色体显性遗传疾病。患者表现为肩部肌肉无力和足下垂。

远端型肌营养不良（distal muscular dystrophy，DD）是一组常染色体显性或隐性遗传疾病，其共同点是乏力先在上肢和下肢的远端开始，然后逐渐向近端发展。

炎症性肌病

炎症性肌病是一类可能源于自身免疫性或者感染性的疾病。自身免疫性肌病包括多发性肌炎和皮肌炎。多发性肌炎可根据是否伴随皮肤改变（皮肌炎）或伴随全身性疾病（如肿瘤或结缔组织病）来分类。感染性肌病包括各种寄生虫、细菌和病毒感染。

多发性肌炎（polymyositis，PM）表现为逐渐进展的上、下肢对称的近端乏力。尽管这是一种免疫介导的炎症性肌病，但通常不具有疼痛。肌酸激酶（CK）升高。肌肉活检显示有炎症浸润。PM 可能与癌症有关，尽管与皮肌炎相比，关联性较低。PM 的诊断标准已经制订。诊断须具备以下大多数特征：

- EMG 呈肌病模式。
- 肌肉活检显示束周萎缩、单核细胞浸润以及肌纤维变性和再生。
- CK 升高。

皮肌炎（dermatomyositis，DM）是一种免疫介导性肌病，其表现与 PM 类似，但不同之处在于有皮肤表现，包括眼睑变色和手指背部皮疹。DM 与癌症的关联性约为 PM 的 2 倍。Bohan 和 Peter 为 PM 和 DM 设计了一个分类方案，如下所示：

- Ⅰ型：特发性 PM。
- Ⅱ型：特发性 DM。
- Ⅲ型：与癌症相关的 PM 或 DM。
- Ⅳ型：与血管炎相关的儿童 PM 或 DM。
- Ⅴ型：与胶原血管病相关的 PM 或 DM。

包涵体肌炎（inclusion body myositis，IBM）是一种表现为上肢和下肢远端乏力的炎症性肌病，通常在对疑似多发性肌炎治疗失败后被诊断。最终通过肌肉活检发现特征性包涵体来做出诊断。

风湿性多肌痛（polymyalgia rheumatica，PMR）表现为肌肉疼痛和僵硬，尤其是在上臂和肩胛带。当发现红细胞沉降率（erythrocyte sedimentation rate，ESR）升高时常怀疑 PMR。因此，它常与巨细胞动脉炎（giant cell arteritis，GCA）相关。

病毒性肌炎表现为肌肉疼痛，可能伴随发热和非神经性感染症状。肌炎可能发展为横纹肌溶解。病因各异，但肠道病毒和流感病毒是常见病因。诊断通常通过临床症状来进行，如果近期有病毒性疾病的症状则相对容易。通常不需要活检。

细菌性肌炎表现为热、肿和触痛。这是一个弥漫性过程，但金黄色葡萄球菌有时可表现为局灶性或多灶性肌肉感染。

寄生虫性肌炎表现为肌痛、发热或倦怠。在诊断上，神经科医师应多考虑弓形虫病、猪囊尾蚴病和旋毛虫病。旅行或其他暴露史很重要。可能需要肌肉活检来做确切的诊断。

病毒性肌炎在儿童中常表现为弥漫性肌痛。肌酸激酶升高，但比其他一些骨骼肌肉疾病升高程度要小。

代谢性肌病

代谢性肌病通过损害能量代谢或通过代谢产物的异常储存继而干扰肌肉代谢，从而导致肌肉损伤。当出现以下表现时，应怀疑这类疾病：

- 肌红蛋白尿；
- 运动时痛性痉挛；
- 运动耐受性下降，有时伴有继减现象（second-wind phenomenon）。

有很多代谢性肌病，详细介绍超出了本书的范围。下文从发病率和教育重要性的角度讨论一些最重要的疾病。

肌磷酸化酶缺乏也称为麦卡德尔病（McArdle 病）。这是一种常染色体隐性遗传的糖原贮积病，表现为运动时痛性痉挛和肌红蛋白尿。患者常表现为继减现象，如果坚持当前努力，他们会恢复力量。诊断通过肌肉活检显示磷酸化酶缺乏和过度的糖原储存来进行。

磷酸果糖激酶（PFK）缺乏的表现与肌磷酸化酶缺乏相似，是常染色体隐性遗传，包括运动时痛性痉挛，但没有继减现象，可通过肌肉活检进行诊断。

磷酸甘油酸激酶缺乏是一种 X 连锁隐性遗传疾病，表现为运动时痛性痉挛。也可能发生大脑发育障碍。肌肉活检显示酶缺乏。

磷酸甘油酸变位酶缺乏是一种糖原贮积病，表现为痛性痉挛、运动耐受性下降和肌红蛋白尿。诊断通过肌肉活检进行。遗传方式为常染色体隐性遗传。

α-葡糖苷酶（酸性麦芽酶）缺乏（Pompe 病）是一种糖原贮积病，表现为逐渐发展的近端乏力，最终可能影响呼吸功能。可能有多种突变类型与该病相关，因此症状表现是多样的。在婴儿型中，病情进展迅速且严重。在较大年龄的患者中，表现呈肢带型模式，并且进展缓慢。通过血液酶分析或肌肉活检来确诊。

周期性瘫痪

周期性瘫痪包括一组以阵发性无力为特征的疾病。各个疾病之间的确切症状和生化反应存在显著差异。

低钾性周期性瘫痪的特点是发作性无力，始于近端肌肉并蔓延至远端肌肉。一次发作可以由剧烈运动后休息或高碳水化合物餐食引起，持续时间可长达数小时。家族性低钾性周期性瘫痪为常染色体显性遗传。在发作期间，可通过存在低钾水平来确诊。可以通过口服葡萄糖负荷进行激发试验。肌肉活检通常不需要，但可显示肌病表现。发作间期 NCV 正常。

高钾性周期性瘫痪表现为发作性无力，但通常钾水平升高。这种瘫痪也是常染色体显性遗传。正常血钾性周期性瘫痪也已被描述。高钾和低钾性周期性瘫痪还可能与其他代谢性疾病相关，包括甲状腺毒症和肾衰竭，以及一些药物的使用。

内分泌性肌病

甲状腺功能亢进症与多种症状相关，包括震颤、易激惹、热不耐受、体重减轻和乏力。与甲状腺毒症相关的神经肌肉疾病包括重症肌无力（MG）、周期性瘫痪和肌病。

甲状腺功能减退症与嗜睡、乏力和畏寒相关。神经肌肉发现可能包括近端乏力和叩击性肌强直，伴有腱反射延迟放松。

神经肌肉接头异常

神经肌肉接头（NMJ）疾病的特征是由运动神经元到肌纤维的传导缺陷。缺陷可能是在接头前或接头后。当出现疲劳性无力而无感觉受累时，可以怀疑 NMJ 疾病。累及眼部和肢体肌肉的肌无力是支持性表现；大多数肌病并不明显累及眼肌，而眼睑下垂或眼球运动障碍可能是显著的始发症状。

重症肌无力

重症肌无力是由针对乙酰胆碱受体（AChR）的抗体引起的自身免疫性疾病，这导致 AChR 数量减少，因而降低了可与乙酰胆碱（ACh）结合的受体数量。大多数患者表现为眼球运动无力、复视和（或）眼睑下垂。眼外肌无力跨越神经分布区，这将 MG 与单一或多发性脑神经麻痹区分开来。患有眼肌性 MG 的患者不会出现躯干或四肢的无力，而全身性 MG 患者表现为近端乏力，具有晨轻暮重现象。

NCV 通常在单一刺激时正常。EMG 通常正常。在低频率（每秒 2～5 次刺激）下对周围神经进行重复刺激，会导致 CMAP 幅度递减。单纤维 EMG 表现为抖动增加和传导阻滞。

肉毒中毒

肉毒中毒是由于乙酰胆碱（ACh）从突触前末梢释放受损，导致 AChR 激活减少。患者出现自主神经症状，包括腹部绞痛、腹泻和便秘，随后出现全身乏力，包括明显的眼球运动功能和延髓功能受累。瞳孔收缩功能受损。CMAP 幅度降低。在低频率（每秒 2～5 次刺激）下的重复刺激不会导致递减，但在运动后，响应的幅度会增加。在高频率（每秒 20～50 次刺激）下的重复刺激揭示了对连续刺激的递增响应。通常看到的响应是散落的，某些肌肉表现正常。

肌无力综合征（Lambert-Eaton 综合征）

肌无力综合征是一种自身免疫性疾病，其中抗体作用于突触前末梢，影响 ACh 的释放。大多数患有此综合征的患者罹患癌症，因此通常是一种副肿瘤性疾病。肌无力综合征还与其他自身免疫性疾病有关，包括全身性红斑狼疮和多发性肌炎。

肌无力综合征表现为近端或全身性乏力。常会出现自主神经症状，包括口干和阳痿，尽管其严重程度较肉毒中毒轻。眼肌麻痹或眼睑下垂不常见。

其运动 NCV 正常，但 CMAP 幅度较低。感觉 NCV 和 SNAP 幅度正常。在低频率下重复刺激显示递减响应；运动后，CMAP 幅度显著增加，但递减响应持续存在。高频刺激产生递增响应。

第 5.6 章

头痛

Eli E. Zimmerman，Howard S. Kirshner
（郭双辉　译　黄远翔　审校）

头痛的诊断主要依靠患者有关头痛的主诉，并综合患者的详细病史和检查结果进行头痛亚型分类。头痛分为原发性和继发性两大类。

原则

脑组织本身没有痛觉。头痛主要由颅内外痛敏结构受到刺激、破坏、炎症或压迫引起的，这些结构包括：

- 皮肤、皮下组织、肌肉；
- 眼睛、耳朵、牙齿、鼻窦；
- 脑膜；
- 血管，包括动脉和静脉窦；
- 脑神经的神经外膜。

原发性头痛

原发性头痛是由特定病理生理机制介导，不能归因于某一确切病因的头痛。本节将讨论几种最常见的原发性头痛，包括偏头痛、紧张型头痛、丛集性头痛和三叉神经痛。

偏头痛十分常见，人群患病率约 10%，女性患病率为男性的 2～3 倍。偏头痛具有遗传易感性，常有家族史。发作时可伴有或不伴先兆。

以下内容是根据国际头痛疾病分类（International Classification of Headache Disorders，ICHD）标准编写的。

无先兆偏头痛诊断标准：

- 至少有过 5 次发作，头痛持续 4～72 h。
- 至少符合下列 2 项特征：
  - 单侧性；
  - 搏动性；

- 中重度头痛；
- 日常活动会加重头痛，或头痛时会主动避免此类活动。
- 头痛发作时至少伴有下列 1 项：
  - 恶心和（或）呕吐；
  - 畏光；
  - 畏声。

有先兆偏头痛诊断标准：

- 至少 2 次发作并符合以下 2 项：
  - 至少出现以下 1 种完全可逆的先兆症状：
    - 视觉症状；
    - 感觉症状；
    - 语言或言语障碍；
    - 运动症状；
    - 脑干症状；
    - 视网膜症状。
  - 至少满足以下指征中的 3 项：
    - 至少 1 种先兆症状逐渐进展时间≥ 5 min；
    - 至少有 2 种先兆症状相继出现；
    - 每种先兆症状持续 5～60 min；
    - 至少一种先兆症状是单侧的；
    - 至少一种先兆症状是阳性的；
    - 头痛伴随先兆发生，或在先兆之后 60 min 内发生。

紧张型头痛可能是最常见的头痛类型，ICHD 诊断标准如下：

- 头痛持续 30 min 至 7 天。
- 至少有以下 2 项头痛特征：
  - 双侧头痛；
  - 性质为压迫感或紧箍样（非搏动样）；
  - 轻中度头痛；
  - 日常活动不会加重头痛。
- 符合下列 2 项：
  - 无恶心或呕吐；
  - 无畏光和畏声。

丛集性头痛是三叉神经自主神经性头痛之一，因其周期性而得名。常在夜间发作，持续数天到数周，然后消退，或者一天中多次发作。其诊断标准为：

- 至少 5 次发作，伴严重或非常严重的单侧眼眶、眶上或颞部疼痛，持续 15～180 min。

- 具有下列 1 项或 2 项特点：
  - 头痛同侧至少有以下 1 项伴随症状：
    - 结膜充血和（或）流泪；
    - 鼻塞和（或）鼻漏；
    - 眼睑水肿；
    - 前额和面部出汗；
    - 瞳孔缩小和（或）上睑下垂。
  - 发作时坐立不安或易激惹
- 发作频率介于隔日 1 次至每日 8 次之间。

三叉神经痛是在三叉神经分布区内反复发作的单侧面部疼痛，常由三叉神经分布区内的无害刺激诱发。三叉神经痛表现出以下所有特征：

- 持续数秒至 2 min。
- 重度疼痛。
- 疼痛性质呈电击样、针刺样、刀割样或撕裂样疼痛。

继发性头痛

继发性头痛常由某些疾病诱发：

- 颅内出血（如蛛网膜下腔出血）、颅内感染（细菌性、病毒性或真菌性脑膜炎）、药物（如非甾体抗炎药、静脉注射免疫球蛋白）相关的脑膜刺激。
- 血管因素，如血管炎、蛛网膜下腔出血、可逆性后部脑病综合征或高血压急症。
- 由颅内占位性病变、脑积水或特发性颅内高压（假性脑瘤）引起的颅内高压。
- 自发性或脑脊液漏引起的低颅压。

除脑功能障碍外，继发性头痛还有多种原因，如青光眼、视神经炎、中耳炎、鼻窦炎、颅底病变、颞下颌关节功能障碍。

危险的头痛信号

危险的头痛信号可总结为 SNOOP 原则：

- S（Systemic illness）：合并全身性疾病，如发热、体重减轻、恶性肿瘤、HIV 晚期。
- N（Neurologic symptoms）：出现神经系统症状，如精神错乱、意识障碍、局灶性功能缺损表现。

- O（Onset）：发作形式，如突发性、雷击样。
- O（Older age）：在 50 岁以上人群中新发或进行性加重的头痛。
- P（Prior headache history）：既往头痛病史，如是否首次头痛，或此次头痛的频率、程度和性质较之前是否有不同。

一般来说，临床医生需对患者一生中第一次或最严重的头痛予以足够重视，并寻找头痛的继发性病因。

第 5.7 章

运动障碍

Karl E. Misulis，Martin A. Samuels，Howard S. Kirshner
（高聪　译　赵璟妍　审校）

尽管一些运动障碍可能与皮质脊髓束病变有关［如多系统萎缩（MSA）］，但是运动障碍不是由于皮质脊髓束功能障碍引起的。运动障碍可能包括运动增加［运动过度症（hyperkinetic）］或运动减少［运动减少症（hypokinetic）］。大多数运动障碍的诊断关键是依据临床表现、病史和检查结果。这些疾病很多都没有诊断性扫描。

运动障碍被分为以下几类，但并非所有疾病都能完全适合每个类别：

- 少动–强直综合征
- 震颤
- 肌张力障碍和运动障碍

本章介绍一些最常见的运动障碍，以及一些不常见但从临床诊断角度具有代表性的运动障碍。

少动–强直综合征

帕金森病

帕金森病（PD）的临床特征是肌强直、运动迟缓和震颤；然而，并不是所有这些症状都会出现，特别是在疾病的早期。患者步态呈佝偻状，手臂摆动减少。患者一开始行走时，步幅小且缓慢，但是会越走越快（慌张步态），增加了患者摔倒的风险。面部表情减少。写字越写越小。静止时震颤最为明显，尤其上肢，平均频率为 4～5 Hz。强直和震颤在病程的早期通常是不对称的。在病程晚期，姿势反射异常使行走变得危险。

至少有 50% 的帕金森病患者会出现痴呆症状。在随访了 10 年以上的患者中，这一比例可能高达 75%。

帕金森病的震颤常与特发性震颤（ET）相混淆。二者的区别特征将在本章的特发性震颤中进行讨论。

特发性帕金森病的鉴别诊断包括本节讨论的其他所有少动–强直综合征和额

叶损伤，后者可导致拖曳步态和缺乏主动性；这些症状可能被误认为帕金森综合征。必须特地询问所有帕金森综合征患者是否服用过抗精神病药和止吐药。查体时应详细说明震颤、强直、运动迟缓、步态和姿势不稳的严重程度和分布，以协助诊断和便于在接下来的治疗期间进行比较。DAT 扫描可以帮助区分 PD 和 ET，但它仅用于诊断困难的病例；其在所有帕金森样综合征中同样异常。

血管性帕金森综合征

血管疾病是仅次于帕金森病的引起帕金森综合征的病因。临床表现有明显的重叠，但一个显著的特征是多累及身体的下半部分。除了帕金森特征外，由于颅内多发缺血性改变，所以经常存在皮质脊髓束功能缺损表现。在血管性帕金森综合征中通常不存在震颤。然而，脑成像上存在缺血性改变并不能诊断为血管性帕金森综合征，因为慢性脑血管病在许多出现帕金森综合征的老年患者中是常见的。

从定位的角度来看，伴有皮质脊髓束功能障碍或失语症的帕金森综合征的表现支持血管性病因的诊断。

弥漫性路易体病

一些具有帕金森病特征的患者会在病程早期出现痴呆。失语和失用在这类疾病中很常见。病理上，路易小体广泛分布在皮质，而不是局限分布于黑质中。其他相关特征包括精神状态的快速波动（清醒期和精神错乱期）、快速眼动睡眠行为障碍（睡眠中出现肢体运动或梦呓）和早期出现视幻觉。

以帕金森综合征为突出表现的多系统萎缩

以帕金森综合征为突出表现的多系统萎缩（MSA-P）以前被称为纹状体黑质变性，其特征是肌强直和运动迟缓，与特发性帕金森病相比，震颤少见。当患者对多巴胺能药物治疗反应不佳时，通常会怀疑此病。没有临床特征可以明确区分 MSA-P 和更典型的 PD，只有在尸检时才能确诊。

进行性核上性麻痹

进行性核上性麻痹（PSP）的特点是肌强直、步态困难伴有跌倒倾向和明显的眼动异常。眼动异常是核上性的，患者的自主凝视能力受损，但是至少在疾病的早期，玩偶头试验操作（即头部被动地左右运动）提示头部被动转动时眼球运动保留。垂直凝视（特别是向下凝视）受到的影响最显著，水平凝视受累多发生于病程后期。核上性缺陷不仅影响到眼球运动，也会损害其他脑干功能。患者经常有构音障碍和吞咽困难。最后，脑干的退化导致眼动异常不能被反射调节所矫正。痴呆也很常见，但通常比较轻微。

这种退化不仅局限于深部核团，受影响的区域包括黑质、苍白球、丘脑底核、导水管周围灰质、上丘和顶盖前核。与神经解剖学定位相比，诊断更重要的是要识别临床综合征。

皮质基底节变性

皮质基底节变性（corticobasal degeneration，CBD）是一种神经退行性疾病，其核心症状是运动不能和肌强直，其他可变特征包括异己手综合征、肌阵挛、肌张力障碍和失用症，症状通常不对称，累及上肢。异己手综合征被认为是 CBD 的标志性症状，但并不是所有患者都有，甚至大多数患者都不会表现出这一症状。异己肢综合征患者认为肢体不属于自己，且不受自己的控制。

药源性帕金森综合征

药源性帕金森综合征不同于经典的帕金森病，因为其震颤程度较轻，但临床上二者难以鉴别。药源性帕金森综合征患者有药物使用史，特别是抗精神病药物。滥用非法药物可能导致帕金森综合征。具有抗多巴胺作用的药物（如甲氧氯普胺）可用于治疗胃肠道症状，并可能导致帕金森综合征。

震颤

最常见的震颤类型是特发性震颤、帕金森震颤和加强的生理性震颤。特发性震颤在活动时最为显著，帕金森震颤在休息时最为显著，加强的生理性震颤可见于患者焦虑或愤怒时。焦虑还可能会加重特发性震颤。

小脑损伤会导致动作性震颤，这种震颤伴随特征性的运动不协调，通常被称为意向性震颤。小脑损伤导致的震颤很少与 PD 或 ET 相混淆。

特发性震颤

特发性震颤（ET）在运动或伸展手臂（姿势）时最为显著，在休息时不太明显。压力会加重此类震颤，因此一些患者和临床医生称之为神经性震颤。乙醇可以减轻震颤，导致一些患者出现酒精依赖。虽然头部经常受到影响，导致摇头，但震颤最明显的部位是手。还可能导致声音震颤。ET 具有很强的遗传性，至少一半的患者有遗传基础。

非神经科医师将 ET 误诊为帕金森综合征是临床实践中最常见的错误之一，尽管一些帕金森综合征患者可能发展为 ET 类型的震颤。通常通过动作对震颤的影响来区分二者：ET 在手臂运动或维持姿势时最为显著，而帕金森震颤在休息时最为显著。ET 的频率为 5～8 Hz，比帕金森病的 4～5 Hz 要快。ET 通常不会出现帕金森综合征的其他表现，如肌强直、运动迟缓和姿势反射丧失。DAT 扫描的目的之一是区分 PD 和特发性震颤的状态。

帕金森震颤

与帕金森病相关的震颤在休息时最为突出，其频率为 4～5 Hz。运动会减轻震颤，但它通常仍然存在。帕金森综合征相关的神经病学症状包括运动迟缓、肌强直、眉间反射阳性和姿势反射受损。

加强的生理性震颤

加强的生理性震颤是一种高频震颤，最突出的是姿势性震颤和动作性震颤。焦虑、疲劳和许多药物会使其加重。一些最重要的刺激药物和毒素包括丙戊酸、锂、β-激动剂、茶碱、重金属、咖啡因、可卡因和抗精神病药。与酒精戒断相关的震颤也是加强的生理性震颤。

肌张力障碍和（或）运动障碍

早发性肌张力障碍

与肌张力障碍相关的基因突变有很多。这是一类取代了术语“变形性肌张力障碍”的疾病。他们以其突变命名，可能是遗传性或散发性的。

这是一种广泛性的肌张力障碍，但它通常从一个肢体开始，如脚的转动。随着时间的推移，其他肌肉也会受到影响；最终，身体的大多数肌肉都会受到影响。肌张力障碍影响近端肌肉，包括躯干的肌肉，会干扰步态，并在行走时产生类似于成人脑瘫患者样的身体姿势。这种步态十分奇怪，以至于被错误地认为是心理原因。早发性肌张力障碍的进展是可以预期的。

通常在儿童时期发病；这一问题通常被认为是局灶性肌张力障碍，直到出现更广泛的症状。成人的局灶性肌张力障碍进展为全身性肌张力障碍的可能性很小。

成人发病的肌张力障碍

成人会出现各种类型的肌张力障碍，这些肌张力障碍的命名依据其临床表现而非遗传特征。对于大多数肌张力障碍，其遗传特征并未深入了解。这些肌张力障碍包括颈部肌张力障碍、眼睑痉挛、上肢肌张力障碍等。大多数是特发性的，但一些肢体肌张力障碍与多种结构性病变有关，且并不局限于基底节。

多巴反应性肌张力障碍

多巴反应性肌张力障碍开始于儿童期，最初影响双腿并逐渐加重。男 / 女比例为 1：2。平均发病年龄为 6 岁。肌张力障碍在一天结束时加重，睡眠后好转。

识别出多巴反应性肌张力障碍患者是很重要的，因为低剂量的左旋多巴（L-dopa）对他们有效。高达 10% 的特发性肌张力障碍的儿童患者存在这一疾病，因此，在所有这类患者中尝试使用左旋多巴是合理的。

局灶性肌张力障碍

痉挛性斜颈是最常见的局灶性肌张力障碍。患者表现为不自主的头部转动或倾斜。这些动作一开始是间歇性的，但随着病情发展常固定于某一异常姿势。患者经常发现轻触脸部就可以使头部转回原位（感觉诡计）。由持续的肌肉收缩引起的疼痛是很常见的。尽管还不清楚引起斜颈的确切病因，但与基底节功能障碍有关。

眼睑痉挛以强迫性闭眼和眉毛下压为特征。它始于频繁眨眼，只有当持续的眼睑闭合影响视力时，患者才会意识到这一情况。

口下颌肌张力障碍有多种表现形式，包括强迫性舌突出和下颌张开或闭合，常伴有构音障碍和吞咽困难。喉部肌肉的不自主收缩导致痉挛性发音困难。Meige 综合征是指眼睑痉挛伴口下颌肌张力障碍。

书写痉挛是一种任务特异性的局灶性肌张力障碍。它的特征是手部肌肉的收缩，并因书写和其他精细运动而加重。

亨廷顿病

亨廷顿病（Huntington disease，HD）的特征是舞蹈样不自主运动，尤其是手部，舞蹈样动作可被走路等活动加重。舞蹈症在疾病后期会发展为全身。相关的神经学表现包括眼动功能障碍，如扫视性跟踪、注视不能和辐辏不能。舌突出也很常见。精神障碍包括人格改变、精神病，最终发展为痴呆。

亨廷顿病的诊断根据患者阳性家族史，计算机断层成像（CT）和磁共振成像（MRI）扫描显示尾状核萎缩以及基因检测。在基因检测之前进行咨询，以确保患者了解诊断的含义。

因为退行性变在亨廷顿病中广泛存在且伴有皮质和皮质下萎缩，所以亨廷顿病没有具体的局灶性解剖定位。亨廷顿病是常染色体显性遗传病，致病基因位于 4 号染色体，具有绝对外显率；新突变的频率远低于不确定亲本关系的频率。HD 表现出遗传早现现象，即患者的连续后代中有发病提前倾向。亨廷顿病患者在年轻时通常表现为肌强直而不是舞蹈症。症状出现的年龄早晚，部分取决于基因中异常重复的数量。

Sydenham 舞蹈症

Sydenham 舞蹈症（小舞蹈症）表现为典型的舞蹈样动作，通常持续 1 周或数周，然后减弱。少数患者会出现舞蹈症的复发。大多数患者是 5～15 岁的儿童。大多数（但并非全部）患者都有风湿热前驱病史。随着对 A 族溶血性链球菌感染有效的抗生素使用越来越多，这种疾病已经变得罕见。

Wilson 病

Wilson 病（肝豆状核变性）是一种铜代谢障碍的常染色体隐性遗传病。铜在肝、大脑、角膜和其他器官中积累，所产生的肝病会导致恶心、呕吐、厌食、全身乏力和体重减轻。神经系统受累会导致人格改变、情感障碍、肌张力障碍、震颤、肌强直、构音障碍和步态困难。

对于患有运动障碍、不明原因的肝病和人格改变的年轻人，应考虑是否患有 Wilson 病。在裂隙灯检查中看到角膜上的 Kayser-Fleischer 环支持这一诊断。Wilson 病的血浆铜蓝蛋白浓度通常较低，但少数患者的血浆铜蓝蛋白浓度可能在正常范围内。肝活检可以证实铜的积累，但通常不是必要的。脑影像显示基底节变性和皮质萎缩伴有代偿性脑室扩张。

不随意运动型脑瘫

许多脑瘫患者有明显的发育障碍和痉挛。相比之下，不随意运动型脑瘫患者表现为舞蹈手足徐动症、肌张力障碍和肌阵挛，且智力障碍比皮质受累明显的患者要轻。

慢性胆红素脑病

慢性胆红素脑病（chronic bilirubin encephalopathy，CBE；因基底节胆红素染色，以前被称为核黄疸）的特征是舞蹈手足徐动症伴肌张力障碍，常伴有精神发育迟缓、眼动异常和痉挛。核黄疸很像手足徐动型脑瘫。

脑组织铁沉积神经变性病

脑组织铁沉积神经变性病（neurodegeneration with brain iron accumulation，NDBIA；以前被称为 Hallervorden-Spatz 病）是指儿童期出现的进行性舞蹈手足徐动症或帕金森综合征。肌张力障碍在病程早期很常见。成人发病的 NDBIA 常表现为帕金森综合征。铁沉积在苍白球、黑质网状部和红核中。

儿童期出现的进行性舞蹈手足徐动症、帕金森综合征或肌张力障碍须考虑这一诊断。在 MRI T2 加权图像上为低信号异常区域，最明显的是苍白球。CT 对于诊断通常没有帮助。

发作性舞蹈手足徐动症

发作性舞蹈手足徐动症始于儿童期，主要特征为发作性舞蹈症或肌张力障碍，发作时有明确的开始和结束。根据发作是否为运动源性（即由运动引发），该疾病可分为两个亚群：阵发性运动源性舞蹈手足徐动症和阵发性非运动源性舞蹈手足徐动症。这两种疾病均为常染色体隐性遗传，且主要影响男性。

阵发性运动源性舞蹈手足徐动症始于儿童期，其特征是由运动诱发的发作，通常持续 5 min 或更短时间。阵发性非运动源性舞蹈手足徐动症始于婴儿期，且不是由运动诱发的，发作可能持续数小时。

这些疾病没有明确的病理定位。识别阵发性运动障碍很重要，因为它们偶尔对苯二氮䓬类药物和抗惊厥药物治疗有反应。

迟发性运动障碍

迟发性运动障碍（tardive dyskinesia，TD）的特征是重复的口舌运动，包括舔嘴唇、伸舌和咀嚼运动。肢体肌肉也可能受累，从而出现舞蹈样动作。

迟发性运动障碍由长期服用抗精神病药物诱发。与其他抗精神病药物诱发的综合征（如帕金森综合征和恶性抗精神病药物综合征）不同，迟发性运动障碍可能在停药后持续存在，甚至可能在停药后短时间内出现恶化。

迟发性运动障碍的病变部位尚不完全清楚。一种假说认为纹状体中存在多巴胺受体超敏，这是去神经后超敏的一个例子。

偏侧投掷症

丘脑底核损伤被认为是偏侧投掷症的病因，其特征是对侧肢体的剧烈运动，主要通过近端肌肉。四肢有投掷样运动。较小的远端肢体运动也很常见，在投掷运动和舞蹈样运动之间形成一个连续体。远端肢体的运动更像舞蹈症。

偏侧投掷症最常见的原因是脑梗死。其他主要原因包括肿瘤、出血和多发性硬化引起的脱髓鞘斑块。

第 5.8 章

视觉障碍

Eli E. Zimmerman，Karl E. Misulis
（袁紫瑜　译　赵璟妍　审校）

鉴别诊断的方法

视觉障碍的评估

视觉障碍通常可以分为几类，但有时它可能涉及多个类别，具体取决于视力丧失是否伴随其他功能缺损。

视力丧失包括以下几种类型：

- 单眼视力丧失
- 双眼视力丧失
- 偏盲
- 复视
- 阳性视觉障碍

单眼视力丧失

单眼视力丧失是由于眼睛或视神经病变所导致。

瞳孔反应可以帮助区分病变部位，尽管不能完全明确。如果存在传入性瞳孔障碍（APD），视神经病变的可能性大于眼部病变，尽管严重的眼部损伤可能会产生 APD。

视盘外观因病因而异。如果视盘肿胀，尤其是伴有出血，神经科医生应考虑巨细胞动脉炎（GCA）、非动脉炎性缺血性视神经病变、感染和其他具有炎症或浸润特征的疾病（如肿瘤）。如果视盘正常或仅有轻度肿胀，则可能是视神经炎或视神经脊髓炎（NMO）引起。如果视盘完全正常，神经科医生应考虑后部缺血性视神经病变。

如果没有 APD，或者仅存在轻微缺损，那么神经科医生应考虑视网膜动脉或静脉缺血，这些缺血可以在眼底检查中被发现。神经科医生还应考虑中心性浆液性黄斑病变。

双眼视力丧失

引起亚急性、急性双眼视力丧失的疾病很多，需要进行鉴别诊断，与单眼视力丧失的病因存在差异。

短期内出现的双眼视力完全丧失可能是由于双侧枕叶缺血、双侧视网膜功能障碍或双侧视神经受累所致。枕叶视觉中枢缺血导致的皮质盲应该保留瞳孔反应；如果存在双侧视网膜或视神经病变，则应出现明显的双侧 APD。视盘水肿提示病因可能为特发性颅内高压（idiopathic intracranial hypertension，IIH），但双侧视神经炎也不能除外。甲醇中毒可导致双侧视力模糊和失明。

双眼半侧视野缺损最常见的原因是卒中，因为视辐射和皮质有着复杂的血管供应，这种视野缺损通常是不完全的。在短暂性脑缺血发作（TIA）中，视野缺损症状不是持续存在的。偏头痛可以出现半侧视野缺损症状，但通常还伴有其他相关的视觉症状。同样，癫痫发作可能导致半侧视野缺损，并可伴随短暂的阳性视觉症状。可逆性后部脑病综合征（posterior reversible encephalopathy syndrome，PRES）也可表现出类似的症状。

在黄斑保留性偏盲中，通常存在枕叶初级视觉皮质（距状沟附近）受损。在某些情况下，例如卒中或其他结构性脑病变，如果这些病变未累及支配黄斑功能的区域，即距状沟末端，患者出现偏盲但存在黄斑回避。这种现象最常见于大脑后脑动脉（PCA）引起的脑卒中，因为至少有部分黄斑皮质受到大脑中动脉（MCA）的血液供应。

双眼上象限视野缺损（象限盲）通常是位于颞叶的视辐射受损导致。

双眼下象限盲通常是由于对侧顶叶区域受损，影响投射到视觉皮质的视辐射上部。

影响象限的缺陷定位并不准确，因为视觉通路的投射并非完全有序。

复视

复视在针对脑干和脑神经功能的章节中进行更深入的讨论，这里只讨论一些重要的临床情况。

动眼神经（CN Ⅲ）麻痹表现为上睑下垂、复视，由于对滑车神经（CN Ⅳ）和展神经（CN Ⅵ）的拮抗作用消失，患侧眼球呈外下斜视，即所谓“向下外方移动”（down and out）。通常还会伴随瞳孔散大，对光反射消失。常见的病因包括糖尿病性动眼神经麻痹、颅内动脉瘤压迫、外伤和肿瘤。即将发生的脑疝也能导致动眼神经麻痹，但这并不是一个孤立的发现。

展神经（CN Ⅵ）麻痹表现为复视，患眼不能外展。如果双眼受累，则双侧眼球外展均受限。CN Ⅵ麻痹通常是由糖尿病引起的血管受累。由于外伤、肿瘤或其他病因引起的颅内压（ICP）升高也会出现这种情况。

滑车神经（CN Ⅳ）麻痹表现为旋转性复视，因为滑车神经支配的上斜肌力学结构复杂。为了代偿，头部歪向 CN Ⅳ麻痹的对侧可以减轻复视。

核间性眼肌麻痹（INO）是由于内侧纵束受损引起，导致患侧眼球无法内收，向对侧凝视。眼球位于原位时可以不出现复视。当对侧眼球外展时，由于患侧眼球无法内收出现眼球震颤。年轻患者最常见的病因是多发性硬化（MS），而老年人最常见的病因是卒中。

一个半综合征是核间性眼肌麻痹（INO）伴有凝视麻痹。例如，当测试右侧凝视时，右眼能够外展看向右侧，但左眼不能内收。另外，当进行左侧凝视时，两只眼睛都无法看向左侧。这一发现表明伴有左侧凝视麻痹的 INO 影响到对侧凝视。最常见的原因是卒中和多发性硬化。

上睑下垂是指眼睑下垂。其潜在的病因有很多。本章主要讨论不伴眼球运动障碍的上睑下垂。需要考虑的病因包括 Horner 综合征、外伤、先天性上睑下垂、肌无力以及一系列更罕见的疾病。

视交叉前病变

视网膜

引起视网膜病变的病因多种多样，通常可通过眼科检查来区分；这类疾病往往导致单眼视力丧失。引起急性视力丧失的视网膜病变包括视网膜中央动脉或静脉闭塞、视网膜剥脱和玻璃体出血，而糖尿病视网膜病变和黄斑变性进展缓慢，往往会持续数年。

视神经

损伤视神经的典型疾病是视神经炎，视神经炎可以是一大类综合征（多发性硬化或视神经脊髓炎）的一部分，也可以单独发生。视神经炎的特征是单眼视力丧失伴眼痛，且疼痛随眼球运动加重。症状通常持续数小时至数天。视神经炎的诊断依赖于病史、眼底镜检查和影像学检查。

某些肿瘤综合征，如 1 型神经纤维瘤病，可导致视觉传导通路（包括视神经）的肿瘤。肿瘤通常会在数月至数年内发病（从而导致单眼视力改变）。

视交叉病变

引起视交叉受损的主要疾病是位于视交叉下部的垂体肿瘤。鉴于视神经内的鼻侧纤维携带颞侧视野的相关信息，这些纤维是通过视交叉交叉到对侧，因此视交叉病变通常会导致双眼颞侧偏盲。

视交叉后病变

视束

视束损伤相对少见，但肿瘤综合征（如 1 型神经纤维瘤病）会引起视束损伤。

视辐射

影响外侧膝状体核到枕叶皮质之间视觉传导通路的病变很常见，如缺血性和出血性卒中、肿瘤和脱髓鞘疾病，但这些病变很少单独引起视力丧失。

初级视觉皮质

枕叶病变的病因同样很多（如卒中、肿瘤、脱髓鞘、可逆性后部脑病综合征），这些疾病通常可只表现为视力丧失。例如，大脑后动脉供血区域的脑梗死通常只表现为同侧视野偏盲。

高级视觉皮质

由于大脑必须完成多种视觉处理才能解读视觉输入，因此存在许多高级视觉皮质疾病。其中包括全色盲（损害色觉）、面孔失认症（损害面孔识别能力）或其他视觉失认症（仅凭视觉命名或识别物体的能力受限）。

第 5.9 章

自身免疫性疾病

Karl E. Misulis，Martin A. Samuels，Eli E. Zimmerman
（李雯婷　译　张亢　审校）

自身免疫性疾病概述

自身免疫性疾病依赖于包括神经系统定位在内的临床诊断。然而，目前尚无特异性检查结果能提示自身免疫性疾病的发病机制。大多数自身免疫性疾病的诊断是综合征诊断，需要仔细的查体、实验室检查和常规影像学检查。很多自身免疫性疾病所累及的范围并不完全局限于神经系统，可能会跨越多个系统，累及多个器官。

自身免疫性疾病的种类繁多，因此本章将重点介绍几种特定的疾病，这些疾病的病史和检查对于诊断有一定提示作用：

- 视神经炎
- 多发性硬化
- 视神经脊髓炎
- 自身免疫性脑炎

视神经炎

视神经炎（optic neuritis，ON）是一种以视神经炎症和脱髓鞘为特征的疾病。视神经炎通常是特发性的，大约 50% 的视神经炎会发展为多发性硬化（MS）。临床特征不能明确区分孤立性视神经炎和 MS 相关的视神经炎。

视神经炎通常表现为单眼视力丧失，但也可在短时间内出现双眼相继受累的情况。眼球运动时伴有疼痛提示视神经炎症。视野缺损通常是中心性视野缺损，而不是脑部病变所表现出的偏侧视野缺损或象限缺损。色觉的受损不止于视敏度的改变。眼科专科检查对于排除临床上可能与视神经炎相混淆的眼部其他疾病是非常重要的。视神经炎时常常会出现视盘水肿，并随着疾病进展出现视神经萎缩。

当患者出现单眼或双眼亚急性视力丧失，并且眼球运动伴有疼痛时临床上需考虑视神经炎。眼部疼痛提示眼球相关疾病，突发视力丧失提示血管源性病因，短暂性神经功能缺损病史提示 MS 可能。

多发性硬化

多发性硬化是一种以神经纤维多部位髓鞘脱失，但轴突相对保留为特征的疾病。首发症状可表现为局灶性神经功能缺损，病灶可发生在中枢神经系统任何部位。视神经和脊髓受累是多发性硬化的主要特点，可表现为视神经炎和横贯性脊髓炎；然而，孤立的视神经或脊髓受累最终发展为 MS 的情况仅占小部分比例。

MS 常见的早期症状包括视力障碍、偏瘫、偏身感觉障碍、脊髓病、头晕、共济失调和三叉神经痛。早期症状可能很轻微，以至于经常被患者或临床医师忽视。当患者主诉神经系统功能缺损时，可能是 MS 表现，临床医师需要详细询问患者既往病史。

病变位于白质，大多数患者可在 T2 加权磁共振成像（MRI）上看到白质病变。增强 T1 加权 MRI 对于急性期病灶较为敏感，可显示出斑片状的高信号影。MS 也可出现进展性灰质变性，表现为临床症状逐渐进展加重，或者发作性症状。进展性 MS 可叠加在疾病发作性表现的模式上。MS 的临床类型包括原发进展型、复发-缓解型、继发进展型。MS 的诊断需要临床表现和（或）MRI 影像支持的空间和时间多发性。

根据客观病史和中枢神经系统的多发病灶可以考虑 MS 的诊断。MRI 可显示多发的斑片状病灶，但在缺乏多发性病变相应临床表现的情况下，则不能做出 MS 的诊断。单次发作被称为临床孤立综合征（clinically isolated syndrome，CIS）或放射学孤立综合征（radiologically isolated syndrome，RIS）。脑脊液检查显示 IgG 寡克隆带阳性（但血清阴性）、异常的 IgG 与白蛋白比值、髓鞘碱性蛋白质和（或）髓鞘碱性蛋白质抗体。这些脑脊液检查结果均不能直接诊断 MS，对于 MS 也不具有 100% 特异性。但在临床实践中，这些脑脊液检查的异常可以一定程度支持 MS 诊断。诱发电位（evoked potential，EP）检查可发现亚临床病灶，为 MS 诊断提供支持证据。例如，视神经炎患者会出现异常的视觉诱发电位，但异常的体感诱发电位可能提示脊髓或大脑病变，因此支持 MS 诊断的可能性更大。

临床确诊 MS 需要 2 次临床发作和 2 个独立中枢神经系统（CNS）病灶的临床体征。实验室支持的确诊 MS 需要 2 次临床发作和 1 个病灶的临床体征，再加上由 MRI 或 EP 证实的另一个病灶客观证据；或者单次临床发作伴有临床症状支持，加上临床或 MRI 或 EP 支持的另一个病灶证据。实验室证据包括脑脊液寡克隆带阳性或 IgG 升高。

临床很可能的 MS 诊断需要 2 次临床发作和 1 个 CNS 病灶的临床体征；或者 1 次临床发作伴有相关临床表现，再加上临床、MRI 或 EP 支持的另一个病灶证据。实验室支持的很可能 MS 需要有 2 次临床发作加上脑脊液检查异常。

根据临床特点和实验室检查结果，MS 临床分型包括：

- 临床孤立综合征
- 复发-缓解型 MS
- 原发进展型 MS
- 继发进展型 MS

临床孤立综合征是患者首次出现与脱髓鞘病灶相关的局灶性或多灶性神经功能缺损，且无其他诱发因素，既往也无相关临床事件。其中一部分患者可能会发展为复发-缓解型 MS（relapsing-remitting MS，RRMS）。

复发-缓解型 MS 是患者出现 2 次或更多次不同 CNS 脱髓鞘病灶相关的独立临床事件。其中 2 次临床事件可以是 2 个独立的临床事件，也可以是 1 个临床事件加上 MRI 证实的另一个 CNS 病灶。

原发进展型 MS（primary progressive MS，PPMS）是从发病后症状持续进展，尽管也可有症状加剧和症状改善的叠加，但病程主体仍然是起病后疾病就一直逐渐进展加重。

继发进展型 MS（secondary progressive MS，SPMS）是出现一次或多次 CNS 脱髓鞘事件，然后病情持续稳定进展，可伴或不伴突然加重。在转变为继发进展型 MS 之前，患者常被诊断为复发-缓解型 MS。

视神经脊髓炎谱系疾病

视神经脊髓炎（NMO）现更名为视神经脊髓炎谱系疾病（NMOSD）。脱髓鞘主要发生在视神经和脊髓，因此得名。

提示 NMOSD 诊断的病史包括累及双眼或者一只眼先受累随后另一只眼也受累的视力丧失发作。患者常出现符合横贯性脊髓炎的脊髓病表现。当同时出现视神经炎和脊髓炎时，则强烈提示 NMOSD 的诊断。

NMOSD 的临床受累并不局限于脊髓和视神经，脑干尾部也可受累。如果 MRI 上有脊髓和视神经受累而没有其他脑部受累的证据，则支持 NMOSD 诊断，但半数以上患者 MRI 可出现脑部异常病灶，这可能提示 MS。血清中水通道蛋白 4（AQP4）抗体阳性，尤其是在发作期间阳性，对诊断 NMOSD 具有很强的特异性。

自身免疫性脑炎

自身免疫性脑炎（autoimmune encephalitis，AIE）是一种脑部炎症性改变，其病因是免疫介导，而非感染因素造成。AIE 是由抗神经元抗体引起，典型疾病包括抗 NMDA 受体脑炎。临床通常表现为发热、头痛、意识模糊和癫痫发作等脑炎症状，也可表现为精神行为异常和幻觉等症状。脑脊液和 MRI 检查无特异性表现，尽管脑脊液细胞数增多，MRI 可见 FLAIR 序列改变。对于抗 NMDA 受体脑炎，特异性的脑脊液抗体阳性可做出诊断，但治疗应在检测结果回报之前就开始。

Lambert–Eaton 肌无力综合征

Lambert-Eaton 肌无力综合征（Lambert-Eaton myasthenic syndrome，LEMS）在第 5.5 章中有所讨论。LEMS 是一种自身免疫性疾病。当患者出现肌无力症状，同时伴有明显自主神经症状（如口干），但通常没有重症肌无力样的眼肌麻痹和上睑下垂时，需考虑 LEMS 的可能。

第 5.10 章

感染性疾病

Karl E. Misulis，Martin A. Samuels
（冯晋茹　译　张亢　审校）

感染性疾病概述

神经感染性疾病在急性神经内科疾病管理中占据重要位置。对于许多患者而言，没有明确的神经定位，而是表现出的临床症状提示神经系统感染的可能。

全身性感染对神经系统的影响甚至比直接感染更常见，神经科医生常被要求诊断全身性感染患者的神经症状。

诊断始于最初对这一疾病范畴的怀疑。有几种临床情况会引起我们对神经感染性疾病的关注。

头痛伴颈部僵硬而其他检查正常可提示脑膜炎症。如果患者出现发热或精神状态改变，则应考虑细菌性脑膜炎以及病毒性脑炎，特别是单纯疱疹病毒（herpex simplex virus，HSV）感染。

伴有发热的意识错乱鉴别诊断范围比较广泛，通常是由全身性感染而非原发性中枢神经系统（CNS）感染引起的谵妄。然而，脑膜炎或脑炎也是可能的，甚至在确诊之前往往需要经验性治疗。

意识错乱和局灶性神经系统的表现提示脑炎或脑脓肿。如果继发血管病变，脑膜炎也可出现局灶性体征。

头痛、发热和癫痫发作提示脑脓肿或脑炎。如有局灶性征象，则提示脓肿，如果有癫痫发作而无局灶体征，则更支持脑炎的诊断。需要注意的是成人不会出现热性惊厥，因此对于成人应考虑中枢神经系统感染的可能。

神经系统感染

脓肿

脑脓肿可单发或多发；当有多个脓肿时，会出现多灶性症状和体征。脑脓肿的形成是由于邻近脑组织的感染扩散，或血行播散引起。乳突或鼻窦感染的扩散通常产生孤立性脓肿，而血行播散则易引起多发性脓肿。多发性脓肿常见于感染性心内膜炎、HIV、先天性心脏病和肺脓肿。临床医师应考虑非神经系统受累的症状、可能的栓子来源和免疫缺陷等因素。临床检查包括超声心动图、血培养、尿培养、全血细胞计数、HIV 检测和胸部 X 线片。

当患者出现头痛、局灶性神经系统体征和发热三联征时，应怀疑脑脓肿，但这些症状只存在于少数患者。因此，三联征中任何一项的缺失都不能排除脑脓肿。当患者出现脑膜炎症状时，最好在腰椎穿刺前进行脑部影像学检查。当怀疑是细菌感染时，应在疑似诊断后，甚至在影像学检查之前，尽早使用抗生素和抗病毒药物治疗。如果因某些原因不能完善腰椎穿刺脑脊液检查，应尽早使用抗生素和抗病毒药物治疗，以及进行血培养检查。

脑膜炎

脑膜炎可以是细菌性、病毒性或真菌性的，它们也可以重叠存在，但通常细菌性脑膜炎比其他两种更严重。细菌性脑膜炎最常见的临床表现是头痛、发热、颈强直、恶心伴或不伴意识错乱。

腰椎穿刺是脑膜炎的确定性检查，但如果有精神状态改变或局灶性神经系统体征，则应在完善腰椎穿刺前先进行脑部影像学检查。腰椎穿刺相关的最大危险病变是靠近中线、颅后窝和椎管内 / 髓外的病变。如果腰椎穿刺不能立即进行，应进行实验室检查和血培养，并立即开始抗生素治疗。

真菌性脑膜炎，特别是隐球菌性脑膜炎，最常见于艾滋病患者，但在非艾滋病患者中也可发生。尽管免疫抑制剂的使用导致容易罹患隐球菌性脑膜炎，但大多数情况下，患者免疫功能低下，尤其是在器官移植后，可发生真菌性脑膜炎。亚急性头痛起病，常伴有认知改变，可考虑真菌性脑膜炎诊断可能，但几乎任何伴有头痛和（或）认知改变的免疫功能低下患者都应考虑这一诊断。

病毒性脑膜炎比较常见，但其诊断容易被忽视，常不伴有局灶性体征或明显的脑病症状。当出现头痛伴恶心、发热和不适症状时应考虑病毒性脑膜炎诊断，腰椎穿刺可帮助确诊。

脑炎

脑炎是指脑部炎症。最常见的原因是病毒感染，但非病毒感染也可能引起脑炎。免疫介导性脑炎是一个重要的病因。

急性脑炎通常表现为发热、头痛和精神状态改变。但这些都是非特异性症状，细菌性脑膜炎、细菌性脑炎、结核和真菌感染也会出现上述症状。轻中度脑脊液细胞数增多支持急性脑炎的诊断。脑脊液白细胞计数明显升高提示有细菌感染。中度脑脊液细胞增多伴有蛋白质增高和葡萄糖明显降低提示结核性脑膜炎的可能。

单纯疱疹病毒性脑炎

正确识别单纯疱疹病毒性脑炎很重要，因为尽管大多数病毒性脑炎对抗病毒治疗反应不佳，但阿昔洛韦已被证明可改变单纯疱疹病毒性脑炎的病程。患者可出现急性病毒性脑炎的所有症状，包括头痛、发热、精神状态改变等。此外，患者通常有局灶性体征，包括偏瘫、失语、视野缺损、共济失调、脑神经麻痹和局灶性癫痫发作等。

单纯疱疹病毒有 HSV-1 和 HSV-2 两种亚型。HSV-1 引起唇疱疹，HSV-2 引起生殖器疱疹。HSV-1 是成人疱疹性脑炎的最常见原因；HSV-2 由于可经阴道和胎盘传播感染，是新生儿最常见的原因。

单纯疱疹病毒性脑炎的表现与大多数其他病毒性脑炎不同，因为其容易发生神经系统局灶性损伤，特别是颞区和额区损害。然而，新生儿的单纯疱疹病毒性脑炎是全身性的，因此通常没有局灶性表现。

当有脑炎症状和体征的患者出现局灶性神经系统功能障碍时，需要考虑单纯疱疹病毒性脑炎的诊断。影像学和（或）脑电图显示局灶性异常以及脑脊液细胞增多可支持诊断。脑脊液细胞增多常表现为病程早期多形核白细胞增多。单纯疱疹病毒聚合酶链反应（PCR）和抗原检测是诊断的常规检查，脑活检几乎从不需要。当临床怀疑 HSV 可能，结合实验室阳性检查结果时可以尽早开展抗病毒治疗。PCR 检测 HSV 的敏感性为 90%，特异性为 90%。有可疑临床症状的患者 PCR 检测为阴性后应进行二次检测，因为如果验前概率高，会出现 50% 假阴性的可能。

虫媒病毒性脑炎

虫媒病毒由蚊子和蜱传播。尽管不同虫媒病毒之间的区别在临床上并不重要，但对媒介昆虫的控制可能很重要。人类感染表现为急性脑炎，伴有发热、头痛和精神状态改变。

虫媒病毒性脑炎与单纯疱疹病毒性脑炎的鉴别很重要，因为虫媒病毒性脑炎对抗病毒治疗无效。虫媒病毒性脑炎缺乏单纯疱疹病毒性脑炎的局灶性表现，暴发性症状一般较单纯疱疹病毒性脑炎轻。总体而言，虫媒病毒性脑炎完全康复的预后较好。

全身性感染的神经系统并发症

全身性感染常导致神经系统并发症。一些并发症是由感染原扩散到中枢神经系统引起的，但本节主要讨论全身性感染的远期或继发影响。

谵妄　尿路感染或肺炎除了表现出常见临床症状外，还可引起全身乏力，有时还会出现精神错乱，最终发展为谵妄，尤其是在高龄患者和认知功能降低的患者中。在大多数综合医院的神经内科会诊病例中，内科疾病相关的谵妄是仅次于卒中的第二大原因。

危重症神经肌肉无力　这在重症监护病房（ICU）中比较常见，当患者从镇静状态恢复后，常常会出现无力状态。无力可分为肌源性和神经源性两种形式，一些患者可同时出现两种形式的无力。危重症肌病（critical illness myopathy，CIM）可在数天内出现，患者表现为弛缓性肌力下降，通常难以脱离呼吸机支持。危重症多发性神经病（critical illness polyneuropathy，CIP）表现为感觉和运动障碍，其发病时间往往晚于 CIM，通常在危重疾病超过 1 周后出现。

治疗引起的神经系统并发症　这在临床中可能会被忽视。一些常用的药物可能会引起神经肌肉综合征；脑病甚至癫痫发作可能与一些用药有关，特别是对于肝肾清除能力受损而没有个体化调整药物剂量的患者或者需要大剂量药物治疗时容易出现。其中包括头孢吡肟的神经毒性，肾功能受损的患者可能出现；患者可表现出现脑病和共济失调，并常伴有肌阵挛、癫痫发作，甚至癫痫持续状态，包括非惊厥性癫痫持续状态。

第 5.11 章

神经系统肿瘤和远隔效应

Eli E. Zimmerman，Karl E. Misulis
（冯晋茹　译　张亢　审校）

神经系统肿瘤临床表现

中枢神经系统肿瘤临床表现多种多样，通常表现为局灶性神经功能受累症状，但往往起病隐匿，临床症状轻微。颅内肿瘤（良性或恶性、幕上或幕下）常表现为高颅压或颅内压升高的相关症状，患者有头痛、恶心或呕吐，以及定位指向较明确的局灶性神经系统体征。

当患者出现局灶性神经功能障碍和头痛时，或者没有头痛症状，但出现进展性的局灶性神经系统症状和体征时，需要警惕神经系统肿瘤的可能。

具体疾病

脑肿瘤

常见幕上肿瘤

中枢神经系统肿瘤最常见的类型是转移瘤，其中肺癌、乳腺癌、结肠癌和肾细胞癌的转移瘤较多见。这些肿瘤病灶类型多样，伴有环形强化。

多形性胶质母细胞瘤（glioblastoma multiforme，GBM）是最高级别的星形细胞瘤，具有侵袭性强、持续进展、死亡率高的特点，影像上通常表现为伴环形强化的单发病灶。低级别星形细胞瘤（间变性星形细胞瘤、弥漫性星形细胞瘤、少突胶质细胞瘤）在影像学上表现出不同的增强模式，常进展为胶质母细胞瘤。

脑膜瘤是起源于脑膜的肿瘤，常偶然发现，或因其具有脑皮质刺激倾向而在癫痫发作后发现。

其他颅内肿瘤包括颅底肿瘤或垂体肿瘤。

常见幕下肿瘤

幕下或颅后窝肿瘤主要见于儿童，其中最典型的三种肿瘤是髓母细胞瘤、室管膜瘤和毛细胞型星形细胞瘤。髓母细胞瘤具有侵袭性和高细胞性。室管膜瘤常见于穿过颅骨孔的情况。毛细胞型星形细胞瘤恶性程度较低，常由囊肿和壁结节组成。

在成人中，幕下肿瘤最常见的是转移瘤，也包括星形细胞瘤和血管母细胞瘤。神经鞘瘤（通常位于前庭神经）在组织学上属于良性肿瘤，但可导致神经受累的症状，包括听力丧失或面部无力，通常无颅内压升高表现。

脑膜肿瘤

脑膜瘤是最常见的原发性脑肿瘤，通常是良性的。脑膜瘤通常有特定部位受累的症状，生长缓慢，头痛并非最常见的症状。实际上，脑膜瘤常常没有明显临床症状，患者经常因其他原因行头部影像学检查时偶然发现，或在尸检时发现。部分患者可出现癫痫发作，局灶性神经受累征象取决于脑膜瘤位置，局灶性无力提示运动通路受累；听力丧失和共济失调提示颅后窝病变，特别是在小脑脑桥角部位。一些颅底肿瘤和特定部位的脑膜瘤会影响视神经通路，导致视力障碍。不伴有局灶性体征的精神行为异常也可出现，尤其是脑膜瘤累及额叶时。

脊髓肿瘤

脊髓肿瘤分为髓内肿瘤、髓外硬膜内肿瘤、硬膜外肿瘤，但仅从患者病史特点并不能明确定位。所有类型的脊髓肿瘤都会产生疼痛，可以是肿瘤附近区域的疼痛，也可以是沿受累脊髓节段的神经分布呈放射性疼痛。

髓内肿瘤最常见的类型是胶质瘤，如室管膜瘤或星形细胞瘤；也可能是转移瘤，多见于肺癌转移。乳腺癌、黑色素瘤和肾细胞癌等其他易广泛转移的肿瘤也可发生脊髓内转移。

髓外硬膜内肿瘤主要是脑膜瘤，但也包括神经纤维瘤。

硬膜外肿瘤通常是转移瘤，肺癌和乳腺癌转移是最常见的病因。

周围神经肿瘤

周围神经肿瘤相对少见，大多数是良性的肿瘤，其中神经纤维瘤和神经鞘瘤是周围神经肿瘤中最常见的类型。患者通常表现为沿单神经分布的神经病理性疼痛或神经功能丧失。当周围神经解剖路径上发现肿块样占位时，需要考虑周围神经肿瘤的可能。

肿瘤远隔效应

肿瘤对神经系统有许多直接影响，包括从局部脑、脊髓或周围神经破坏导致的功能缺损到癫痫发作或颅内出血。此外，肿瘤细胞还可通过分泌或释放某些物质，引起远隔部位组织和器官功能异常，对神经系统产生间接的远隔效应。

肿瘤远隔效应中，副肿瘤相关疾病是造成神经系统功能障碍的一个主要原因。以下列举一些比较重要的副肿瘤相关远隔效应：

- 小脑变性常与卵巢癌、乳腺癌和肺癌相关，其他肿瘤也可造成小脑变性。患者表现为肢体和步态共济失调，常伴有小脑性言语异常和眼球运动异常。
- 边缘性脑炎常与肺癌相关，但睾丸癌和其他肿瘤也可引起边缘性脑炎。患者表现为精神错乱、行为异常和有时癫痫发作。
- 脑脊髓炎是由于自身免疫性抗体引起，在老年患者中最常见于肺癌，在年轻患者中常见于睾丸癌。患者表现为脑和脊髓受累的症状和体征，以及精神异常（脑部受累）、共济失调和震颤（脑干受累）、皮质脊髓功能障碍（脑或脊髓受累）的各种症状组合。
- 抗 NMDA 受体抗体阳性的脑炎通常见于患有卵巢畸胎瘤的年轻女性，患者表现为精神和认知的改变，常被误诊为精神疾病。

营养缺乏在某些肿瘤患者中很常见。Wernicke 脑病是酒精滥用患者的典型表现，也可发生于一些肿瘤患者。

免疫缺陷可能是肿瘤本身的效应，但更多的是由于抗肿瘤药物治疗引起。这可能引起神经系统的机会性感染。

肿瘤本身会引起出血事件。另外，抗肿瘤药物引起的血小板计数下降、功能异常，或者使用抗凝药物治疗肿瘤相关高凝状态，这些因素均会增加脑和脊髓出血的风险。

第 5.12 章

功能性障碍

Karl E. Misulis，Martin A. Samuels，Howard S. Kirshner
（李兰欣　译　崔颖　审校）

功能性障碍概述

功能性障碍是指没有神经系统病因的功能性紊乱。病因为心因性，通常是潜意识的，但有时是故意而为之。

转换障碍被认为是一种潜意识的神经系统表现，代表了存在某种潜在的精神病因。

诈病指有意欺骗，这样做的目的通常是为因此而来的获益，如获得关注、医治或赔偿，但有时病因不明。

能否真正区分诈病与转换障碍，目前尚存争议。著名的神经病学家雷蒙德·亚当斯（Raymond D. Adams）认为，只有当患者承认自己故意欺骗时，神经病学家才能明确区分。有些患者确实存在明确的症状，但他们会放大这些症状以获得随之而来的好处。例如，一些癫痫患者同时具有癫痫性和心因性症状。

部分功能性表现的诊断

痫性发作

患者可表现为各种类型的临床痫性发作，由于其症状表现多种多样且很多发作并不典型，因此很难仅凭临床表现来确定一次发作事件是否为癫痫发作。

如果一次发作事件与痫性发作相似，但临床表现和（或）脑电图（EEG）显示并非痫性发作，这种情况在过去被称作“阵发性非癫痫性发作（paroxysmal nonepileptic seizure，PNES）”并一直沿用至今。然而，痫性发作相关术语不断演变，目前国际标准将一次痫性发作定义为大脑神经元活动紊乱的一种表现。因此，若看似痫性发作的事件并非因神经元异常活动所致，则不能定义为痫性发作。因此，PNES 这一术语已被淘汰，而以“非癫痫事件”取而代之，在上述情况下，称为“心因性非癫痫事件（psychogenic nonepileptic event，PNEE）”。

有助于诊断 PNEE 的线索包括以下：

- 在明确的全身性抽搐过程中对外界存在反应。
- 骨盆前倾。
- 头部向两侧反复大幅度转动。
- 躯体两侧轮替运动，犹如骑自行车。
- 发作过程中双眼紧闭。
- 发作通常由暗示引起。
- 临床事件发生时 EEG 无痫性放电。

以上这些症状有助于诊断，但并非绝对。例如，极少数患者在双侧运动性发作（辅助运动区痫性发作）时会对外界有反应。又如，一些源于额叶下部和颞叶内侧的局灶性痫性发作会有相应行为表现，但因病灶较深，头皮电极无法显示放电，因此，在此类发作性事件中可能缺乏异常放电。

运动障碍

功能性运动障碍是心因性运动障碍的首选术语。

功能性运动的类型多种多样，包括：

- 震颤；
- 僵硬；
- 步态异常。

与痫性发作一样，也有一些诊断线索，但都不绝对。功能性运动障碍的诊断线索如下：

- 躯体两侧交替震颤。
- 对话过程中作手势时动作正常，但在查体时表现异常。
- 注意力分散时震颤强度减弱。
- 心因性相关体征，如“撤退”性乏力（give-way weakness）。
- 步态不符合皮质脊髓束或锥体外系缺陷的典型表现，如站立-行走不能。

有些器质性运动障碍，如偏身投掷运动，由于表现十分怪异，极像心因性导致；因此，有时这些患者最初被诊断为功能性障碍。

昏迷

心因性无反应与昏迷常难以分辨，但经相关检查常可明确诊断。当包括影像学和脑电图等诊断性检查结果无阳性发现时，通常会考虑心因性无反应。然而，有些情况下，根据临床表现也可给出诊断。

心因性无反应的诊断线索包括以下：

- 患者坐在转运床上，双手叠放在膝盖上，双腿交叉，头部伸直，嘴紧闭。
- 查体过程中，尤其是检查眼睛时，患者双眼紧闭。

- 患者可任意激活相应肌肉以强力抵抗被动运动。

心因性昏迷的诊断误区之一是紧张症，尽管此病属于一种精神障碍，但明确的诊断与治疗十分必要。

另一种极易被误诊的疾病为闭锁综合征。本病通常因双侧脑干（尤其是脑桥）梗死引起，患者虽然神志清醒，但无法活动肢体或面部肌肉，仅能做到眼球的上下运动及偶尔眨眼。若检查者不能细心地发现患者正试图用眼球运动与外界进行交流时，闭锁综合征极易被误诊。极少情况下，吉兰–巴雷综合征患者可能严重肢体无力，以至出现类似闭锁综合征的表现。

偏瘫

查体通常可发现功能性偏瘫，但尚需神经系统诊断性检查加以明确。功能性偏瘫的病因线索包括：

- 腱反射缺失。
- 当检查者试图抬起受累肢体时，患者会用力对抗。
- 缺乏皮质脊髓束受累体征，如腱反射活跃、反射泛化（反射扩展至其他肌肉群），以及无病理反射（如 Babinski 征）。

胡佛征（Hoover sign）有助于诊断功能性无力。检查者会要求患者向上抬高一侧下肢的同时，向下压低另一侧下肢。当患者试图抬起“无力”侧的肢体时，所谓“有力”侧的肢体不会用力下压；但当患者抬起“有力”侧的肢体时，“无力”侧的肢体会用力下压。

在诊断上容易与功能性轻偏瘫或偏瘫相混淆的疾病之一为痫性发作。偶然情况下，影像学正常的患者可出现偏瘫伴肌张力下降，EEG 显示非惊厥性痫性发作。这种情况十分少见。

另一种易被误诊的疾病为复杂性偏头痛，此类患者可在 CTA 及 MRI 检查正常的情况下出现偏瘫。

Aarsland D, Kurz MW. The epidemiology of dementia associated with Parkinson disease. *J Neurol Sci*. 2010;289(1–2):18–22.

Acosta LMY, Stubblefield K, Conwell T, Espaillat K, Koons H, Konrad P, et al. Protocolizing the workup for idiopathic normal pressure hydrocephalus improves outcomes. *Neurol Clin Pract*. 2021;11(4):e447–e453.

Almeida OP. Prevention of depression in older age. *Maturitas*. 2014;79(2):136–141.

Brune AJ, Gold DR. Acute visual disorders—what should the neurologist know? *Semin Neurol*. 2019;39(1):53–60.

Clark LN, Louis ED. Essential tremor. *Handb Clin Neurol*. 2018;147:229–239.

Folstein MF, Folstein SE, McHugh PR. Mini-mental state: a practical method for grading the cognitive status of patients for the clinician. *J Psychiatr Res*. 1975;12:(3):189–198. PMID: 1202204.

Ginsberg L. Acute and chronic neuropathies. *Medicine (Abingdon)*. 2020;48(9):612–618.

Harada CN, Natelson Love MC, Triebel KL. Normal cognitive aging. *Clin Geriatr Med*. 2013;29(4):737–752.

Heilman KM, Meador KJ, Loring DW. Hemispheric asymmetries of limb-kinetic apraxia: a loss of deftness. *Neurology*. 2000;55:523–526.

Helmich RC, Toni I, Deuschl G, Bloem BR. The pathophysiology of essential tremor and Parkinson's tremor. *Curr Neurol Neurosci Rep*. 2013;13(9):378.

Hermann P, Appleby B, Brandel JP, et al. Biomarkers and diagnostic guidelines for sporadic Creutzfeldt-Jakob disease. *Lancet Neurol*. 2021;20:235–246.

Hoogstraten MC, Lakke JP, Zwarts MJ. Bilateral ballism: a rare syndrome. Review of the literature and presentation of a case. *J Neurol*. 1986;233(1):25–29.

Inouye SK, Bogardus ST Jr, Charpentier PA, Leo-Summers L, Acampora D, Holford TR, et al. A multicomponent intervention to prevent delirium in hospitalized older patients. *N Engl J Med*. 1999;340:669–676.

Johnston SC, Gress DR, Browner WS, Sidney S. Short-term prognosis after emergency department diagnosis of TIA. *JAMA*. 2000;284:2901–2906.

Kernan WN, Ovbiagele B, Black HR, Bravata DM, Chimowitz MI, Ezekowitz MD, et al. American Heart Association Stroke Council, Council on Cardiovascular and Stroke Nursing, Council on Clinical Cardiology, and Council on Peripheral Vascular Disease. Guidelines for the prevention of stroke in patients with stroke and transient ischemic attack: a guideline for healthcare professionals from the American Heart Association/American Stroke Association. *Stroke*. 2014;45(7):2160–2236.

Kirshner HS. *First Exposure to Neurology*. New York: McGraw Hill; 2007.

Liepmann H. Das Krankheitsbild der apraxie ("motorischen asymbolie"). *Monatschr Psychiatr Neurol*. 1900;8:15–44:102-132, 182-197. [Translated in part in Rottenberg DA, Hochberg FA. *Neurological Classics in Modern Translation*. New York: Hafner; 1977: 155-181.]

Lipowski ZJ. Delirium (acute confusional states). *JAMA*. 1987;258:1789–1792.

Loy CT, Schofield PR, Turner AM, Kwok JB. Genetics of dementia. *Lancet*. 2014;383(9919):828–840.

Markus HS. Stroke genetics. *Hum Mol Genet*. 2011;20(R2):R124–R131.

McKee AC, Stern RA, Nowinski CJ, et al. The spectrum of disease in chronic traumatic encephalopathy. *Brain*. 2013;136:43–64.

Mendez MF. *The Mental Status Examination Handbook*. Philadelphia: Elsevier; 2022.

Naeser MA, Palumbo CL, Helm-Estabrooks N, Stiassny-Eder D, Albert ML. Role of the medial subcallosal fasciculus and other white matter pathways in recovery of spontaneous speech. *Brain*. 1989;112:1–38.

Nasreddine ZS, Phillips NA, Bédirian V, Charbonneau S, Whitehead V, Collin I, et al. The Montreal Cognitive assessment, MoCA: a brief screening tool for mild cognitive impairment. *J Am Geriatr Soc*. 2005;53(4):695–699.

Newman-Toker DE, Kerber KA, Hsieh YH, Pula JH, Omron R, Saber Tehrani AS, et al. HINTS outperforms ABCD2 to screen for stroke in acute continuous vertigo and dizziness. *Acad Emerg Med*. 2013;20(10):986–996. PMID: 24127701.

Ochipa C, Rothi LJG, Heilman KM. Ideational apraxia: a deficit in tool selection and use. *Ann Neurol*. 1989;25:190–193.

Ossenkoppele R, Jansen WJ, Rabinovici GD, et al. Prevalence of amyoid PET positivity in dementia syndromes: a meta-analysis. *JAMA*. 2015;313:1939049.

Pandharipande PP, Ely EW, Arora RC, Balas MC, Boustani MA, La Calle GH, et al. The intensive care delirium research agenda: a multinational, interprofessional perspective. *Intens Care Med*. 2017;43(9):1329–1339.

Payne LE, Gagnon DJ, Riker RR, Seder DB, Glisic EK, Morris JG, et al. Cefepime-induced neurotoxicity: a systematic review. *Crit Care*. 2017;21(1):276.

Powers WJ, Rabinstein AA, Ackerson T, Adeoye OM, Bambakidis NC, Becker K, et al. Guidelines for the Early management of patients with acute ischemic stroke: 2019 update to the 2018 guidelines for the early management of acute ischemic stroke: a guideline for healthcare professionals from the American Heart Association/American Stroke Association. *Stroke*. 2019;50(12):e344–e418.

Pozdnyakova A, Laiteerapong N, Volerman A, Feld LD, Wan W, Burnet DL, et al. Impact of medical scribes on physician and patient satisfaction in primary care. *J Gen Intern Med*. 2018;33(7):1109–1115.

Prasad S, Galetta SL. Approach to the patient with acute monocular visual loss. *Neurol Clin Pract*. 2012;2(1):14–23.

Low molecular weight heparinoid ORG 10172 (danaparoid), and outcome after acute ischemic stroke: a randomized controlled trial. The Publications Committee for the Trial of ORG 10172 in Acute Stroke Treatment (TOAST) Investigators. *JAMA*. 1998;279:1265–1272.

Qureshi AI, Tuhrim S, Broderick JP, Batjer HH, Hondo H, Hanley DF. Spontaneous intracerebral hemorrhage. *N Engl J Med*. 2001;344:1450–1460.

Rao AK, Louis ED. Ataxic gait in essential tremor: a disease-associated feature? *Tremor Other Hyperkinet Mov (NY)*. 2019;9.

Rubin DI. Brachial and lumbosacral plexopathies: a review. *Clin Neurophysiol Pract*. 2020;5:173–193.

Sacks O. *The Man Who Mistook His Wife for a Hat and Other Clinical Tales*. New York: Summit Books; 1985: 7–21.

Safdieh JE, Govindarajan R, Gelb DJ, Odia Y, Soni M. Core curriculum guidelines for a required clinical neurology experience. *Neurology*. 2019;92(13):619–626. (Erratum in: *Neurology*. 2019;93(3):135.).

Sandercock PA, Counsell C, Tseng MC, Cecconi E. Oral antiplatelet therapy for acute ischaemic stroke. *Cochrane Database Syst Rev*. 2014;2014(3):CD000029.

Schmahmann JD. Disorders of the cerebellum: ataxia, dysmetria of thought, and the cerebellar cognitive affective syndrome. *J Neuropsychiatry Clin Neurosci*. 2004;16(3):367–378.

Schwendimann RN. Metabolic and toxic myelopathies. *Continuum (Minneap Minn)*. 2018;24(2 Spinal Cord Disorders):427–440.

Shaban A, Leira EC. Neurological complications in patients with systemic lupus erythematosus. *Curr Neurol Neurosci Rep*. 2019;19(12):97.

Vyas D, Bohra V, Karan V, Huded V. Rapid Processing of Perfusion and Diffusion for Ischemic Strokes in the Extended Time Window: An Indian Experience. *Ann Indian Acad Neurol*. 2019;Jan-Mar;22(1):96-99. PMID: 30692767.

Walker HK. The suck, snout, palmomental, and grasp reflexes. In: Walker HK, Hall WD, Hurst JW, eds. *Clinical Methods: The History, Physical, and Laboratory Examinations*. Boston: Butterworths; 1990:chap 71.

Walker K, Ben-Meir M, Dunlop W, Rosler R, West A, O'Connor G, et al. Impact of scribes on emergency medicine doctors' productivity and patient throughput: multicentre randomised trial. *BMJ*. 2019;364:l121.